正畸微种植体临床应用指南 第2版

The Orthodontic Mini-implant Clinical Handbook Second Edition

正畸微种植体临床应用指南

The Orthodontic Mini-implant Clinical Handbook

第2版

（英）理查德·库斯利　主编
（Richard Cousley）

赵志河　主审

刘　钧　杨　秩　主译

北方联合出版传媒（集团）股份有限公司
辽宁科学技术出版社
沈阳

图文编辑

刘 菲 刘 娜 康 鹤 肖 艳 王静雅 纪凤薇 刘玉卿 张 浩 曹 勇 杨 洋

Title: The Orthodontic Mini-implant Clinical Handbook, the second edition
By Richard Cousley, ISBN: 9781119509752
Copyright © 2020 John Wiley & Sons Ltd.

©2023，辽宁科学技术出版社。
著作权合同登记号：06-2020第157号。

版权所有·翻印必究

图书在版编目（CIP）数据

正畸微种植体临床应用指南：第2版 /（英）理查德·库斯利（Richard Cousley）主编；刘钧，杨秩主译. —沈阳：辽宁科学技术出版社，2023.1
ISBN 978-7-5591-2459-3

Ⅰ.①正⋯　Ⅱ.①理⋯ ②刘⋯ ③杨⋯　Ⅲ.①口腔正畸学—指南　Ⅳ.①R783.5-62

中国版本图书馆CIP数据核字（2022）第060081号

出版发行：辽宁科学技术出版社
　　　　　（地址：沈阳市和平区十一纬路25号　邮编：110003）
印 刷 者：凸版艺彩（东莞）印刷有限公司
经 销 者：各地新华书店
幅面尺寸：210mm×285mm
印　　张：20.75
字　　数：415千字
出版时间：2023 年 1 月第 1 版
印刷时间：2023 年 1 月第 1 次印刷
策划编辑：陈　刚
责任编辑：金　烁
封面设计：袁　舒
版式设计：袁　舒
责任校对：李　霞

书　　号：ISBN 978-7-5591-2459-3
定　　价：358.00 元

投稿热线：024-23280336
邮购热线：024-23280336
E-mail:cyclonechen@126.com
http://www.lnkj.com.cn

第2版前言
Preface to Second Edition

从某些方面来讲，在《正畸微种植体临床应用指南》第1版出版7年后就出版第2版似乎相对早了些。然而，在研究发表、临床技术、总体理解和临床见解等方面，微种植体在正畸学中是一个动态的、发展迅速的领域。其中的一些改进看起来很细微，但却代表着临床医生对其的理解和应用有着重大的改变。因此，第2版的出现是因为我认识到，不论是那些微种植体领域新入门的医生，还是经验丰富的正畸医生，都将受益于对这一进展迅速的领域的最新评估及其在临床正畸学中的日益广泛的应用。

例如，在过去10年中，对目标牙移动的三维控制本质的理解有了很大的提高。这源于在微种植体应用的早些年，人们对观察到的生物力学副作用有了初步认识和理解（见第1章）。这种认识的深入与引入了相对简单但有效的临床辅助装置相契合，例如长臂牵引钩（powerarms）的使用（见第7章和第9章）。这大大增强了对前后牙移动的生物力学控制。因此，现在不仅能够控制支抗，而且能够在所有三维空间中实现牙齿整体运动。然而，重要的是要认识到微种植体并不能提供"奇迹式"的解决方案，因为正畸学仍然需要克服生物学上的局限性，例如先天缺牙患者的严重牙槽骨缺损（见第9章）。

在过去的10年里，现有的临床技术也得到了改进，并变得更加标准化和循证化，例如治疗前牙开𬌗中的磨牙压低流程（见第10章）。可实现的正畸治疗界限也进一步得到扩大。本版增加的关于微种植体支持式上颌扩弓的新章节（见第13章）充分说明了这一点。最后，同样重要的是，近年随着低剂量锥形束计算机断层扫描（cone beam computed tomography，CBCT）机器与软件的普及，正畸诊断成像的选择发生了巨大的变化。3D成像和微种植体治疗设计技术的引入（见第5章）也对微种植体的应用产生了积极的影响。

当然，从第1版延续下来了一个重要的主题。第2版在综合循证文献、判断、经验和临床见解的基础上，仍然对常见的正畸临床问题提供了实用的临床建议。因此，我希望你们喜欢这本教科书，并且希望本书能为我的正畸同仁们贡献绵薄之力。最后，向物理学支抗概念之父艾萨克·牛顿爵士（Sir Isaac Newton）致敬。

Richard Cousley
2019年

主编简介
Contributor

Richard Cousley
Consultant Orthodontist
The Priestgate Clinic
Peterborough
UK;
Honorary Consultant Orthodontist
Peterborough City Hospital
The North West Anglia NHS Foundation Trust
Peterborough
UK

译者前言
Preface

随着人民生活水平的不断提高以及口腔健康教育的普及，有正畸需求的患者日益增多，同时对高品质生活的追求，也使正畸患者对正畸医生们提出了越来越高的诉求。这就要求正畸医生在传统技术的基础上进一步实施精准、高效的诊断治疗，实现口颌系统的健康、美观、稳定的治疗目标。近年国内外口腔正畸领域的发展日新月异，新技术不断涌现，为精准、高效的正畸诊治提供可能，这里面最重要的两个技术就是微种植体支抗和低剂量锥形束计算机断层扫描（CBCT）。

微种植体支抗技术作为一种新兴的高效支抗控制手段，毫无疑问为很多疑难复杂病例的精准、高效矫治提供了可靠的支抗保障，尤其是CBCT技术的普及使微种植体支抗技术的实施更为安全可靠。但目前适合正畸医生学习微种植体支抗的系统专著较少或出版时间已较久远，不能满足现今正畸临床医生们的学习需求。

Richard Cousley医生所著的《正畸微种植体临床应用指南》图文并茂、深入浅出、系统全面，获得读者的一致好评，目前已经更新到了第2版。第2版综合了作者近几年来的最新临床经验与文献资料，详细论述了正畸微种植体支抗的使用原理和不同情况下的临床应用，在第1版的基础上，使内容更加完善。译者有幸研读了第1版和这一新版本的原文，收获颇丰，因此萌发了将其翻译成中文版的愿望，以期帮助更多国内正畸同行能学好、用对、用好这一新技术，为国内患者提供更加高质、高效的医疗服务。

需要特别指出的一点是，国内医生习惯上将微种植体分为助攻式（需要预备引导孔）和自攻式（不需要预备引导孔），而国外一般分为self-tapping和self-drilling两种，直接翻译为中文分别是"自攻式"和"自钻式"，但二者对应的国内分类分别是"助攻式"和"自攻式"。也就是说，国内外医生所说的"自攻式"其实是完全相反的意思。本书在翻译时严格遵循本书原意，即所译的"自攻式"是指"self-tapping"（需要预备引导孔），读者在阅读时需要注意。

译者希望这本书能为广大口腔正畸医生提供参考，也希望读者在阅读过程中对本书翻译中的不足之处提出宝贵意见，以便修正。

刘 钧 杨 秩

2022年5月

主审简介
Chief Reviser

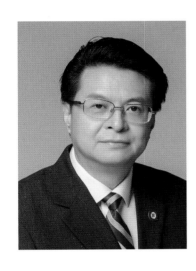

赵志河，博士，教授，博士生导师。四川大学华西口腔医学院口腔正畸学术带头人，国家卫生和计划生育委员会有突出贡献中青年专家，国际牙医师学院（ICD）院士（Fellow）。曾经担任中华口腔医学会第五届口腔正畸专业委员会主任委员，现任中国医师协会口腔医师分会副会长，中华口腔医学会理事、口腔正畸专业委员会委员。《中华口腔正畸学杂志》副总编，《中华口腔医学杂志》《华西口腔医学杂志》等核心期刊编委，SCI收录期刊《Interntional Journal of Oral Sciences》编委。"国家级精品课程""国家级精品资源共享课""国家级一流本科线上课程""中国慕课联盟口腔规划课程"负责人，《口腔正畸学》负责人。主编《口腔正畸学》（教育部、国家卫生和计划生育委员会全国高等学校五年制本科口腔医学专业"十三五"国家级规划教材）等著作8部，参编9部、主译1部。主持了8项国家自然科学基金研究项目，其中1项重点项目。发表专业论文230余篇，其中被SCI收录110余篇。主持研究项目获教育部进步奖一等奖、四川省科学技术进步奖一等奖共2项，获省部级科学技术进步奖二等奖共2项。从事正畸临床工作30余年，擅长儿童及成人疑难病例的正畸治疗。现为四川大学华西口腔医院口腔正畸"首席专家"，入选"量力健康城杯·寻找成都的世界高度——打造城市医学名片"大型公益活动"成都世界级名医"榜，荣获全国第四届"国之名医·优秀风范"荣誉称号。

主译简介
Chief Translators

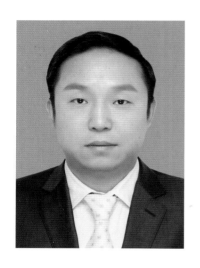

刘钧，博士，国家临床重点专科——四川大学华西医学中心华西口腔医学院正畸科教授，博士研究生导师。2008年毕业于四川大学华西口腔医学院，获得口腔医学博士学位。美国马里兰大学牙学院博士后，四川省卫生健康委员会学术技术带头人后备人选，四川省口腔医学会正畸专业委员会委员。《口腔疾病防治》杂志编委。《The Angle Orthodontist》《International Journal of Oral Science》《Journal of Periodontology》《国际口腔医学杂志》《口腔疾病防治》等杂志审稿专家。参编口腔专著4部。已在国内外发表论文60余篇。主持国家自然科学基金项目4项，获得国家发明专利授权项目1项。研究成果获得2016年四川省科学技术进步奖一等奖（排名第四）。2019年第二届西南研究生正畸病例比赛冠军导师，2021年首届Damon百强病例大赛前三强。长期从事口腔正畸学的临床、教学、科研工作，具有丰富的经验与独到的见解。临床倡导"精准、高效、健康、美观、稳定"理念，针对"牙、颌、面、功能"个性化治疗。擅长儿童与成人常见以及疑难牙颌面畸形的矫治，正畸临床研究方向为"精准正畸诊断与治疗"。

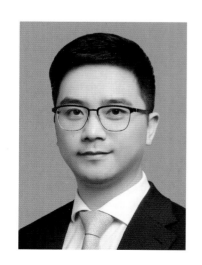

杨秩，1999年考入四川大学华西口腔医学院，2009年获得口腔正畸博士学位。2010—2012年在中国科学院上海生命科学研究院神经科学研究所做博士后研究工作，现任上海交通大学医学院附属第九人民医院正颌正畸中心副主任医师。英国爱丁堡皇家外科学院正畸专科院士，中华口腔医学会口腔美容分会青年委员，中国整形美容协会精准与数字医学分会颅颌面畸形专业委员会委员，第三届上海市正畸专业委员会青年委员，上海市医学会医学遗传分会委员。入选上海市教委高校优秀青年教师计划，上海交通大学医学院附属第九人民医院优秀青年医师。临床擅长舌侧及无托槽隐形矫治、严重骨性畸形正颌正畸联合治疗、正畸关节联合治疗，并多次斩获国际国内病例大奖。作为第一负责人主持国家自然科学基金项目1项，国家级科技攻关项目1项，国家临港实验室重点项目1项，上海市重大专项子课题项目1项，上海市局级课题项目4项，院级课题项目2项；作为主要研究者参加国家自然科学基金项目5项，973子课题项目1项。近年发表SCI论文20余篇，作为第一作者或通讯作者10余篇，发表中文核心期刊论文10余篇。参编专著6部。

审译者名单

主　审　赵志河　四川大学华西口腔医学院
主　译　刘　钧　四川大学华西口腔医学院
　　　　杨　秩　上海交通大学医学院附属第九人民医院

译　者（按姓名首字笔画为序）
　　　　马俊青　南京医科大学口腔医学院
　　　　王　璟　同济大学附属第十人民医院
　　　　刘　钧　四川大学华西口腔医学院
　　　　刘晨璐　四川大学华西口腔医学院
　　　　李　煌　南京大学医学院附属口腔医院
　　　　杨　秩　上海交通大学医学院附属第九人民医院
　　　　吴孟松　四川大学华西口腔医学院
　　　　余丽媛　四川大学华西口腔医学院
　　　　宋一丹　四川大学华西口腔医学院
　　　　易颖煜　上海交通大学医学院附属第九人民医院
　　　　罗　薇　复旦大学附属口腔医院
　　　　郑雷蕾　重庆医科大学口腔医学院
　　　　孟庆琰　四川大学华西口腔医学院
　　　　施则安　四川大学华西口腔医学院
　　　　夏　恺　四川大学华西口腔医学院
　　　　黄鑫琪　四川大学华西口腔医学院
　　　　谭　娟　四川大学华西口腔医学院
　　　　潘逸华　四川大学华西口腔医学院

目录
Contents

第1章

正畸微种植体原理与潜在的并发症
Orthodontic Mini-implant Principles and Potential Complications

本章的题目也可以称为"微种植体的优点与缺点",或者更简洁地称之为"微种植体的得与失",因为它描述了在微种植体使用中的收益和可能的损失。在开始讲述这些细节之前,首要的是总结一下什么是正畸微种植体及其发展历程。

1.1　正畸骨支抗的起源

正畸专用的骨支抗装置有两个不同的起源:

- 修复性种植体。
- 颌面外科钛板套件[1]。

20世纪90年代,通过修改牙科种植体的设计,包括长度(例如,4~6mm)和直径(例如,3mm),首次生产出了正畸种植体。然而,当时他们保留了骨整合的关键要求,即骨与种植体表面直接的结构性和功能性的结合,进而导致种植体与骨的临床粘连。与之相反,现在的正畸微钛板(miniplate)和微种植体(mini-implant),或称为微螺钉种植体(miniscrew),源自骨固定技术,主要依靠机械固定而非骨整合。实际上,微钛板是在颌面部骨钛板基础上改进而来,即增加了一个跨黏膜的颈部和口内的头部,而固定螺钉的适应性改进则产生了微种植体。自21世纪初以来,各种定制化的正畸微种植体已经被生产出来并被广泛用于正畸骨支抗用途。正畸种植体不再被常规使用,微钛板的侵入性特点也使之仅局限在矫形牵引(例如,Ⅲ类)病例中,或偶尔用于因牙槽和腭部区域受限而无法使用微种植体的情况(见第8章)。

1.2　微种植体生物力学的发展

回顾性总结是一个很好的工具,尤其是对于如正畸微种植体这类新的治疗方式来说。自从2003年笔者第一次使用微种植体以来,笔者的临床实践发生了很大的变化。当回顾关于微种植体的早期文献(包括本书的第1版),技术的演变可以说非常明显。表1.1很好地总结了2005—2015年的10年间微种植体的发展。

1.3　三维支抗的适应证

随着微种植体技术的逐步完善,微种植体的临床应用范围也有了很大的扩展。对有着不同工作量、来自不同经济和文化背景下的不同正畸医生来说,这些用途的占比会有所不同。总的来说,最好根据三维和"其他"应用来细分现代支抗控制类型,下面列出了每个类别的常见示例。

支抗维度

前后向	• 切牙内收和转矩调整 • 磨牙远移 • 磨牙前移
垂直向	• 单颗或者多颗牙压低 • 牙伸长
水平向	• 中线纠正 • 改变殆平面 • 上颌快速扩弓(rapid maxillary expansion,RME)
其他	• 颌间固定(intermaxillary fixation,IMF)和牵引 • 临时牙修复基台

表1.1 正畸微种植体支抗的临床演变按时间顺序分为3个阶段，以及每个阶段的主要临床关注点、具有代表性的临床技术实例和相关副作用

发展阶段	临床关注点	技术实例	副作用
1	支抗可靠	来自牙槽区的直接支抗；间接支抗，尤其腭部	斜行牵拉的垂直向作用，例如侧方开𬌗和失控的切牙移动；支抗部件连接失败造成不易察觉的支抗丢失
2	副作用最小化	长臂牵引钩（powerarms）牵引；刚性横腭杆辅助装置	防止切牙伸长或者内倾；防止磨牙压低时发生颊/腭向倾斜移动
3	优化目标牙移动（不仅仅是支抗控制）	在以下过程中控制牙齿的三维移动： ● 切牙内收 ● 磨牙远移 ● 磨牙压低	目标牙的整体移动，例如切牙内收时的转矩控制，磨牙整体远移及磨牙垂直向压低

1.4 使用正确的术语

可惜的是，在期刊和商业文献中，对骨支抗装置（bone anchorage devices，BAD）及其应用均使用了一系列的误导性术语。从本质上来讲，所有提供骨支抗的固定装置都可统称为BAD或临时支抗装置（temporary anchorage devices，TAD），尽管后者未能表明骨骼在这类支抗中至关重要的作用。这本书只涵盖了3种骨支抗装置中的一种：微种植体。虽然微种植体（mini-implant）和微螺钉种植体（miniscrew）这两种术语在文献中可以互换使用，但是使用术语microscrew或microimplant是错误的，因为这些固定装置只是小（mini）而没有达到微观级别（microscopic）。笔者更喜欢用"微种植体"这个词，因为它传达了这些临时支抗装置的尺寸小和可植入的特点。

另外，人们对于微种植体是否存在骨整合似乎有很大的误解。大多数微种植体由钛或钛合金制成，组织学研究表明骨与种植体的接触（bone-implant contact，BIC）情况多变[2-3]。然而，将其称为骨整合是具有误导性的。更确切地说，临床应用和叩诊检查表明，微种植体是机械性固定的（类似于骨固定螺钉），而不是与骨形成临床上可辨识的粘连性结合（这种结合发生在修复性种植体BIC第二阶段）。因此，微种植体可以在植入后即刻加力并且通常无须麻醉，在植入后任何时间都容易取出。这可能是因为它们的表面相对光滑，也可能是因为它们的表面接触，更准确地说，是一种物理现象，而不是生化现象。

> 微种植体是机械性固定的（类似于骨固定螺钉），而不是与骨形成临床上可辨识的粘连性结合。

1.5 主要的设计特点

大多数微种植体由3个部分组成：头部、颈部和体部（图1.1）。它们由钛合金制成，如外科5级Ti-6Al-4V。5级机械加工的（光滑）钛合金是微种植体支抗的良好选择，因为它支持细胞快速增殖，具有良好的细胞相容性（比不锈钢好）和细胞黏附性[4-5]。头部是连接正畸矫治器或弹性牵引的位置。颈部是穿过黏膜的部分。体部是体内部分，由螺纹环绕的核心和锥形尖端组成。微种植体最初只有自攻式（self-tapping，非钻入），即在植入微种植体支抗之前必须钻一个全深度的引导孔。然而，现在已有许多自钻式（self-drilling）螺钉可以使用。它们具有锥形的体部形状、尖锐的尖端和螺纹，并以螺旋样方式植入。现在全深度的预钻已可以省略，但在骨皮质较厚或较密的地方进行骨皮质层的浅层穿孔仍然是有利的，例如在下颌骨后段和腭部区域。

1.6 微种植体的临床适应证

微种植体的使用可根据病例应用和支抗形式进行大致分类。

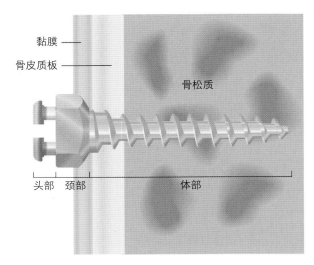

黏膜 ———
骨皮质板 ———
骨松质
头部 颈部 体部

图1.1 微种植体的3个主要部分：位于组织表面的头部、穿过黏膜的颈部，以及位于骨皮质和骨松质内的螺纹体部。

1.6.1 常规病例

- 对支抗要求高的病例，例如上切牙前突需内收或中线需纠正（尤其是只需要单侧强支抗的情况）。刚开始使用微种植体的正畸医生可能会发现，在这些病例中使用微种植体的门槛较低，因为这些病例的其他治疗情况通常不复杂，这样正畸医生能够比较容易地了解支抗的作用效果，获得临床经验。
- 不能很好地配合使用其他支抗的成人和年龄较大的青少年，尤其是头帽支抗方式。
- 牙齿的伸长移动是不利的（存在前牙开𬌗或垂直向高度过大的风险）。

1.6.2 复杂病例

- 常规生物力学受到限制的病例，例如通过压低磨牙矫正前牙开𬌗。
- 常规的牙支抗受到支抗牙数量不足（由于牙齿后天缺失或先天缺牙）或牙周支持较差的限制。

1.6.3 直接支抗和间接支抗

直接加力，指牵引力从微种植体头部直接施加到矫治器上，通常使用橡皮链或镍钛（NiTi）螺旋弹簧（图1.2a）。间接加力，指使用微种植体加强牙支抗，然后在支抗牙上施加牵引力（图1.2b，c）。间接加力最常见的例子是使用腭中区微种植体加强第一

磨牙支抗。这种方法之所以被提倡，是因为正中矢状面旁（腭中缝旁）的微种植体的植入成功率很高，即使对于青少年也是如此。例如，Björn Ludwig医生（德国）对植入的384颗腭中缝旁微种植体进行了回顾性研究，结果表明其成功率达98%[6]。虽然间接支抗具有避免一些潜在生物力学副作用的优势（本章后面讨论），但可能因连接体的弯曲变形和不易察觉的微种植体倾斜或平移也会存在潜在的支抗丢失的风险。据报道，在任意平面上用一根0.019英寸×0.025英寸的短不锈钢丝将支抗牙与微种植体连接产生间接支抗时，支抗牙会产生多达0.5mm的移动（支抗丢失）[7]。另一项研究报道，在上下切牙内收的病例，使用间接支抗的磨牙平均前移量为1~1.4mm[8]。

Becker等[9]近期发表了一篇关于使用直接（颊侧微种植体）和间接（腭侧）支抗整体内收的Meta分析。他们的结果显示，直接牵引法比间接法在前后向和垂直向上都提供了更好的支抗控制。这可能是由于一些腭侧微种植体的隐匿性近移和横腭杆（transpalatal arch，TPA）连接体弯曲所致。因此，学者们认识到直接支抗在支抗控制方面的效果更好，尽管在腭中区可能有着更高的微种植体稳定性。然而，直接支抗的有利生物力学效应（例如，目标牙的控制性整体移动）在该Meta分析中没有进行探究，但在临床上直接支抗的确表现出了这一额外优势[10-14]。这一方面将在本章末尾进行讨论。

总之，在条件允许时笔者更喜欢使用直接支抗，这将在临床案例章节中阐明。但是年轻患者则例外，他们的骨组织发育尚不成熟，这意味着尽管间接支抗存在一些生物力学限制，但腭中区较高的成功率使其变得可被接受。事实上，运用直接支抗时优先考虑的是生物力学因素，而间接支抗则侧重于考虑解剖因素。

> 直接支抗在支抗控制方面的效果更好，尽管在腭中区可能有着更高的微种植体稳定性。

1.7 微种植体支抗的优点与潜在的并发症

微种植体已被证明可提供最大限度的支抗，同

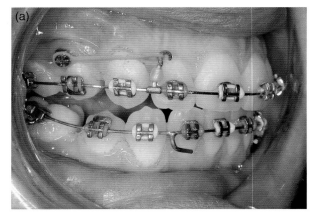
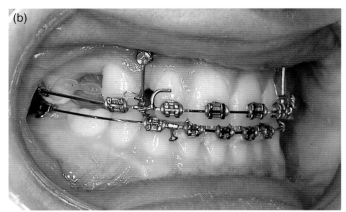
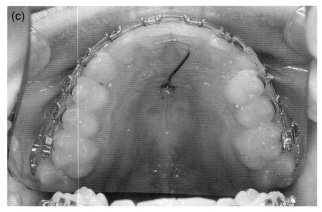

图1.2 （a）直接支抗，通过微种植体头部和固定矫治器上的长臂牵引钩之间的灰色弹力链提供牵引力，用于前牙的整体内收。（b）在该先天缺牙患者中，上颌微种植体为磨牙前移提供了间接支抗。通过将弹力链结扎至垂直辅弓上进行水平牵引。辅弓通过一个十字管附件连接到主弓丝，并由复合树脂固定到微种植体的头部。（c）使用间接骨支抗，固定上前牙，进行单侧磨牙前移。使用0.019英寸×0.025英寸不锈钢辅弓将腭中区微种植体头部与中切牙的腭面连接，使用复合树脂固定，加强前牙支抗，然后在固定矫治器上使用弹力链加力。

时具有以下优势：

- 无须额外的患者依从性（高于使用常规固定矫治器治疗所需的依从性）。
- 支抗控制时间灵活，微种植体支抗可在治疗的任何阶段"打开"或"关闭"。这与头帽等传统支抗需要在治疗一开始时就使用，并且在之后的治疗中很难再进一步增加支抗的情况不同。
- 提高治疗机制和临床效果的可预测性。例如医生现在可以自信地掌控前牙段的内收，不必担心支抗或转矩的丢失（见第7章）。
- 缩短治疗时间，尤其体现在进行高效的组牙移动而无须出于支抗考虑分步移动牙齿。以尖牙和切牙的一步法整体内收与两步法内收比较为例，一项随机试验显示前者可以节约4个月的时间[15]。
- 三维（3D）支抗控制。正畸医生习惯地认为加强

支抗是指前后向上的，很少强调垂直向和水平向上的支抗控制。然而借助微种植体可以在三维方向上进行支抗控制，正畸学可以真正地将矫正三维方向上的错殆畸形作为目标。

　　然而，在多年的临床应用和研究文献中均可以发现一些微种植体也存在风险和副作用。所幸它们在大多数临床情况下都是可逆的，但是为了最大限度地提高微种植体治疗的成功率以及考虑到患者的知情同意权利，必须将这些因素纳入考量。这些主要的风险将在后续章节中叙述。

1.8　微种植体的成功与失败

　　微种植体失败的"风险"是正畸医生在日常的临床工作中最应该关注的。微种植体失败意味着它不

能发挥预期的临床加力或支抗作用。与之相反，微种植体的成功通常被定义为它能够在正畸连续加力下维持至少6个月的稳定状态，也有许多研究使用1年作为最短观察时间。一项对3250颗微种植体的Meta分析提供了关于微种植体成功率的最新数据，其综合成功率为86%[16]。当分析植入部位对成功率的影响时，文献达成共识，即成功率因微种植体所在的颌骨位置不同而不同，下颌和上颌的牙槽区的种植位点成功率分别约为80%和90%，而腭中区则高达99%[17-30]。相反，在一项对30名白种人患者的研究中报道[31]，颧牙槽嵴部位的成功率相对较低，仅为78%。这似乎有悖常理，因为下颌骨通常被认为是更坚硬的颌骨，其中的原因将在第2章中解释。

有微小动度的微种植体仍然可以被归类为成功。此时，在临床上可见到微种植体有轻微旋转或侧向移动，但患者无痛、没有症状。该问题可以通过拧紧微种植体来解决，通常是顺时针旋转（沿植入的方向旋转），前提是不能将头部拧入黏膜，该过程不需要麻醉。值得注意的是，对于Infinitas™微种植体，完整旋转一圈相当于植入深度增加0.7mm。然而，如果微种植体在轻微的手指加压下表现出明显的侧向动度，则表明其已经失败，应移除微种植体。

所幸大多数微种植体的失败在植入后的前几个月内已在临床上明显地表现出来了[20,24-25]，这样就可以早期更换或修改治疗计划。然而，重要的是要认识到替代的微种植体的成功率仍然比首次植入还要低得多[32-33]。例如，最近一项对471颗微种植体的研究表明，上颌颊侧区首次和二次（替代）植入的成功率分别为85%和58%，腭中区则分别为79%和77%[33]。颊侧（而不是腭部）植入部位成功率的显著下降表明，如果上颌颊侧微种植体失败，再次种植时应考虑腭中区，除非有明显的且可纠正的失败原因。因此，重要的是，要确定失败的可能原因，如牙根间距等，并采取临床补救措施，以增加第二次颊侧植入的成功可能性。就好的一面而言，当2个月后微种植体在原位仍感觉很牢固时，就可以放心地施加正常的正畸力了。

微种植体的失败根据植入后失败出现的时间进行分级。

- 首次植入失败，是指当微种植体在植入后便出现临床动度。这是由于骨皮质在其厚度和密度方面的支持不足，或者因微种植体太靠近邻近牙根，或者因植入技术不正确造成的。这些因素将在相关章节中充分讨论。

- 二次植入失败，是指微种植体在植入初始阶段稳定，但通常1~2个月后出现动度。这种迟发的不稳定性是由于微种植体螺纹周围骨坏死引起的，可能是由于热损伤（由引导孔制备导致）、植入扭矩过大、过度靠近牙根、牵引力过大或以上多个因素综合造成的。

> 大多数微种植体的失败在植入后的前几个月内已在临床上明显地表现出来了，这样就可以早期更换或修改治疗计划。

1.9　医学禁忌证

正畸微种植体没有特别的绝对禁忌证。但一些情况（例如，糖尿病和免疫抑制治疗患者）是正畸治疗的相对禁忌证，此时必须考虑到软组织增生和感染的风险。但是，如果患者口腔卫生良好，那么综合治疗可以照常进行。年龄较大的骨质疏松患者，尤其女性患者，可能会出现骨支持减少的问题，从而影响微种植体的稳定性，但这可以从植入部位和施力方面设法解决。越来越多的中老年患者接受双膦酸盐药物治疗，这一特殊群体的正畸治疗可能会受到限制，尤其是当涉及拔牙矫治时，因为此时存在骨坏死风险。虽然笔者曾成功使用常规正畸（例如，排齐）治疗了口服双膦酸盐的患者，但笔者没有在这类患者中使用微种植体，也未发现有相关文献报道。

1.10　牙根与牙周损伤

已有多项使用自攻式微种植体和自钻式微种植体故意造成牙根损伤的临床与动物研究[34-42]。这些研究一致表明，只要不存在感染通道（通常都不存在感染通道），牙根创伤表面可在12周内通过细胞牙骨质和牙周再生修复。牙骨质修复甚至在根部牙本质完全暴露时也能进行[34]。正畸医生可以放心的是，目前未见由于使用微种植体造成牙根–牙槽骨粘连或牙齿缺失的报道。这可能是因为在正常的临床应用中，如果自钻式微种植体接触到牙根就会无法继续植入，其尖端会钝化，进而阻止对根部组织的继续穿透。此外，患者很可能在微种植体与牙根接触发生之前就会抱怨疼痛（该疼痛来自牙周疼痛感受器）。如果微种植体确实触碰到了牙根，那么正畸医生也可能会感觉到植入扭矩的急剧增加[43]。

　　如果一颗微种植体实际上没有接触到牙根表面，是否会存在间接损伤的可能？最近的一项有限元分析研究表明，当微种植体与邻近牙根表面的距离小于1mm时仍可能存在牙根吸收的风险，这是因为应力通过较薄的骨层传递至牙根表面附近可以引起破骨反应[44]。然而，这一点尚未得到动物实验或临床研究的证实，并且这种相互作用更有可能会对微种植体周围的骨重建产生负面影响。例如，一项对犬模型植入微种植体进行的组织学分析显示，当微种植体与牙根接触，甚至仅仅与束状骨（牙周膜周围）接触时，骨与种植体的接触（BIC）便会明显降低[45]。因此，可以得出一个这样的合理结论，即微种植体和牙根的距离过近会对微种植体产生不可逆的影响：微种植体松动失败的风险会增加，而不是牙齿受到不可逆转的损伤[43,46-50]。

> 微种植体和牙根的距离过近会对微种植体产生不可逆的影响：微种植体松动失败的风险会增加，而不是牙齿受到不可逆转的损伤。

1.11　鼻上颌窦底穿孔

　　文献中有人担心微种植体穿入鼻上颌窦腔（图1.3）可能导致感染或瘘管产生。然而关于牙科种植体研究的共识是，在穿入的微种植体末端会快速形成软组织衬里，并且由于取出微种植体后遗留的骨孔宽度较窄，可通过骨长入愈合。Motoyoshi等[51]在一项回顾性研究中研究了82颗微种植体植入上颌第一磨牙近中颊侧的临床效果，他们发现10%的位点存在上颌窦底穿孔，但没有出现鼻窦炎的症状，也没有植入扭矩和二期稳定性的差异。相比之下，一项关于颧牙槽嵴植入位点的研究显示，78%在此部位植入的病例出现

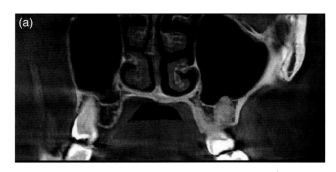

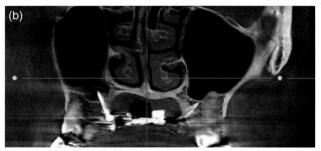

图1.3　（a）在腭侧牙槽区植入微种植体前及（b）植入1个月后的上颌骨CBCT冠状切面。如图b所示，微种植体位于右上第一磨牙的远中，以相对垂直的倾斜角度植入，并穿入上颌窦。然而患者无症状，上颌窦的清晰度也没有改变

了上颌窦底穿孔[52]。虽然无明显症状，但在微种植体穿入至少1mm的位点中，有88%的位点在锥形束计算机断层扫描（CBCT）上可见黏膜增厚。因此，为了最大限度地提高骨接触，同时也最大限度地减少患者的不适和可能的上颌窦疾患，通常建议上颌牙槽区的植入位置应位于牙列区牙槽嵴顶8mm范围内。在上颌磨牙缺失的情况下，植入时应尽可能靠近牙槽嵴的牙冠方。出于这个原因，不建议使用颧牙槽嵴位点植入微种植体。

1.12　神经血管组织损伤

　　因为与常规植入位点距离相对较远，下牙槽神经、颏神经或腭大神经及伴行血管损伤的可能性是极低的。鼻腭神经距离潜在的腭前区植入位点较近，但如果遵循推荐的腭中区的植入程序，风险很容易避免。例如，腭中区植入位点应该在上颌双侧尖牙水平连线的远中。

1.13 微种植体的折断

目前微种植体折断已很少发生，因为现在临床上大多数微种植体的材料和设计使其在正常扭矩范围内不易折断[53-54]。然而，一些在硬丙烯酸块中进行的微种植体折断研究中未能考虑到其低植入扭矩的设计初衷，尤其是自钻式微种植体。因此，由于临床技术不足而导致的折断可能被错误地归因于微种植体的缺陷。

折断可能发生在植入过程中，但如果在植入或使用时对微种植体造成暗伤，折断也可能在取出时发生。当无意中接触牙根（因植入位置和/或角度不正确）或当微种植体已部分进入骨皮质后改变植入角度时，微种植体尖端可能发生折断。这很可能是由于不正确的操作技术和/或临床经验不足造成的。因为微种植体的体部为圆柱形且直径较窄，无论是在植入还是取出时，或是出现过大的植入扭矩时（例如，在骨皮质较厚、骨质致密的下颌骨后部），均存在主体部分折断的特殊风险（图1.4）[55-56]。如果在移除时微种植体折断面与骨表面齐平，并且断端不会阻碍任何牙齿的移动，那么由于钛合金的生物相容性，可将其留在原位（图1.4c）。在极少数情况下若要移除断端时，需要翻起一个小面积的黏骨膜瓣，在断端周围进行小范围的骨环切，然后使用温氏钳或蚊式器械旋出断端。

1.14 疼痛

人们通常会觉得微种植体会带来剧烈的疼痛，但事实恰恰相反，一些患者在植入过程中和植入后几乎没有感到不适[57-58]。大多数患者在微种植体植入时会出现轻微的压力相关疼痛，植入后最多24小时内有低水平的疼痛。这种疼痛是自限性的，简单的止痛药（例如，对乙酰氨基酚或布洛芬）即可控制，并与其他正畸体验类似（但持续时间更短），例如分牙和排齐过程[59]，当然肯定比拔除前磨牙的疼痛小得多[60]。通过这样类比，对口内已有固定矫治器的患者解释可能的疼痛体验是有帮助的。

即使浅表的软组织已被充分麻醉，微种植体植入过程也会因将刚性固定装置植入受限的骨空间而产生压力，从而导致牙痛。虽然骨组织中没有痛觉感受器，但如果压力扩散至邻近牙齿的牙周组织并刺激牙周疼痛感受器，患者便会感觉到该牙疼痛。笔者认为在种植操作之前，通过分离相邻牙齿的牙根来积极减少压力产生的不适是正畸医生能够做到的（见第5章）。这项操作可以增大牙根间距，从而使微种植体和邻近的牙周疼痛感受器之间的距离加大。虽然没有临床证据支持（或反驳）这一假设，但笔者的经验是，如果患者的牙根间距增大，在植入时和植入后疼痛都会有所减轻。

微种植体移除时通常不需要局部麻醉。事实

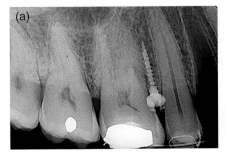 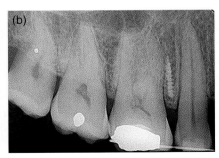 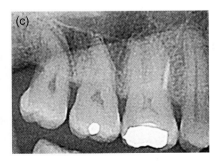

图1.4 （a）圆柱形微种植体植入上颌第一磨牙近中后，以及（b）微种植体的体部（近头部位置）折断后的口内X线片。在完好的微种植体中，已可见到初始折断线。（c）5年后的曲面体层片显示保留的微种植体（无症状）。

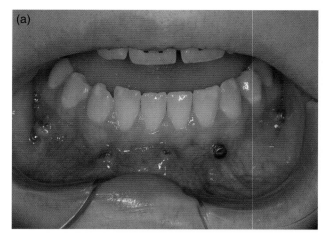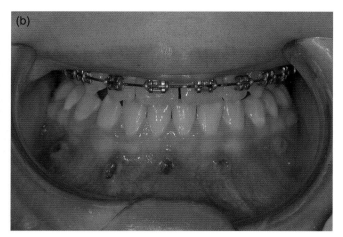

图1.5 （a）该正颌外科病例中，微种植体位于下颌疏松的黏膜内，导致唇侧前庭沟组织增生。（b）取微种植体前，需要使用局部浸润麻醉剥离微种植体头部的增生组织，然后再将其移除。

上，患者会发现注射麻醉药比取出种植体的感觉更不舒服[61]。当然，当前牙区微种植体头部被增生的软组织覆盖时是例外的情况，特别是当微种植体种植在较疏松的黏膜时（图1.5）。移除过程中均必须保证微种植体是被完全旋出的，因为任何试图将其拔出的操作都会因螺纹刮到黏膜而导致软组织疼痛。此外，正畸医生应确保在取出时种植手柄与微种植体完全契合，因为在移除过程中二者不契合会使微种植体在软组织内活动而导致疼痛。

> 大多数患者在微种植体植入时会出现轻微的压力相关疼痛。

1.15 软组织问题

微种植体使用中最常见的相关软组织问题是慢性低级别的种植体周围炎。这类似于微种植体颈部周围的牙龈炎，通常是浅表的和自限性的。如果将微种植体植入可活动的黏膜区域（图1.6）或过度植入（部分埋入）附着龈时（图1.7），则更有可能发生这种情况。如果组织增生无法通过口腔卫生措施解决，且干扰微种植体的使用或导致患者不适时，则应移除微种植体。然而，急性感染非常罕见。例如，笔者对本人早期植入的500颗微种植体进行的回顾分析证实，只有1名患者在几天内返回诊所，原因是在微

种植体周围出现软组织的炎性肿胀及疼痛。这种急性感染通过立即移除微种植体即可解决，无须使用抗生素。

微生物学研究（通过比较成功和失败的微种植体周围的菌群）[62-65]显示，失败微种植体的感染问题不太可能因特异致病菌在种植体周围定植导致。相反，软组织原因导致的失败可能与广泛的炎症反应有关。即便如此，软组织对稳定性的影响与其他因素（例如，牙根邻近度）相比，还是很小的。

与微种植体头部相邻的唇颊黏膜偶尔会受到损伤，表现为黏膜溃疡（图1.8）。如果微种植体外形过于突出（头颈部距离组织表面较远）或边缘锋利，或植入在疏松的黏膜附近，则很有可能发生这种情况。相反，如果牵引装置（采用直接支抗时）过度刺激其下的黏膜，特别是在口腔卫生不良的情况下，则可能会发生黏膜增生或溃疡（图1.9）。

1.16 微种植体的移位

微种植体的移位取决于头部（和颈部）与体部的比例、骨支持程度（稳定性）以及加力的相对大小。实际上，自攻式和自钻式微种植体都可能向施力方向倾斜和/或发生平移[66-70]。如果继而导致微种植体的头部接近邻近的托槽或牙冠、软组织刺激或难以使用微种植体头部，则是有问题的。

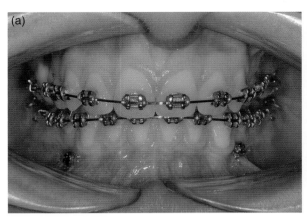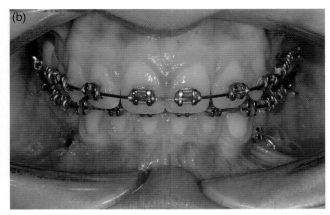

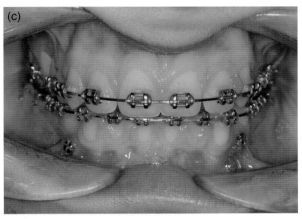

图1.6　（a）下颌前牙区微种植体植入后的即刻照片。（b）植入1个月后，右侧微种植体周围疏松的黏膜出现增生。（c）8周后，有效的口腔卫生措施解决了右侧组织增生的问题，使微种植体能够继续使用。

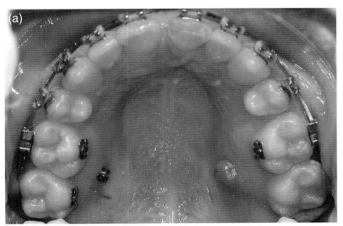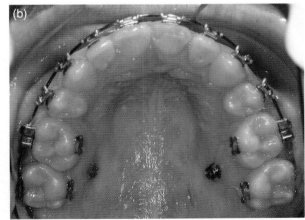

图1.7　（a）左侧磨牙间腭侧牙槽区的腭黏膜增生，覆盖着1颗过度植入的微种植体。（b）单纯切除增生组织并更换该微种植体后，组织外观恢复正常。右侧可见微种植体周围组织轻度增生。

1.17　生物力学副作用

传统固定矫治器在许多方面通常只表现出微小的生物力学副作用，例如摩擦力阻碍、牙齿倾斜移动

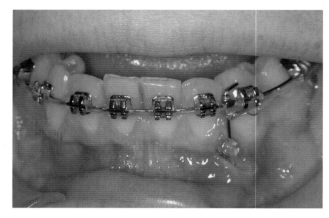

图1.8　下颌膜龈联合处微种植体及邻近前庭沟组织的活动引发唇侧溃疡。

和支抗丢失，这些影响通常只局限于单颗或一组牙齿。例如在牙冠水平（托槽高度）施加牵引力可能会导致牙齿倾斜和控制较差的整体移动。而经由微种植体的辅助可产生超出固定矫治器之外的支抗，可作用于所有三维方向，因此副作用也可能更明显地表现出来，当使用连续弓时可影响到整个牙弓。

如果在软丝或硬丝上从微种植体直接向尖牙托槽进行斜向牵引内收前牙段时，会发生两种情况。在使用软丝时，这种斜向的牵引力会使尖牙向远中倾斜，从而出现"过山车"弯曲效应（图1.10a）。在后一种情况下，对于刚性硬丝斜向牵引会使整个牙弓发生旋转（旋转中心靠近前磨牙根尖），导致切牙伸长、切牙内倾和磨牙压低（图1.10b）。临床表现为磨牙开𬌗，第一磨牙和第二磨牙之间出现垂直台阶（如果未纳入第二磨牙）。

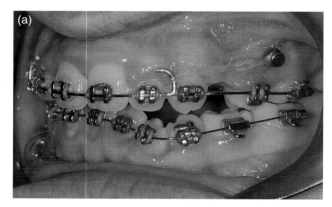

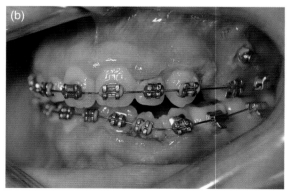
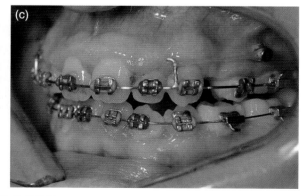

图1.9　（a）上颌骨颊侧微种植体植入后使用的弹力链与牙槽黏膜接触。（b）1个月后，弹力链下面的上颌牙槽黏膜出现溃疡性牙龈炎，伴随出现因口腔卫生不良引起的广泛牙龈增生。（c）又过了4个月，口腔卫生改善后进行新的牵引。

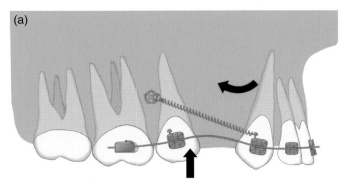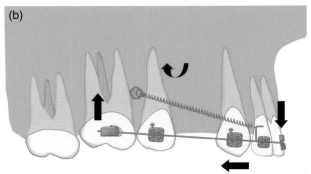

图1.10 图片显示了从颊侧微种植体到前牙的斜向牵引力对（a）软丝和（b）硬丝的垂直向副作用。在图a中会出现尖牙远中倾斜和弓丝的"过山车"弯曲效应，而在图b中主要发生磨牙压低。

1.18 影响微种植体成功的因素

自21世纪初以来，大量微种植体的相关研究论文以不断增长的速度发表在正畸学（少部分在外科学和种植学）杂志上。尽管正畸医生和牙科从业者可能很难掌握所有的这些新信息，但这些研究证据的确为微种植体的使用提供了可靠的基础。因此，第2章~第4章旨在整理总结最相关的基础及临床研究的重要结论，以便正畸医生能够理解并最大限度地在临床应用微种植体。一般来说，决定其成功的因素可以分为3类，这些因素将在接下来的3章中依次讨论。

（1）患者（解剖）因素（见第2章）。
- 宏观——身体和患者全身因素。
- 微小——植入位点的解剖因素。
- 微观——骨骼特征。

（2）微种植体设计因素（见第3章）。
- 材料和表面特性。
- 尺寸。

（3）临床因素（见第4章）。
- 植入技术。
- 力量的施加。

总的来说，微种植体的风险-收益关系似乎对于需要强支抗或非典型支抗的患者来说是非常有利的。这意味着知情同意过程（见第4章）应着眼于实实在在的局限性上，例如微种植体的松动和疼痛，而不是过多地关注理论上的组织损伤风险。

扫一扫即可浏览
参考文献

第2章

微种植体成功率的最大化：患者（解剖）因素

Maximising Mini-implant Success
Patient (Anatomical) Factors

通常将影响微种植体成功率的因素分为3类：患者（解剖）因素、微种植体设计因素和临床因素，都将在本书中做相应的讨论，本章先从患者因素开始分析。

患者因素可细分为：

- 宏观——身体和患者全身因素。
- 微小——植入位点的解剖因素。
- 微观——骨骼特征。

目前文献中一致认为，微种植体的成功不受患者的性别、前后向（Ⅰ类、Ⅱ类或Ⅲ类）颌骨关系、牙列拥挤、牙周病和颞下颌关节的影响。因此，本书中将不详细讨论这些因素。但笔者的临床经验是，性别可能对个别病例的男女骨骼特征差异有间接的影响，而这些因素显然会影响微种植体的稳定性。

这些骨骼因素导致的基础和临床的影响在下面会有总结。但首先需要了解相关术语的定义。

- 初期稳定性——微种植体的初始支持来自其与骨皮质与骨松质的物理接触。这在临床上由最终的植入扭矩反映出来。二期稳定性将在几周内取代初期稳定性，后者的影响将逐渐减弱。
- 二期稳定性——微种植体的长期骨支持，这是由于微种植体周围的（反应性）骨重建所致。骨吸收导致初期稳定性丧失，而新生骨的沉积则增加二期稳定性。
- 扭矩——以N·cm为单位（该单位以Isaac Newton的名字命名，他在牛顿第三定律中描述了支抗基本原理）。植入扭矩是指微种植体植入时在骨内的旋转阻力。手动螺丝刀可以很容易地反映出转动或者旋转螺丝刀的难易程度，较小的力意味着低的初期稳定性，而较大的力意味着高的初期稳定性。一些微

种植体手机可以提供电子扭矩读数，或允许正畸医生设置最大植入扭矩。

2.1 骨皮质的厚度和密度

临床、动物和人工骨研究均表明，决定患者初期稳定性的最重要因素是上下颌骨的骨皮质密度和厚度。这有助于解释在临床研究中看到的微种植体植入成功率的差异，即解剖部位和个体之间在骨皮质层的数量和质量上存在差异[1]。以下是需要考虑的关键因素。

- 骨皮质厚度（深度）一般认为在1~2mm之间（图2.1），通常向牙槽骨根尖端方向增厚。然而，最近的一项对尸体的微计算机断层扫描（Micro-CT）研究显示，上颌颊侧后段和下颌颊侧前段的常用区域骨皮质深度不足1mm（相比之下，腭侧牙槽区的骨皮质平均深度为1.3mm，下颌骨后段为2mm或更多）[2]。在上颌牙槽区，骨皮质厚度在尖牙近远中（尖牙隆起区）和第一磨牙处均达到峰值，这在一定程度上解释了为什么经常使用这些位置分别作为前段、后段的支抗植入位点。值得注意的是，上颌牙槽区的骨皮质腭侧比颊侧更厚，所以前牙开𬌗矫治中可考虑在腭侧牙槽区植入微种植体（见第10章），而下颌磨牙区是上下颌所有牙槽区中骨皮质最厚的部位[2-10]。
- 骨皮质厚度或密度的增加都会导致植入扭矩（对旋转植入运动的阻力）的增加[11-17]。厚度和密度是相互依赖的因素，密度对微种植体的初期稳定性影响更大[13-14]。而骨松质密度的相关性就小得多，因此对植入扭矩[14]的影响较小。

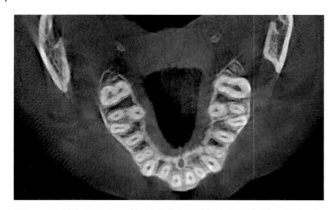

图2.1 横断面显示，骨皮质为外围的致密骨白线。值得注意的是，在这张图片中，牙槽骨的骨皮质比侧后方的下颌升支骨皮质要薄得多。第一磨牙的两个颊根和单个腭根的位置也很明显。

- 微种植体在牙槽区的最大植入扭矩的理想范围是5~15N·cm[12,18-23]。根据笔者的经验，在腭中区的最大扭矩通常更高，在成人中最高可达到15~20N·cm。一项回顾性研究证实，在青少年和成人的腭中区连续植入微种植体，90%的扭矩最终读数为10~25N·cm[24]。最大扭矩出现在微种植体植入的最后，并且在转动手动螺丝刀时会感觉到阻力增加，因此手指旋转较困难时通常等同于最大扭矩。这条规律在临床上是有效的，无须对单名患者进行测量。实际上，低扭矩等同于初期稳定性差（骨皮质支持不足），而扭矩过大则会导致二期失败，因为微观级别的骨应力可导致微种植体螺纹周围发生微骨折和亚临床缺血性坏死[25]。这在临床上表现为，在扭矩很小时，微种植体的旋入阻力很小；而在扭矩很大时，很难手动转动植入手柄。这种过度的扭矩，特别是在下颌后部，可以通过在骨皮质层初始钻孔来避免，这在后面会提到。

> 决定患者初期稳定性的最重要因素是上下颌骨的骨皮质密度和厚度。

- 下颌骨皮质的厚度和密度都大于上颌骨[26]。最初认为下颌骨可以提供更高的初期稳定性，因为相比上

颌骨，下颌骨是一个"更坚硬"的骨头。然而，据文献报道下颌骨种植成功率低于上颌骨。这是因为更大的骨皮质厚度和密度会导致过大的植入扭矩，这表明在微种植体周围存在很高的骨应力。这种局部应力可导致螺纹周围的微观骨坏死，从而导致微种植体二期失败[19]。

- 骨松质在上下颌骨中的密度相似[26-28]，故其通常被认为对初期稳定性几乎没有影响，除非骨皮质厚度小于1mm。这种情况发生在一些患者的上颌颊侧牙槽区，其骨皮质本身提供的稳定性不足[2]。在这些部位，骨松质的接触确实有助于微种植体的稳定性，这在一项动物的骨研究[29]得到证实。这可以解释一项关于127颗上颌颊侧微种植体的研究结论，该结果显示较高的骨松质密度与微种植体的植入成功率之间存在正相关性[30]。骨松质也可通过稳定微种植体的体部，防止其移动和倾斜[15,17,31]，从而影响长期的二期稳定性。这需要微种植体的体部相对较长（例如，9mm长），以便能够与足够多的骨松质相接触。

2.2 牙根邻间隙

文献提供了可用于微种植体植入的平均邻间隙量的数据，但是在不同个体中，邻间隙因相邻牙齿的牙根大小、形状（牙根锥度和弯曲度）和排列（即牙根接近或分离）不同而差异很大，知道这一点是至关重要的。可以认为，这几乎意味着"平均值"在个体患者中毫无意义，因为每个位点都必须单独评估骨量（图2.2）。然而，平均测量值也确实提供了有用的信息，例如强调上颌后牙槽的腭侧比颊侧有更多的可用空间（分别为5mm和3mm）。这是由于磨牙颊侧、腭侧牙根的数量和形状不同，特别是腭侧单根和颊侧双根（图2.1）。

假设牙齿排列正常，那么上颌骨的颊侧牙槽骨典型的植入位置为第一磨牙近中以及尖牙和中切牙的近远中，下颌骨则是磨牙和前磨牙的近远中[32]。关键的是，有限的邻间隙不再被认为是一个重要的障碍，因为在临床实践中，医生可通过预处理增加根间距和将微种植体倾斜植入增加邻间隙（见第5章）。

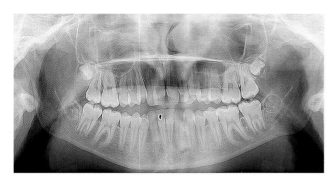

图2.2 全景片显示牙列拥挤与牙根的长度、形态和轴倾度对邻间隙的影响。例如左下第一前磨牙的冠远中倾斜导致其与第二前磨牙之间的间隙大于平均值，但其与尖牙牙根之间的间隙则较小。

2.3 软组织和口腔卫生

临床经验表明，解剖位置不同，其软组织厚度也有明显的差异。这一点已在微种植体植入部位的软组织厚度超声研究中得到证实，其中腭中部黏膜最薄（平均0.8mm），其次是颊侧黏膜（平均1.3mm），然后是腭侧牙槽区（平均3.1mm）[33]。在临床实践中，这些结果支持在颊侧使用短颈型微种植体，在腭侧牙槽区使用长颈型微种植体。理论上，短颈型微种植体可以用于腭中部，但微种植体的颈部越长，其头部位置就较高，可利于用来粘接附件。然而，没有证据表明相关的附着组织的厚度和植入成功率有关。

目前已知的是，口腔卫生情况不良和种植体

周围软组织炎症（图2.3）是微种植体二期失败的危险因素[34-39]。由于这些问题更可能发生在疏松（非角化）的黏膜中，因此几乎总是建议在附着黏膜区植入微种植体。这将尽可能地使软组织破坏和微种植体周围活动组织的不稳定影响最小化。Sebastian Baumgaertel认为紧邻膜龈联合（mucogingival junction，MGJ）（冠方或略靠根尖方）的黏膜区可以作为备选的植入位点，但是目前还没有关于该区域的植入成功率的文献报道[40-41]。关键是微种植体应该植入附着龈区，仅当前庭沟组织紧绷，才选择植入到邻近MGJ的活动黏膜。这可以防止植入时活动黏膜包裹在微种植体螺纹周围造成干扰。

> 几乎总是建议在附着黏膜区植入微种植体。

2.4 上下颌平面角

长面型和上下颌平面角（maxillomandibular planes angle，MMPA）大（图2.4）的患者在上颌骨颊侧植入微种植体失败的风险更高。这是一个解剖学因素，因为与短面型患者相比，他们上颌骨颊侧的骨皮质相对较薄[34,38,42-45]。然而，上颌磨牙的压低可以有利于改善长面型患者可伴有的前牙开𬌗。对于需要微种植体压低来矫正前牙开𬌗的患者来说，该因素可能会影响微种植体的稳定性，这将在第10章进一步讨论。可以通过在腭侧牙槽区植入来避免上颌颊侧微种植体稳定性差的问题[11,46]。

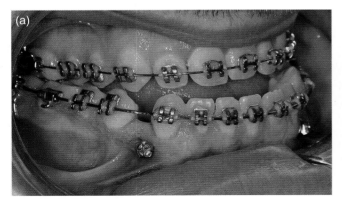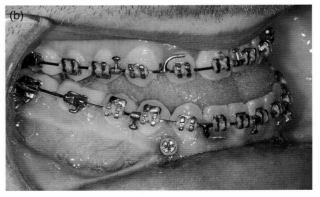

图2.3 在右侧下颌骨区域刚植入微种植体（a）和经过7个月的弹性牵引后（b）产生的典型的种植体周围软组织炎症。口腔卫生问题和由此产生的牙龈增生也很明显。

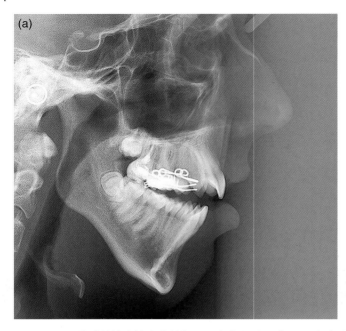
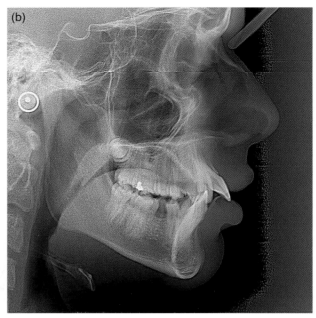

图2.4　采用微种植体支抗治疗的长面型患者（a）和短面型患者（b）侧位片。需要注意这些图像并不能说明骨皮质的特征。

2.5　年龄

成人植入微种植体后很容易达到初期稳定性，而青少年患者牙槽区的失败率则明显较高[47]。这是因为青少年骨皮质的厚度和密度低[5,48-49]，且骨重建率较高，这可能会不利于微种植体的初期稳定性和二期稳定性。实际上，不成熟的骨皮质承受应力的能力较弱，尤其是在植入后的第一个月。而二期失败则往往发生在骨吸收占主导地位的愈合阶段，这点在青少年中更为关键，因为他们的初期稳定性就比较低。骨支持只要稍稍降低，微种植体的整体稳定性往往降至成功阈值之下。因此，尽管微种植体在青少年中可以成功植入，但还是建议在植入后的前6周内使用轻力（例如，50g）。

另外，腭中区也是年轻患者的一个较为理想的植入位点，尽管这意味着需要接受使用间接支抗的一些限制，但据报道在儿童中该植入区的成功率较高[24]。

> 尽管微种植体在青少年中可以成功植入，但还是建议在植入后的前6周内使用轻力（例如，50g）。

2.6　吸烟

吸烟量大与微种植体较高的失败率相关[50]。因此，尽管吸烟并不是微种植体使用的绝对禁忌证，但吸烟者应被告知风险，并建议在植入之前停止吸烟。

2.7　体重指数

具有讽刺意味的是，虽然现在吸烟人数似乎在下降，但正在治疗的体重过轻和过重的患者越来越多。体重是否与微种植体失败率相关呢？笔者的临床观察发现，低体重指数（body max index，BMI）的青少年患者微种植体失败率更高。最近，一项关于上颌骨骨皮质厚度、密度与BMI和年龄相关性的CT研究已证实了这一点[49]。随着BMI和患者年龄的增加，骨密度和厚度均有统计学意义的增加。因此，可以合理地认为，低BMI的年轻患者微种植体的失败率较高。此时，如果间接腭部支抗是可行的，在青少年中腭中区植入微种植体可在一定程度上减少失败率。

扫一扫即可浏览

参考文献

第3章

微种植体成功率的最大化：微种植体设计因素

Maximising Mini-implant Success
Design Factors

3.1 微种植体设计因素

同一生产厂商系统内和不同生产厂商系统间的微种植体的体部在以下方面有所不同：

- 尺寸——直径和长度。
- 外形——圆柱形或圆锥形。
- 螺纹的设计。

可以认为不同的设计特点会影响微种植体的稳定性和成功率。尤其当微种植体的尺寸增加（即体部更大），会导致微种植体与骨表面有更多的接触。体内和体外研究都表明，直径是影响初期稳定性的最重要因素，因为直径的增加会导致植入扭矩的增加[1-6]，这一点很关键。

增加微种植体体部的长度与增加直径相比影响要小得多，它仅稍微增加了植入扭矩和植入成功率[7-8]。这是因为长度的增加使微种植体与骨松质（而不是骨皮质）的接触更大，而骨皮质对微种植体稳定具有根本性影响（如第2章所述）。然而，在骨皮质较薄（小于1mm）的部位，增加体部长度仍可能是有利的，在这些部位骨松质似乎可以补充骨皮质的支持。这既提高了长微种植体植入成功率[9]，尤其也降低了微种植体长期潜在的移动（倾斜或迁移），后者是因为加力可导致微种植体周围发生过度骨重建，但并未导致完全的失败[10]。类似地，相对大直径的微种植体也不太可能因长时间加力而发生偏斜[11]，而且它们具有更强的抗断裂性能[12-15]，这一点很重要。

这就带来一个问题：为什么大直径（例如，2mm）的微种植体没有普遍应用以便提高其抗折性和稳定性呢？答案很简单，2mm直径的微种植体不容易植入牙槽区的邻间隙中，因此在这些植入部位，大多数使用的微种植体体部中段的直径大约为1.5mm。然而，2mm直径的微种植体可用于缺牙的牙槽区和腭中区（反过来，在这些部位，其长度又受到解剖学因素的限制）。

> 直径是影响初期稳定性的最重要因素，因为直径的增加会导致植入扭矩的增加。

最初的微种植体的设计为圆柱形，带有自攻式螺纹，需要预先钻一个全深度的导孔。之后的设计更倾向于圆锥形，这类形状碰巧也能自钻式植入。动物实验和临床研究均表明，后者更利于初期稳定性，因为圆锥形设计比圆柱形设计具有更高的植入扭矩，在骨愈合阶段也具有更高的移除扭矩[1-2,15-19]。这是因为自钻式微种植体可减少种植体周围骨原始组织结构的破坏，避免组织发生热坏死的风险（这些可由先锋钻产热引发）[6,20-26]。然而，骨皮质的预钻孔（穿孔）对于避免在厚且密的骨皮质部位（例如，下颌骨后部和腭中区）产生过大的扭矩仍然是有价值的，这将在第4章中植入技术有关部分更详细地讨论。

最后，微种植体头部在口腔内突出的程度很重要，因为加力位置和骨表面之间的距离越大，在微种植体和骨接触界面处产生不利作用力（力矩）的风险就越高[27-32]。因此，建议使用头颈部突出度小的微种植体设计，避免头部和颈部的联合长度相对于体部长度过长，并尽量完全植入微种植体。从患者的角度来看，这也是有利的，因为微种植体的过度突出可能会刺激对面的黏膜和舌组织。如果微种植体的施力点确实从表面突出明显，则应使用较小的力来避免骨皮质处产生过大的应力[31]。

3.2 Infinitas™微种植体系统

对于正畸医生来说，选择一个微种植体系统可能是一个令人困惑的任务，因为现在全世界微种植体系统种类繁多。它们之间的区别有：

- 物理设计特点。
- 技术步骤（例如，自攻式或自钻式）。
- 易于植入和使用（例如，牵引辅助装置或弓丝是如何与微种植体连接的）。
- 是否可使用导板。
- 用途广泛。
- 工具套件的大小和复杂性。
- 推荐的临床应用（例如，直接支抗或间接支抗）。
- 临床指导材料。

不太可能出现某一种微种植体系统比其他所有系统具有更好的稳定性的情况，因为其中的基本原理是广泛适用的。然而，由于本书中的治疗和插图主要涉及Infinitas™微种植体系统（英国DB Orthodontics有限公司，www.infinitas-miniimplant.com），因此有必要描述一下该系统的一般特性和独特之处，这样可使后续讲解更加清晰并达到可供参考的目的。Infinitas™微种植体在几个方面都是独一无二的，尤其是它的头部设计和定制化的三维（3D）导板装置[33]。本章描述了Infinitas™系统临床和引导双工具套件的关键设计与临床特点。

3.2.1 Infinitas™微种植体的设计特点

许多微种植体的头部设计有独立的两层，一个是头部顶端用于连接弓丝的通道或"X"形的十字槽；另一个是偏尖端、用于施加牵引力的辅助装置，其外周有向内的凹陷。相比之下，Infinitas™微种植体设计有一个独特的多功能头部，它将十字槽与外部和内部凹陷结合在一起，所有这些都在同一个垂直高度上（图3.1）。这使头部高度（口内突出度）非常低，同时能够直接连接各种形式的牵引辅助装置和弓丝（尺寸最大可达0.021英寸×0.025英寸）。特别是标准镍钛（NiTi）螺旋弹簧可直接契合在Infinitas™微种植体头部类似托槽翼的一角的内部凹陷（图3.2）。除了患者的舒适度外，这种突出度小的设计

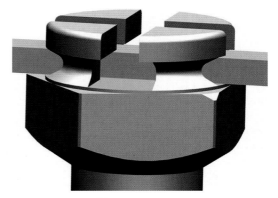

图3.1 Infinitas™微种植体头部的示意图，显示了它的4个类似托槽的翼部，由垂直的十字槽分开，外部和内部均有凹陷。横向的十字槽内有一根方丝。

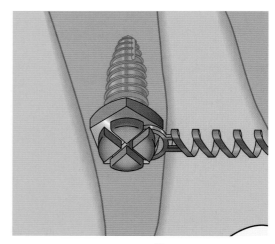

图3.2 倾斜植入的Infinitas™微种植体示意图，螺旋弹簧与其头部单翼的内部凹陷契合连接。

在生物力学上是有利的，因为它降低了头颈部（骨外部分）与体部长度的比例，从而降低了产生不利倾斜力矩的风险[34]。

> Infinitas™微种植体设计有一个独特的多功能头部，它将十字槽与外部和内部凹陷结合在一起，所有这些都在同一个垂直高度上。

Infinitas™微种植体的头部精密的设计意味着它有一个相对精巧的结构。因此，植入手柄通过与其颈部契合实现安全连接，从而避免了在微种植体头部出现大的、潜在的变形力。因此，手柄的内部形状与颈部头端部分的五边形要非常吻合（图3.1）。颈部偏尖端部分是锥形的，以使微种植体能够以垂直和倾斜

的角度均可植入骨皮质，最大限度地提高与骨皮质的接触，同时尽量减少对邻近黏膜的压迫（图3.3）。颈部长度有短（1.5mm）和长（2.5mm）两种型号，分别考虑了典型的颊侧和腭侧植入位点的黏膜厚度[35]。虽然颊侧植入通常采用直接经黏膜技术，但在植入长颈型微种植体前，可以使用圆形黏膜刀（软组织打孔器，可重复使用）去除厚的（腭部）牙龈或疏松黏膜。如果垂直于骨表面，很容易在软组织打孔器的圆形边缘周围获得一个"干净"的切口，以便移除相应的组织块。

Infinitas™微种植体的体部只有4种尺寸可供选择：直径是1.5mm与2mm（体部中份测量数据）、长度是6mm与9mm。与颈部长短两种型号和头部的多用途设计结合起来，这意味着对所有的牙槽区和腭部植入有5种微种植体类型可以选择（表3.1）。这对于临床决策过程和库存的简化都是有帮助的。每个微种植体类型都有非无菌和无菌两种包装。后者的优点是微种植体可以直接从包装袋中取出即可使用（图3.4），而非无菌的则需要在使用前在Infinitas™工具套件中消毒。

所有Infinitas™微种植体的体部都具有自钻式的尖端和螺纹（图3.5），因为自钻式植入比预钻式技术保留了更多的原始骨骼[20,24]。为了最大限度地提高初期稳定性，骨皮质层的接触还通过两个特定的Infinitas™微种植体的设计特征来加强。首先，螺纹延伸到了体部头端，这样它就可以完全固定在骨头里。其次，1.5mm直径（窄）的Infinitas™微种植体的体部头端有一个额外的锥形特征，这样螺纹直径在与颈部接合之前从1.5mm逐渐加宽到2mm（图3.5）。在植入的最后阶段，随着与骨皮质结合的体部从圆柱形变为

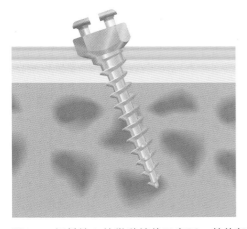

图3.3 倾斜植入的微种植体示意图，其体部以一定角度穿过骨皮质层，其锥形的颈部利于植入骨皮质。需要注意的是，头部的一侧比另一侧更接近黏膜。

表3.1 Infinitas™微种植体的不同种类和典型的植入部位

颜色代码	直径（mm）	体部长度（mm）	颈部长度	典型的植入部位和倾斜度
	1.5	9	短	上颌：颊侧牙槽区 上颌：前牙牙槽区倾斜植入 下颌：倾斜植入
	1.5	6	短	上颌：前牙牙槽区垂直植入 下颌：垂直植入
	1.5	9	长	腭侧牙槽区（上颌）
	2.0	6	长	腭中区
	2.0	9	长	无牙区

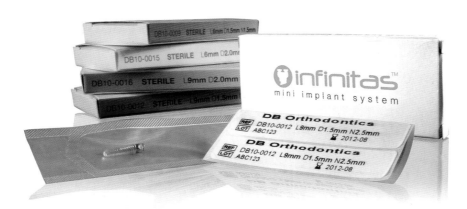

图3.4 预先灭菌的Infinitas™微种植体包装。微种植体体部位于无菌包装里面的橡胶护套内。医生可以握住该护套拿起微种植体，用（无菌）手柄契合在微种植体颈部，而不需要无菌手套。

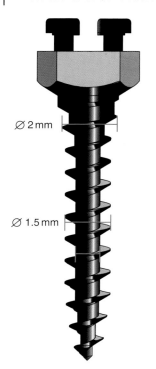

图3.5　该图显示微种植体体部头端部分的螺纹直径如何从1.5mm到2mm呈圆锥形变化。

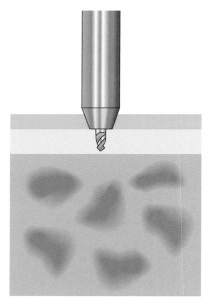

图3.6　Infinitas™骨皮质打孔器穿过黏膜并植入厚的骨皮质层示意图。

圆锥形，扭矩明显增加，从而提高了初期稳定性[2,36-37]。这种额外的体部锥度的另一个好处是，它大大增加了体部头端这个关键区域的强度，因为直径增加0.2mm可以增加50%的强度[37-38]。这有助于降低植入和取出过程中体部断裂的风险[39-40]。

那为什么不选择一个体部大部分直径均为2mm的微种植体呢？因为在狭窄邻间隙区这种微种植体将大大增加靠近牙根的风险（与体部中段直径1.5mm设计相比）。因此，这种圆锥形体部的设计在体部头端提供了2mm的直径，既非常有利于强度和稳定性，同时也避免了靠近牙根的问题，因为最窄的根间距离通常出现在距离骨外表面4mm处[41]。

> 这种圆锥形体部的设计在体部头端提供了2mm的直径，既非常有利于强度和稳定性，同时也避免了靠近牙根的问题。

过大的植入扭矩很有可能发生在下颌骨和腭部，那里的骨皮质相对比较厚和致密，导致种植体周围骨的压迫性坏死和随后出现二期（延迟的）失败[24,42-46]。通过使用引导钻可降低这种风险，尤其是在钻孔深度头2mm内[43,46]。但是，如果需要使用低速手机和盐水冲洗（以避免热坏死），使用引导钻操作则较麻烦。因此，理想的方法是在厚而致密的骨皮质上钻孔，以避免过大的扭矩，但也不钻入过深而进入骨松质内，避免传统引导钻孔方法，简化植入过程。Infinitas™系统通过定制化的骨皮质打孔器（图3.6）实现了这一平衡，它可以轻松地穿透致密的骨皮质（和黏膜），只需简单、缓慢的手动顺时针旋转，最大深度可达2mm。它被推荐用于成人的所有下颌后部和腭部（牙槽区和腭中区）植入部位，并且它与Infinitas™导板完全兼容。一些正畸医生更喜欢在颊侧区使用这种打孔器，先在骨皮质做个凹痕，而不必真正穿破它。这样就形成了一个"抓牢"点，避免微种植体在倾斜植入开始时尖端发生滑动。

3.2.2　Infinitas™引导系统

微种植体的使用方案包括确定最佳的近远中向和垂直向植入位置，以及理想的垂直向和水平向植入角度；也就是说，需要进行三维方向上的计划。然而，由于视野和设备操作的限制，微种植体可能仍然很难精确定位，尤其是后牙区和腭部。当设计和植入过程由缺乏经验的正畸医生执行时，或者尤其是由不同的临床医生（例如，正畸医生和外科医生）执行时，可能会出现进一步的差异。例如，最近一项对50例正颌外科病例的回顾性研究（在这些病例中植入微种植体用于颌间固定）显示外科的微种植体的植入角度有很大的差别。可能更令人担忧的是二期稳定性，考虑到全景片存在夸大失真的效应，因此使用了锥形束计算机断层扫描（CBCT）观察，结果显示这些微种植体里面有41%与牙根有一定程度的接触[47]。

研究表明，临床经验不足会增加微种植体接近牙根的风险，从而增加失败率[17,29,48-49]。如果是由其他临床医生完成植入时，理想情况下正畸医生应避免要制订详细的植入部位、角度和临床使用计划，并希望该计划能够得到理解和落实。相反，植入位置的3D信息应该由导板清楚地指示出来，而不是需要由外科医生进行学术性猜测或即兴发挥。然而，在植入的大概位置或邻近的固定矫治器上放置邻间弓丝或定制化的弓丝常常只能显示植入的表面位置，而不是3D的植入角度。这种方法也容易受到放射视差影响产生误差。甚至使用圆形导管技术，对植入器械来说侧向移位空间也会过大[50]，并且也部分依赖于微种植体与导管相邻边缘的视觉对齐，除非手柄通过导管内相互契合受到物理引导。

使用导板可以将这些问题降到最低，导板能够可靠地将3D方案从计划转移到植入阶段，并物理指导植入过程。如果所需的实验室专业知识和成本相对较少就更加理想了。Infinitas™引导系统通过使用3个简单组件满足了这些要求：微种植体的模拟物、基台和引导管。这些组件与塑料基板一起工作，形成一个用于精确控制植入器械的导板（图3.7）。如本文所述，制造这种导板有6个简单的步骤，这些步骤可以由正畸医生（使用真空或压力成型机）自己完成，可以有或没有正畸技术人员的从旁协助（遵循正畸医生的指示）。

> 导板能够可靠地将3D方案从计划转移到植入阶段。

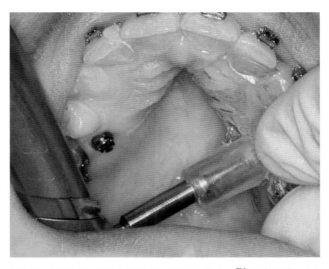

图3.7 在腭侧牙槽区使用手柄植入Infinitas™微种植体，手柄的植入末端与3D导板内部相吻合。通过塑料引导柱可以看到微种植体的体部。

（1）**使用牙科模型和放射片制订详细植入方案**。对于手工制造导板而言，每个微种植体的最佳位置和角度是通过结合放射片信息（例如，邻间隙的根尖片或CBCT检查）和牙列的石膏模型来确定的。实际上，在模型上观察植入角度，要比在患者口内容易得多，模型的表面轮廓可以清楚显示牙根之间的凹陷，即为合适的植入空间。为了保存尽可能多的细节，当取牙模用于导板制作时，避免植入位置附近的固定矫治器托槽变大或遮挡是很重要的。

（2）**在模型上钻引导孔**。使用石膏钻和弯头牙科手机在牙科模型上钻一个导孔，其垂直向与近远中向的位置和角度按计划确定（图3.8）。建议先将该孔钻至模拟长度的一半。通过半植入模型判断是否合适，可以选择是否以新的植入角度钻剩余的深度。

（3）**将微种植体模拟物植入模型**。使用引导工具手柄，以顺时针方向手动将模拟物拧入到位。如果有疑问，在其3D位置完成检查之前，模拟物只能部分固定，以便通过进一步钻孔很容易改变植入的位置和方向。

（4）**将基台安装到微种植体模拟物上**。手动将基台安装到模拟物的头部，有效放大模拟物的植入角度（图3.9）。如果模拟物的3D位置看起来不太理想，则应将其从模型中移除，使用不同的位置和角度重复植入过程（必要时可先将石膏孔洞进行填充再开始）。特别地说，这一阶段在牙科模型中精调位置比在患者植入时口内调整位置要容易得多!

（5）**将引导柱滑动到基台上**。引导柱的内径与基台的外径相似，以确保其表面之间的紧密吻合。

（6）**形成导板基板**。将牙模、微种植体模拟物、基台和引导柱部件组合在一起，放入用于制作正畸保持器的压力或真空成型机中。然后用厚的（最好是1.5mm）热塑性膜片制作导板基板。为了减少导板的弯曲（如果手柄倚靠在上面），膜片要比制作保持器的膜片（通常为1mm）厚得多。接着将基板（包括引导柱）修整至所需尺寸，通常包括4个或更多个牙冠和植入部位（图3.10）。如果牙齿上已有托槽，那么

基板边缘应修剪去除该部分。

所有Infinitas™植入的3个工具（软组织和骨打孔器以及手柄）都精确地安装在引导柱（图3.7）中，其精度与引导柱和底座之间的精度相同。Infinitas™导板提供的物理引导还有几个额外的好处。首先，它提供了一个稳定的植入位点，并避免了在斜向植入过程中微种植体尖端的滑动。其次，它减少了方向变化，从而最大限度地减少了植入位点的扩张和微种植体折断的风险。最后，它最大限度地减少了放射片的需要，因为使用引导或临时原位导板将无须额外拍摄放射片。

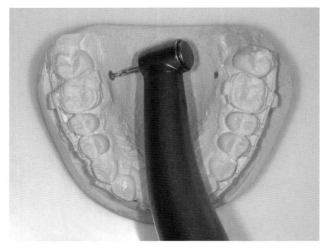

图3.8　在石膏模型腭面钻孔，钻孔角度朝向磨牙间触点，并按计划倾斜（约与斜面成90°）。

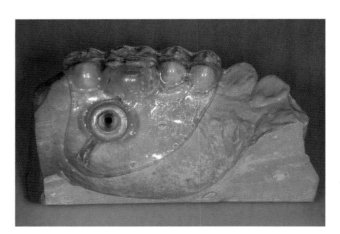

图3.10　一个制作完成的植入导板，石膏模型中的植入孔位于引导柱的中心，基板覆盖4颗后牙和邻近的腭部牙槽。

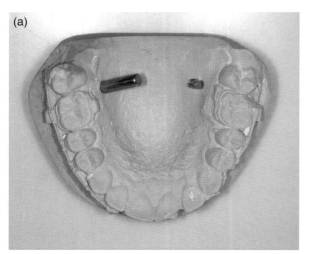

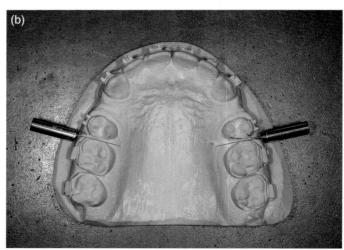

图3.9　（a）Infinitas™模拟物已被植入模型两侧的预钻孔中，其中一侧已安装基台。（b）颊侧基台用于确定植入角度是否沿着第二前磨牙-第一磨牙触点线通过。

3.3 数字化导板的制作流程

上面所述的手工导板制作过程，在过去的10年里效果很好，它涉及外形（模型表面）和二维（2D）放射片信息的整合。在未来几年，这一过程将被数字模型技术的引入所取代。例如，现在可以使用数字化CAD-CAM软件（图3.11，图3.12）来制作腭部和牙槽区植入部位的导板。这使正畸医生已经可以使用虚拟正畸模型、3D打印模型和（手动）Infinitas™引导工具包来生产实体导板。虽然数字模型提供了精确的（牙齿和软组织）外形信息，但它们只能提示牙根的可能位置，而非直观地看到表面以下的东西——骨骼（例如，骨皮质和骨松质的深度和与邻近结构的距离）以及微种植体体部所在区域的牙齿解剖结构。因此，全面的三维计划要求提供额外的CBCT数据输入。

目前，通过将数字模型和CBCT数据整合进行三维定位精确设计微种植体的位置正变得可行[51]。这将整合牙模外形和骨/牙根位置信息，有望提高植入的准确性。例如，2013年的一项研究表明，使用CBCT和数字模型数据制作的导板，84%的植入避免了与牙根靠近，而对照组仅为50%[52]。在编写本书时，专门为正畸微种植体引导设计的定制软件正在得到更广泛地开发（图3.13）。因此，制订的正畸计划包可能会在适当的时候涵盖这一系统。这些系统可能具有计算机设计和导出虚拟导板的功能，从而直接进行3D打印，而无须打印工作模型作为中间步骤。然而，那些仍然喜欢触觉设计过程的正畸医生将能够从数字文件中得到3D打印的工作模型，然后在实体模型上手动钻一个导孔。

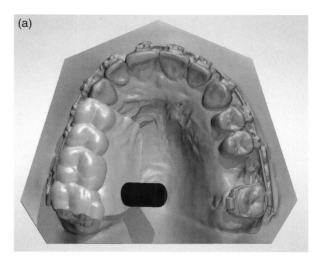

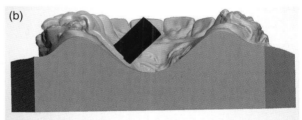

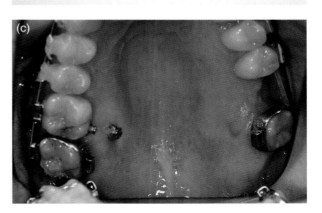

图3.12 （a，b）使用"Appliance Designer"软件设计的单侧腭部导板的图示（www.3shape.com/en/software/ortho-system）。基板（浅蓝色）是在上牙弓的数字模型上制作的。添加引导柱（深蓝色）并3D定向，然后使用生物相容材料3D打印塑料导板。（c）使用该导板刚刚完成植入的微种植体位置。

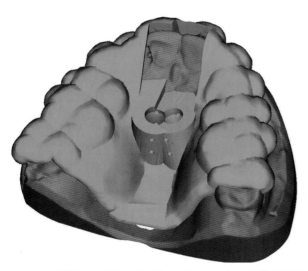

图3.11 计算机生成的导板（绿色）图，该导板带有腭中区双引导柱，叠加在上颌数字牙模（红色）上。

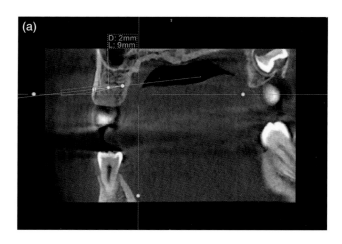

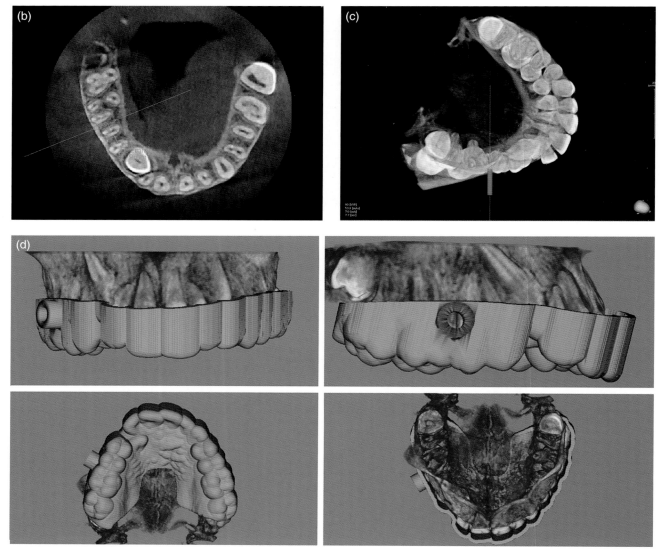

图3.13　（a~c）CBCT软件包的示意图，该软件包用于计划放置虚拟微种植体（绿色）到右上第一磨牙的近中颊侧，包括3个不同的截面视图以及三维重建视图。虚拟基台（红色）可以连接到CBCT微种植体上。这突出了植入的三维角度。（d）这些信息被用于制造一个虚拟导板，然后由三维打印制作。来源：图d由Dolphin Imaging & Management Solutions（www.dolphinimaging.com）的科学顾问Paul Thomas博士使用Dolphin®软件友情制作。

扫一扫即可浏览

参考文献

第4章

微种植体成功率的最大化：临床因素

Maximising Mini-implant Success:
Clinical Factors

4.1 临床技术因素

4.1.1 植入技术

与所有的临床技术一样，一个事实是微种植体的成功率随着临床经验的增加而增加[1-4]。因此，如果你正在积累微种植体技术的经验，建议预先计划植入步骤和生物力学要求（如第5章所述），并考虑使用导板以减少接近牙根的风险。此外，有证据表明，3D CBCT成像可以降低接触牙根的风险，从而提高成功率。例如，一项在颅骨植入微种植体的体外研究显示，使用小视野CBCT时接触牙根的风险为5%，与此相比，不使用放射片或使用2D放射片设计方案时，接触牙根的风险为55%~60%[5]。虽然在临床上牙根间距明显足够时使用CBCT可能不合理，但按理说它可以帮助缺乏微种植体经验的正畸医生。理想情况下，导板（见第3章和第4章）将用于在临床上重现这种3D设计方案。

微种植体可以用特制的手柄手动植入或弯头手机植入。植入方法的可行性取决于是否有良好的口内入路以及医生是否能够在所选择的入路下掌控种植手柄的方向和操作。另一个不同之处在于，医生更容易通过手动植入手柄来感知和控制植入扭矩，而使用手机时是没有触感的。

研究人员研究的关键技术因素包括微种植体植入前是否钻引导孔、植入时是否垂直或者倾斜于骨皮质。与种植牙修复技术不同，正畸微种植体的预钻孔无须制备全深度的引导孔。预钻的目的是穿透骨皮质，将植入扭矩降低到可接受的水平，因为钻孔产生最大效果的是钻入深度最浅表的2mm[6-8]。这与临床观察到的穿透骨皮质后钻入阻力下降是一致的。然而，在青少年中，预钻孔与微种植体失败率的增加有关[9]。这是有道理的，因为与成人相比，发育期患者的最大植入扭矩更低。因此，对于青少年患者以及上颌颊侧和下颌前牙区，最好避免进行预钻孔，因为这些部位的骨皮质相对较薄、密度较低。相反，自钻式微种植体可通过在骨皮质致密或较厚区域（特别是下颌骨后部和腭部）的骨皮质预钻孔来避免过大的植入扭矩和产生相关微裂纹与骨损伤[10-16]。可使用只穿通骨皮质的骨皮质打孔器来替代先锋钻，后者钻时易超过2mm深度[17]。

> 自钻式微种植体可通过在骨皮质致密或较厚区域的骨皮质预钻孔来避免过大的植入扭矩。

一些微种植体的设计特点基本上要求其应垂直植入骨表面（90°）。然而，一些动物研究表明与垂直于骨表面植入相比，向根尖倾斜20°~30°植入时具有最高的植入扭矩和较高的二期稳定性[18-21]。这是由于增加了微种植体与骨皮质的接触面积，在骨皮质不太结实的上颌骨区域这样操作似乎尤其有利。斜向植入也有利于减少唇舌向植入深度，因此与牙根距离更远[22-23]。

4.1.2 与牙根的邻近度

为了避免牙周和牙根损伤，应避免微种植体体部和邻近的牙根过于靠近（图4.1），尽管组织学研究表明，牙根损伤后通常会出现细胞性牙骨质的完全修复[23-32]。实际上，种植体与牙根距离过近的主要问题是微种植体与骨接触不足，破坏了微种植体（而不是牙根）的稳定性，增加了失败率[33-40]。例如，一项

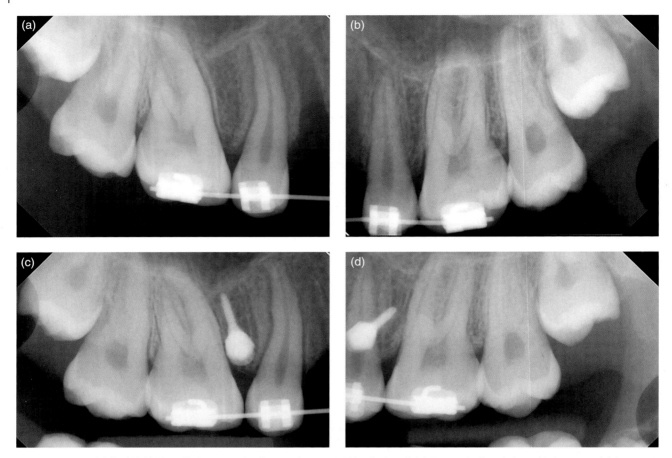

图4.1 上颌两侧微种植体植入前（a，b）与植入后（c，d）的根尖片。右侧（a，c）的牙根间距较大，而左侧（b，d）的牙根间距较小，其结果是左侧出现影像学上的重叠以及与牙根距离可能较小（d）。

对228颗微种植体（植入在上颌第一磨牙颊侧近中）的CBCT研究表明，与牙根的邻近度和成功率之间存在具有统计学意义的联系，并指出微种植体与相邻牙根之间需要有0.5mm的距离。相比之下，微种植体与牙根距离对成功率的影响比骨皮质层厚度似乎更为显著。因此，相比于骨皮质厚度的适度减少，微种植体接近牙根是更大的危险因素[38-39]。这可能是由于咀嚼力会通过邻牙传递到微种植体上所致[41]。

在临床上，接触牙根或距离过近可通过植入阻力的急剧增加而发现[27-28,42]，不过有时在接触牙根时植入阻力也可能不会增加[43]。这也可能会导致微种植体尖端钝化、患者不适（如果只使用浅表麻醉）以及叩诊累及牙时出现浊音。所以，这些表现应被视为非常邻近牙根的指征，此时应取出微种植体，更换位置或角度重新植入。

另一方面，如果忽视了牙根接触的表征，而微种植体仍留在原位，那么失败也不是不可避免的。例如，一项对147颗颊侧微种植体的回顾性CBCT研究显示，20%的种植体存在一定程度的牙根接触，尤其更易与植入位点远中的牙根发生接触[44]。这是因为动手植入时可能会存在向远中牙倾斜的倾向。与牙根接触的微种植体失败率为21%（未接触牙根的微种植体失败率为2%），这意味着80%的与牙根接触的微种植体仍然是成功的。换句话说，牙根接触时易导致失败，但并不是必然的。

种植体与牙根距离过近的主要问题是微种植体与骨接触不足，破坏了微种植体的稳定性，增加了失败率。

4.1.3　力量的施加

如果力值对邻近的骨组织是可承受的，微种植体上的负载可导致有利的生理反应。这体现在骨与微种植体的接触增加，出现相对更多的骨形成（而不是吸收），以及骨皮质厚度、牙槽骨密度与移除扭矩均表现为增加等方面[45-55]。反过来，这些骨骼的变化也有助于增加微种植体的二期稳定性。然而，目前还没有明确的证据表明微种植体的最适负载力大小。因此，明智的做法是小心谨慎，在首次加力时使用轻力，例如在最初4~6周内施加50g的力，之后也需将力限制在正常的正畸力范围内，即150~200g。

理解一些基础骨生物学的相关概念是有帮助的，特别是植入微种植体后，种植体周围的骨是动态的，会经历一系列骨愈合阶段。这些阶段包括：
（1）炎症加速期。
（2）活动性骨吸收期。
（3）迟缓或过渡期。
（4）新骨形成为主阶段。

至关重要的是，在人类第3周骨吸收期结束时，在牙槽区和腭中区的微种植体的稳定性处于最低水平[56-58]。但是，因为颊侧位点具有较薄的骨皮质，其初期稳定性相对较低，可能最容易受到这种骨支持减少的影响，甚至出现在骨吸收的影响显现（几周后）之前。因此，这3周的植入后阶段是初期稳定性影响递减和二期稳定性影响递增的关键点。虽然即刻加载是可行的，尤其是对成人而言[17,46,59-60]，但一项前瞻性临床研究结果表明，延迟加载可能对青春期患者有益[60]。是否即刻加载可通过最大植入扭矩的触知加以判断；如果在植入最后阶段手动旋转种植手柄时感觉扭矩很低，则应考虑延迟6~12周加力。

在施加正常力值（150g）之前，成人前4周、青少年前6周仅使用较轻的初始力（例如，50g）。

4.2　引入微种植体支抗的临床实践

很多人说在年轻时更容易学习新东西（例如，技术），这条准则似乎也适用于正畸支抗。因此，许多同事在他们的专科培训中就开始使用骨支抗是获益匪浅的。然而，尤其是在缺乏专科培训环境的支撑情况下，采用微种植体支抗对于许多正畸医生来说可能是一项令人生畏的提议。

在笔者看来，这导致一些正畸医生认为他们可以在不需要骨支抗的情况下轻易地完成大多数病例，尽管骨支抗可能带来更优的生物力学和治疗结果。笔者建议采用一个折中的方法，即在参加专业培训课程后逐步开始使用微种植体支抗。一个合适课程应该包含理论和实操，应使正畸医生掌握微种植体的适应证，了解基本的临床步骤和关键的操作技能。需要注意的是，这本书旨在辅助上述类型的学习，而不是替代它。一个正规的、系统化的课程也将满足典型的医疗法规和医疗保险的要求。以英国为例，所有主要的保险机构在2010年之前就已经将微种植体纳入常规正畸的组成部分，因此微种植体的使用不需要额外的保险。然而，（骨整合型）腭部种植体和微钛板被排除在这个标准之外。

在经过系统化的训练后，每个正畸医生应该考虑是否在相对常规的正畸病例中开始使用微种植体，或者用于传统支抗治疗效果有限的困难病例。用于常规病例（例如，需要内收前牙而加强支抗的成人）的优势是，正畸医生可以着重关注可预期的微种植体生物力学效果，并将这些效果与传统固定矫治的效果区分开来。用于较复杂的病例时，尽管在许多层面治疗难度更大，但在其他治疗手段有限的情况下，使用微种植体具有更正当的理由，特别是在知情同意方面。

4.3　患者的知情同意

重要的是，医生必须对本人所提出的治疗方案感到自信与舒适，该方案中使用微种植体应具有合适的风险/效益比。在知情同意过程中，使用患者易于理解的术语并配合使用一些实体或虚拟的模型道具会很有帮助。例如，笔者通过使用附有几颗微种植体的固定矫治器Typodont模型，以及可能治疗方案的临床照片，来告知患者及其父母并给他们宣教。非专业人士喜欢通过这种方式来理解复杂的临床细节。当你开始使用微种植体时，准备一两句能脱口而出的解释性语句是很有帮助的，例如，"我们希望将你的牙齿朝这个方向移动，需要一个锚定点来帮助实现这个目标，这个锚定点被称微种植体。虽然听起来可能有点奇怪，但它能在麻醉一小片牙龈后在几分钟内完成植入，在治疗后期也很容易移除。但由于它不是永久性的，所以大约有1/10的微种植体可能会松动。这并不会造成疼痛或伤害，但只使用了几个月后就需要更换微种植体的确会带来困扰"。

> 使用患者易于理解的术语也很有帮助，同时可配合使用固定矫治器Typodont模型来宣教。

出于明确性和医疗法律的要求考虑，治疗细节、微种植体的应用和潜在问题已经经过充分讨论过并记录在案是很重要的，包括是否给了患者微种植体信息表（这本身就是一个非常有用的常规步骤）。知情同意还要求讨论有效的替代治疗方案。例如，可以将骨支抗与佩戴头帽进行方式和疗效比较，因为一项对比头帽和微种植体的随机对照试验表明，患者更喜欢选择微种植体治疗[61]。此外，还应说明传统支抗的局限性。例如一项关于Nance托的研究表明，使用Nance托的试验组有29%的支抗丢失，而对照组（仅使用牙支抗时）有46%的支抗丢失[62]。

支抗的知情同意不一定需要单独的微种植体知情同意程序和表单，就像使用其他正畸矫治器辅助装置也可以包含在单一的治疗计划中一样。相反，应将微种植体的使用作为整体治疗选择、治疗方案和知情同意过程的必要组成部分。同样，在相应的情况下，对于私人诊所的患者，最好在治疗时一次性收取所有的治疗费用，而不是在治疗中额外收取微种植体的费用。可能的例外情况是，如果打算让其他同事替代本人植入微种植体时，相关的临床医生需要事先商定费用和可能产生的责任。

下一部分列出了书面和口头内容形式的要点。对每名患者都强调这些细节可能是不合适的，特别是当你已有经验并且能够分辨一些风险是会真实发生的还是只是常规可能出现的。对自己的病例库进行临床审查能带来有价值的信息和需要重点关注的指标[63-64]。这也可以确保临床管理的有效开展。如果你已经有了一个实时更新的微种植体病例数据库，这样的审查很容易进行。表4.1显示了一个简易数据库电子表格示例，用于案例汇总和审查。或者也可以在国家审查表基础上修改，例如英国正畸协会自2008年开始使用的审查表[65]。然而，其所报告的成功率低于已发表的研究，可能是因为它包含了"现实世界"中拥有不同技能水平的正畸医生刚刚开始使用微种植体时的数据，而当时微种植体的知识体系还很不完善。大规模的审查也可能会因为返回数据不完整而变得困难，如只有微种植体植入数据而没有微种植体移除数据。

表4.1 用于微种植体审查的临床数据库

患者ID	患者姓名	出生日期	错𬌗类型/使用目的	植入位点	植入数量	植入日期	移除日期	微种植体类型/尺寸	备注
1									
2									
3									
4									
5									
6									
7									
8									

4.4　有效知情同意的考虑要点

4.4.1　微种植体的使用理由

能为患者的治疗带来什么好处？是否有替代方案？

4.4.2　患者的不适感

安慰患者使用微种植体通常只会带来自限性的钝痛及胀痛（通常在植入后1天内消失）。笔者经常把这种疼痛描述为在有限空间内产生的压力波，其会在1小时内达到峰值，然后逐渐消失。然而，值得一提的是，压力所带来的不适感可能在最初24小时内反复出现。

4.4.3　微种植体的不稳定性

告知患者微种植体有80%~90%的成功率，并且不会造成任何永久性损害或感染问题。在微种植体失败的情况下，正畸医生会早期发现松动并处理，只有在松动程度较大刺激周围软组织时才会导致不适。

4.4.4　牙周/牙根的接触

如果在植入过程中接近牙根，通常会在距离最近的牙齿处产生不适感，正畸医生此时可以更换微种植体的位置。即使接触牙根，牙根组织也能顺利愈合，不存在临床可检测到的或长期的牙齿损伤风险。距离过近或接触牙根造成的主要问题是很可能导致微种植体的失败。

4.4.5　微种植体折断

如果能够遵循正确的计划和技术步骤（例如，在植入骨皮质致密部位前进行预钻或穿通骨皮质），折断情况只会出现在少数病例中。只有在断端可能干扰后续牙齿移动或发生炎症时（当微种植体没有被邻近的软组织覆盖时）才需要手术移除断端，可由口腔外科医生进行手术操作。过程包括翻起小片黏骨膜瓣以及局部环切微种植体断端周围骨质，以便钳住断端并将其旋出。

4.4.6　微种植体移位

从患者的角度来看，这通常不是一个问题，因为只有当其影响口腔卫生并发生牙龈增生时，他们才会注意到。移位本身并不引起疼痛。然而，微种植体移位更可能发生在骨皮质较薄的区域，偶尔也需重新植入微种植体。

4.4.7　书面文件

这些信息最好以宣教单的形式提供，例如微种植体经销商和专业机构（例如，美国或英国的正畸协会）制作的表单（英国正畸协会，www.bos.org.uk/Public-Patients/Orthodontics-for-Children-Teens/Treatment-brace-types/Orthodontic-mini-implant-TADs）。图4.2是某经销商提供的宣教单。

4.5　人员培训

对于设备及库存要求不高的微种植体而言，该过程是很简单的（这会让工作人员很容易掌控库存）。工作人员必须熟悉微种植体套件，并了解其消毒、交叉感染控制和植入过程的无菌操作要求。如果使用预先消毒的微种植体（直接从无菌包装中取出即可植入）可能会更容易。值得注意的是，如果是仅仅使用未接触的无菌器械末端直接操作微种植体，无菌手套就不是必需的。

正畸护士和治疗师很容易理解加强支抗的概念，并与他们曾经鼓励患者佩戴头帽的经历联系起来。一旦他们看到微种植体所能达到的效果，他们通常会热情地为患者推荐这种辅助治疗方式。

4.6　患者的选择

宽泛地讲，根据支抗的要求和治疗的选择，可将病例分为常规病例和复杂病例。在常规病例中，医生很容易熟悉微种植体的植入过程和使用方法，例如在前牙内收期间需要加强后牙支抗的患者。在这种情

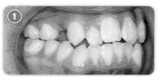

治疗前照片

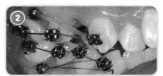

上下颌微种植体与托槽连接

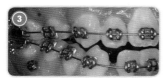

移除上颌微种植体后的即刻照片

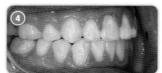

治疗结束照片

微种植体使用指南

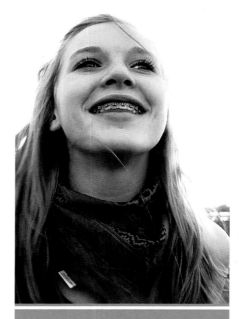

DB Orthodontics Ltd.
Ryefield Way,
Silsden,
West Yorkshire
BD20 0EF
United Kingdom

Tel: +44 1535 656 999
Fax: +44 1535 656 969
Email: sales@dbortho.com
Web: www.infinitas-miniimplant.co.uk

Cover photograph © lanuiop
DBO018

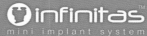

祝贺您！您和您的正畸医生正受益于一个具有革命性的、新兴的、基于研究的正畸治疗方式。您的正畸医生已经接受了该技术的专科培训，其目的在于让您的正畸治疗尽可能高效。

什么是微种植体？
微种植体是一颗植入您的牙龈和颌骨中的非常小（直径为1.5~2mm）的特制钛合金螺钉，作为一个支抗点，能够极大地帮助您的牙齿精准移动。

6mm微种植体的实际大小

微种植体植入时会有疼痛吗？
植入时会在您的牙龈的一小部分进行局部麻醉，然后轻柔地植入微种植体。过程中，您可能会有一种特别的胀感。麻醉效果消失的最初24小时内，您可能会感到一些不适。大约50%的患者回访说，通过服用常见的止痛药（例如，布洛芬或对乙酰氨基酚）可以解决这个问题。

微种植体移除时会有疼痛吗？
当不再需要时，微种植体可被轻松移除，此过程通常不需要任何麻醉就是这么简单！微种植体移除后，该区域可以在几天内无痛愈合。

微种植体将在口内使用多久？
您的正畸医生会决定微种植体需要使用多长时间，在大多数情况下约需几个月的时间，但在个别病例中需要更久时间。

微种植体会带来什么问题吗？
研究表明，微种植体不会损害您的牙齿或其他口腔组织。绝大多数微种植体会在治疗期间保持稳定，不会造成太大的困扰。然而，偶尔微种植体会松动，这基本不会带来疼痛，但可能需要更换微种植体。如果您对微种植体有任何疑问或担忧，请咨询您的正畸医生。

我需要做什么？
用抗菌漱口水（例如，氯己定漱口水）冲洗这个部位，前5天每天2次。
在治疗过程中，使用小牙刷蘸取氯己定漱口水轻轻清洁微种植体头部周围。
不要在微种植体上使用电动牙刷。
不要摆弄它！！

如果微种植体引起刺激怎么办？
可使用小块正畸保护蜡包裹种植体头部，如果刺激持续存在，请联系您的正畸医生。

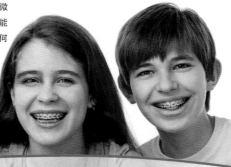

图4.2　图中展示了一张微种植体宣教单的正反面，其作为知情同意的一部分，上面写明了微种植体的使用方法和患者指南。来源：经英国DB正畸有限公司许可转载。

况下，不仅可以获得颊侧位点手动植入微种植体的实操经验，而且整体治疗计划和进展是容易理解且相对而言是可预测的。因此，微种植体支抗的效果可以在可控的临床过程中进行评估测量。

或者，在刚刚开始使用微种植体时，可能会觉得在复杂的病例中使用它们会更顺手，例如一名多数支抗牙缺失、治疗方案非常有限的成人。再次建议选择一个可在颊侧手动植入微种植体的患者，而不是"跳到"一个需要使用手机并且需要使用与传统支抗明显不同的生物力学的病例中，例如用腭侧微种植体和改良横腭杆进行磨牙压低。

扫一扫即可浏览
参考文献

第5章

微种植体治疗设计
Mini-implant Planning

与所有的正畸治疗一样，从一开始就正确地设计每一个微种植体病例是很重要的，本章阐述的原则将有助于了解这一诊断和治疗计划制订的过程。这些在图5.1的流程图中进行了总结，根据是否采用直接支抗或间接支抗，该流程图强调了不同的考虑因素。从某种意义上说，本章提供了一个关于微种植体的全面备忘录，乍一看好像有很多信息需要分析和记忆。然而，并不是所有的观点都适用于每一个案例，随着经验的积累，读者就能在每一个特定的病例中辨识相关步骤。此外，常见的临床情形会在本书剩余章节中以一定的顺序加以叙述，虽然这会导致不同章节间一定程度的重复，但它确保了每种临床情形都没有遗漏任何相关的内容。

5.1 微种植体治疗设计

治疗目标与支抗需求

老生常谈的是，每一个成功的治疗结果都源于良好的设计。因此，在第一步确定治疗目标后，全面的正畸评估都是至关重要的。治疗方案和细节都源自于此，并且其将贯穿整个设计过程。唯一不同的是，与常规治疗相比，使用微种植体的治疗方案追求的目标和期望值可能会更高。例如，在Ⅱ类掩饰治疗病例中实现完全正常的前牙覆盖或非手术矫正前牙开殆。

5.2 微种植体的定位

微种植体理想的前后向和颊/腭侧位置应根据每种临床情况的支抗需求、解剖特征和生物力学考量来确定。例如，前牙内收需要后牙区支抗，典型的微种植体植入位置应在第二前磨牙和第一磨牙之间的颊侧牙槽区。这是因为将微种植体植入该位置比较容易，并且该部位能够提供足够的骨皮质支抗和牙根邻间距。将颊侧微种植体与唇侧固定矫治器相连也比腭侧微种植体更容易。相比之下，更靠前的植入位点可能不能为持续的有效牵引提供足够的距离并且可增加垂直向的副作用，因为牵引力的垂直向分力更大（如在固定矫治器中没有长臂牵引钩的情况下）。微种植体最佳植入位点将在每个特定临床情况所对应的章节中详细描述。

> 微种植体理想的前后向和颊/腭侧位置应根据支抗需求、解剖特征和生物力学考量来确定。

5.3 硬组织的解剖和影像学检查

详细的微种植体计划始于对患者的表面形体特征所进行的体格检查。二维和/或三维X线影像可以提供有关的潜在可用的骨量和相邻解剖结构的信息，使临床评估更加全面。石膏模型或三维虚拟模型记录都可以为微种植体最终的使用设计提供信息，也可以用于制作导板，从而将微种植体植入设计转移到患者口内。对于正畸医生而言，模型分析也是非常有用的，可以让医生有条不紊地设计微种植体治疗计划，并且无须与患者接触。这可以减少术者可能出现的错误并且有助于发现小的细节。例如，在实体模型上观察牙槽骨表面波浪形的形态通常比在患者口内更容易，模型上凹陷的部分往往代表相邻牙根之间的区域。

考虑到口腔医生过去对二维放射影像的依赖，

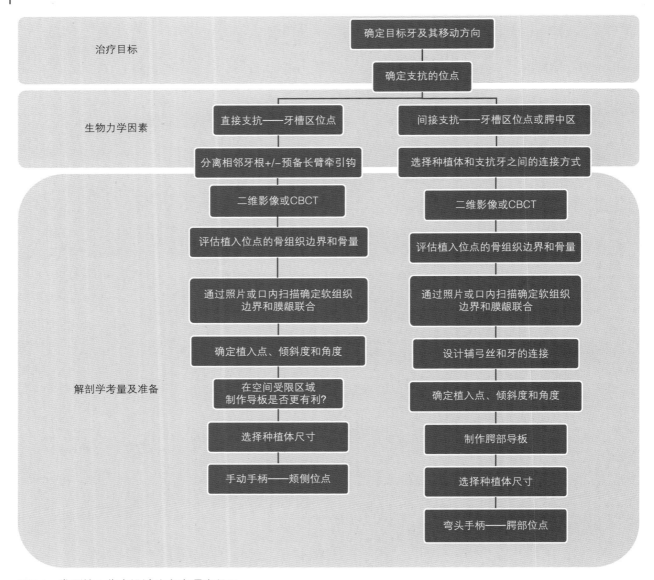

图5.1 常见植入位点设计注意事项流程图。

许多正畸医生仍习惯将牙槽及其腭部区域视为二维结构。但是，应该将牙列（邻接关系）和颌骨腭部区域视作三维结构，并根据其在全部3个平面中的边界和骨量来设计每个潜在的植入位点：

- 近远中向（前后向）间距，以牙槽区位点的牙根为界。反过来，相邻牙根的位置（例如，轴倾角）和形态也是重要的考虑因素。
- 牙槽骨（横向）宽度。

- 最靠近冠方或者骨皮质表面的垂直向界限，例如牙槽嵴顶或腭部表面。
- 最靠近根尖方或解剖结构的垂直向界限，例如上颌窦、鼻底和腭中缝。
- 骨形态（特别是是否存在牙槽骨缩窄或牙槽骨突出的情况）。

二维影像中仍可以得到近远中向和垂直向的解剖学信息，例如全景片和口内根尖片（图5.2a，

b）。全景片应该作为患者诊断过程的一部分，用于初步评估植入部位。但是，在即将植入微种植体之前，根尖片（图5.2b，c）比全景片更有用，因为它们可以对牙根的形状、位置和角度进行更详细的分析。例如，在图5.2a中所示的全景片中可能无法发现左上第一磨牙近中颊根的不利的近中弯曲（由于它位

于焦距沟之外），但在根尖片中却是可以识别的（图5.2b）。然而，如果不使用胶片支架或传感器支架进行位置标准化，则根尖片容易出现失真变形。在不同的近远中向位置用X射线球管拍摄的微种植体植入前后的左上第一磨牙根部形态的明显差异证明了这一点（图5.2b，c）。

有证据表明，使用3D CBCT成像可以减少微种植体接触牙根的风险，从而提高其成功率。例如，一项在头骨上植入微种植体的体外研究表明，使用小视野CBCT时，种植体与牙根接触的风险为5%，而未使用X线片或仅使用二维放射片进行设计时，风险则为55%~60%[1]。尽管在临床上，有足够的近远中邻间隙时拍摄CBCT可能是不合理的，但它的确能为那些很少使用微种植体的正畸医生提供帮助。随着CBCT剂量（尤其是小视野）的不断降低以及设备的普及，拍摄CBCT将逐渐成为一种标准流程。理想情况下，接着是使用3D导板（见第3章）在临床环境中再现此3D设计。

现在CBCT已可提供最完整的三维影像信息，鉴于现代影像设备辐射剂量水平相对较低以及可以选择拟定的成像区域，在使用微种植体的病例中，拍摄CBCT变得越来越合理。另外值得注意的是，某些临床问题（例如，异位牙或颌骨畸形）的患者可能已拍摄过CBCT图像，而无须专门为微种植体而拍摄（图5.3）。CBCT还提供了一种估算骨皮质厚度和密度的方法，尽管密度测量的准确性不如在医学CT系统中使用的亨氏单位（CT值）。

对于腭中区植入而言，主要考虑的因素是骨的厚度（包括中线处的鼻棘）、腭中缝的闭合程度以及切牙孔与鼻腭管的解剖位置。腭部骨的厚度可在侧位片上评估，但在侧位片上估测骨厚度往往较实际厚度薄，二者差异甚至可达2mm[2]。因此，如果骨厚度是关键考虑因素时，那么使用CBCT的冠状面和矢状面影像则更加合理（图5.3c，d）。CBCT图像还能够提供有关腭中缝宽度和融合程度的有用信息（图5.4）。

几名学者将能够为微种植体提供足够骨厚度的腭中区描述为"T区"[3]或双侧"足迹"样区[4]。后者基于对垂直骨量测量的系统评价，描述了一个位于

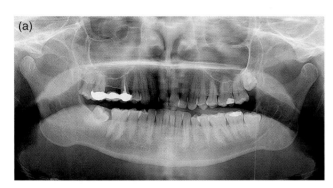

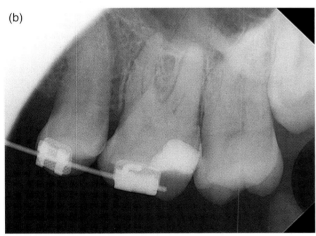

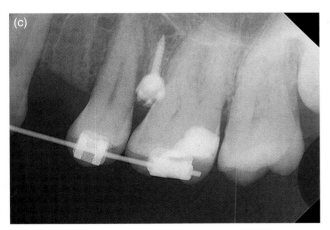

图5.2 （a）全景片和（b）治疗前根尖片，用于显示左上第二前磨牙和第一磨牙的邻间区域。（c）植入后再次拍摄根尖片以确认微种植体在该区域的位置。

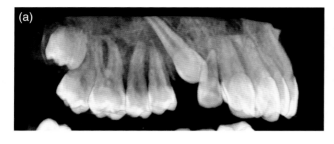
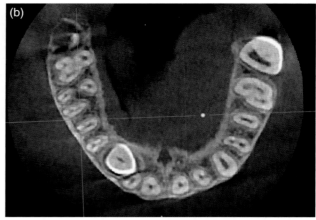
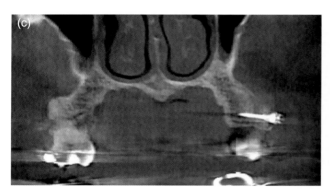
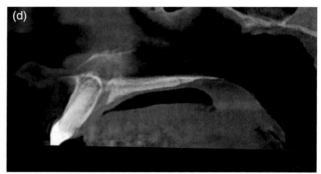

图5.3 （a）右侧上颌骨CBCT重建图像，用于评估右侧上颌异位牙的位置和邻近牙根的吸收情况。这张图也清楚显示了右上第一磨牙近中的可用邻间隙，此间隙与邻近第二前磨牙牙根弯曲度有一定关系。（b）在根中水平截面上可以看到牙槽骨的宽度、根的位置和骨皮质的厚度。就第一磨牙3个根的大小和位置而言，其近中骨量相当可观。（c）CBCT冠状面显示面中份和牙槽的解剖结构以及一个从颊侧植入的、具有正常倾斜度的上颌骨微种植体。（d）CBCT矢状面显示腭中缝的形态和口鼻深度，重点显示了切牙牙根和鼻腭管的相对位置。这一视角能够为腭中区植入位点的设计提供帮助。

双侧上切牙远中和双侧前磨牙腭侧的正中区域。"T区"包括了双侧前磨牙之间的大部分硬腭，该理论基

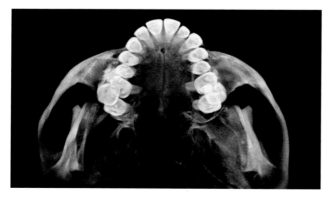

图5.4 一名19岁女性的上颌骨CBCT重建图像。从下面观察，硬腭、切牙孔、腭中缝清晰可见，腭根的位置、大小和形态也很明显，特别是在旋转图像至特定角度时。

于腭前部具有足够的骨厚度，而越靠近腭部远中，则越局限于腭中区（图5.5）。

尽管不同患者的腭侧骨厚度和密度存在很大差异，但在每种情况下都进行CBCT扫描可能是不合理的，特别是在患者前磨牙近远中平齐的腭中缝旁部位植入较短的（例如，6mm）微种植体时。Ludwig等描述了一种简单的经验法则，可用于辅助腭中区的植入设计[5]。他们将腭骨前部及骨皮质厚度与表面解剖标志联系起来，发现在第三腭皱襞处或其远中植入微种植体往往有足够的骨深度，并且距离切牙管较远。该软组织标志稳定且在临床上易于辨认，因此在腭中区设计微种植体植入时无须进行详尽的骨评估。据报道，他们连续对40名青少年和成人患者进行腭中区植入的成功率达到了惊人的99%，从而证实了这种方法的可靠性[6]。

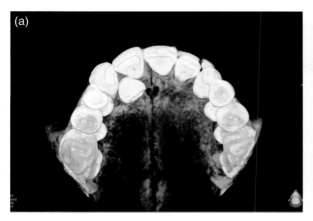
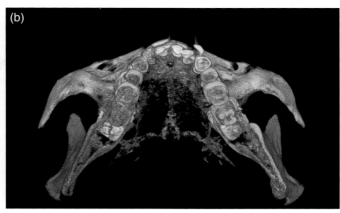

图5.5　青少年（a）和成人（b）受试者上颌骨CBCT重建图像。腭中缝在图a中很清晰，但在图b中无法分辨。"T区"被视为腭部X线相对阻射的区域，在前磨牙之间横向延伸，然后向后延伸，在图a中为与腭中缝相邻的两条矢状向带状区域，在图b中为单独一条矢状向带状区域（腭中缝无X线透射）。

5.4　软组织解剖

　　理想情况下，应将微种植体植入附着龈（而不是松弛的黏膜），其关键原因有两个：防止颊侧或唇侧软组织在植入过程中卷入微种植体的螺纹中，并最大限度地降低由菌斑堆积、种植体周围炎和（活动）软组织移动所引起的微种植体松动风险。附着组织的殆方边界以龈缘为标志。但是，要记住正确的殆方边界是由牙槽嵴顶高度所决定，通常位于软组织边界的殆方约2mm的位置。根尖方边界（颊侧）由膜龈联合（MGJ）和相邻的系带附着决定（图5.6）。微种植体植入位点越靠近膜龈联合，往往有更大的牙根间距，因为相邻的两牙根越靠近根尖方越细。因此，颊侧植入位点推荐靠近膜龈联合，以便获得最大的骨量。

　　Sebastian Baumgaertel医生也非常赞同上述观点，他提出微种植体植入位点由"机械力学主导"向"解剖部位主导"转变的观点[7-8]。这意味着正畸医生应首先根据解剖学条件选择植入部位，然后再将生物力学考量与此相匹配。这可以通过使用两个单独的治疗辅助装置实现：用于间接支抗的辅弓和用于直接牵引的长臂牵引钩。在许多临床案例中，在上下牙弓应用长臂牵引钩是笔者的首选，因为它们易于与直接牵引的加力装置连接（图5.7）。在引入长臂牵引钩之

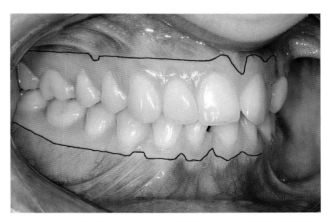

图5.6　上下颌膜龈联合如图中黑线所示。此线划分了附着龈和游离的黏膜组织。

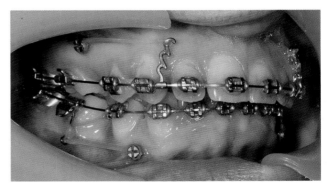

图5.7　两种不同的长臂牵引钩分别用于内收上颌前牙和前移下颌磨牙。微种植体被植入于靠近膜龈联合处，长臂牵引钩使牵引力趋于水平。

前，"早期"的直接支抗使用标准要求微种植体植入位置偏冠方，目的是减少牵引力垂直方向的分力（以及由此产生的旋转副作用），这与上述新的植入标准之间存在着细微的差别，但二者有明显的不同。所幸现在主要由解剖条件和牙根邻间距等因素决定种植体的植入高度，而不是由生物力学因素决定。

值得记住的是，由于在取模过程中前庭沟组织很容易被拉伸，模型上的颊侧附着龈高度会比实际偏大。因此，如果使用牙科模型来设计颊侧牙槽区位点的植入，应在取模时首先记录附着龈的临床高度（与牙龈边缘的距离），或从临床照片中进行核实。在上颌腭侧牙槽区植入微种植体时，根尖方的界线最好通过触诊来确定，确保植入区的组织是坚韧的附着。应在黏膜几乎没有活动性和可压缩性的区域来进行腭部牙槽区微种植体的植入。

> 由于在取模过程中前庭沟组织很容易被拉伸，模型上的颊侧附着龈高度会比实际偏大。

5.5　垂直向位置和倾斜度

微种植体植入的垂直高度和角度受两个因素的影响：相邻牙之间的牙槽骨间隙和附着龈高度。现在，已普遍接受植入位点的垂直向位置应该靠近膜龈联合，而不是在靠近冠方的位置（笔者最初的植入位置靠近冠方，目的是减少斜向牵引的副作用）。最近的一项针对260颗颊侧微种植体的回顾性研究支持了这一原则，该研究表明，随着植入位点与牙槽嵴顶的距离增加，种植体植入的成功率也随之增加[9]。因此，该研究的学者建议植入位点应靠近根尖位置，但是如果由于附着龈高度不足而无法实现时，则微种植体植入时应向根尖方向倾斜30°。

理想的微种植体植入位点应该是在螺纹周围至少保留0.5mm骨边缘，因为相邻牙根向根尖方逐渐变细，通常情况下在更靠近根尖处有较大的牙根间距。但是，较大的牙根间距也许并不意味着骨量也较大。在上颌后牙牙槽区有两个例外的情况，由于上颌磨牙长期缺失导致的上颌窦底位置偏低（图5.8a，b）或仅由解剖学上的变异引起的窦底偏低（图5.8c，

d）。此时只能植入偏冠方的位置。虽然通过分离牙根可增加牙根间的可用邻间隙，但改变上窦底高度是不现实的。因此，如果困难很大，应考虑植入其他位置（图5.9）。

表面的软组织因素同样需要考量，因为这决定了附着龈范围内植入部位的垂直高度范围。附着龈较窄的患者，植入范围的选择较局限，因此微种植体通常需要倾斜植入，如在上颌骨倾斜20°~30°、下颌骨倾斜10°~20°，以使其颈部（和头部）保持在附着龈范围内，同时将其体部植入于根部之间朝向根尖方（图5.10）。根据经验，附着龈越宽，植入位点应越靠近根尖方，植入角度也越趋于"水平"（即垂直于颊侧牙槽骨表面）。相反，附着龈越窄，则植入位点也就越靠近冠方，同时植入时所需的倾斜度也越大。

微种植体的倾斜植入也有利于增加其与牙槽骨骨皮质的接触。这在骨皮质较薄的部位尤其重要，例如上颌骨颊侧和前牙牙槽骨部位[10]。

因此，微种植体的垂直高度和植入角度会影响其头部位置、外部轮廓外形以及是否便于连接矫治装置。特别地，当将微种植体倾斜植入附着龈高度受限的区域时，其头部会在相对靠近牙冠的位置，其外侧（颊侧）边缘将比内侧（腭侧）突出。这可能会刺激相对应的颊黏膜。另外，如果不使用长臂牵引钩，那么与微种植体头部靠近冠方（图5.11b）相比，靠近根尖方时的牵引力会更加倾斜（图5.11a）。这方面将在临床生物力学章节中进一步讨论。

5.6　植入时机

笔者在早期使用微种植体的时候，尤其是在引入长臂牵引钩之前，倾向于在治疗初始固定矫治器刚粘接时便增加骨支抗。然而目前微种植体支抗植入的理想时机是根据微种植体植入前所需的牙弓排齐程度（和牙根间距）来确定的。最重要的是，如果计划植入位点的牙根邻间隙不足，那么理想的做法是先使用固定矫治器进行初步治疗使牙根分散开，从而有助于微种植体的植入（图5.12）。这可以通过粘接托槽时适当调整托槽的倾斜度来实现，尤其是第二前磨牙托

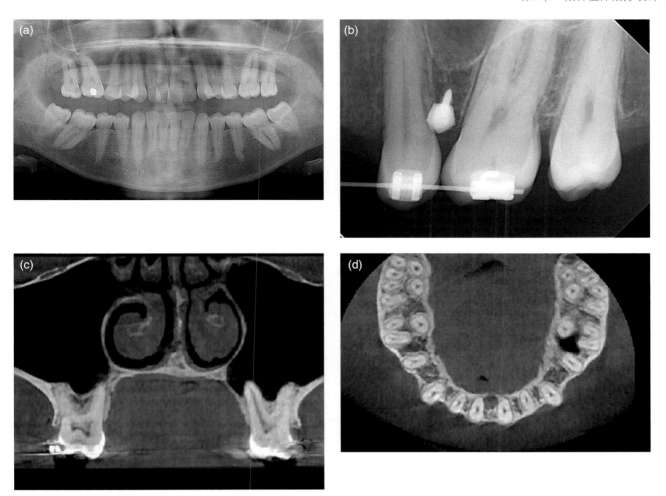

图5.8 （a）1例早期缺失全部第一磨牙的成年患者治疗前全景片。（b）微种植体植入后的口内X线片。上颌窦底在双侧都较低，这限制了微种植体能够植入的垂直（根尖方）高度。（c）1例年轻成人女性患者上颌骨的CBCT冠状截面，可见上颌窦气化较好以及向窦内凸出的第一磨牙牙根，尤其是左侧。（d）图c所示患者的CBCT横截面，在左侧第一磨牙和第二前磨牙牙根（第一前磨牙缺失）之间的间隙为上颌窦而不是牙槽骨。

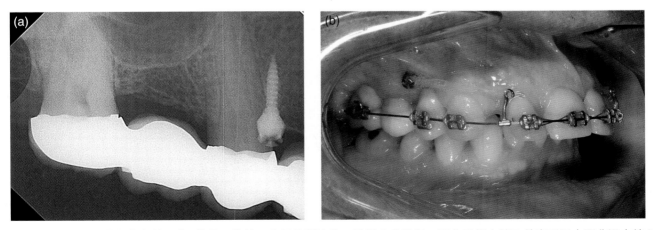

图5.9 （a）1例成年患者的口内X线片，其第一磨牙早期缺失，随后窦底降低，因此只能在第二前磨牙近中而非远中植入微种植体。（b）这张照片显示了从微种植体到长臂牵引钩的直接牵引，但是该病例也可以看到软组织产生了额外的解剖限制。

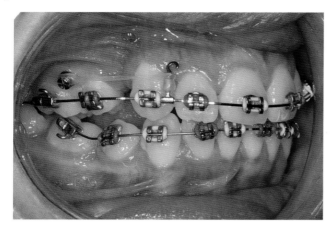

图5.10　透明橡皮圈从微种植体头部直接连接到固定矫治器上的长臂牵引钩，其提供水平方向的牵引力用于前牙的整体内收。

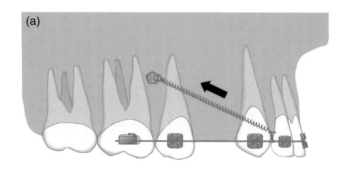

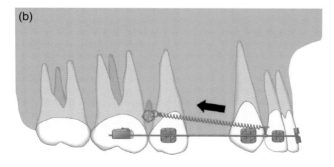

图5.11　（a）靠近根尖方的颊侧微种植体至前牙的倾斜的牵引力。（b）靠近冠方的颊侧微种植体至前牙的较水平的牵引力。

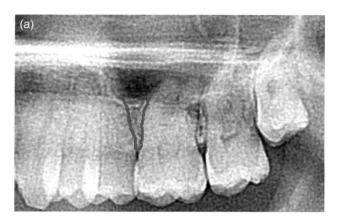

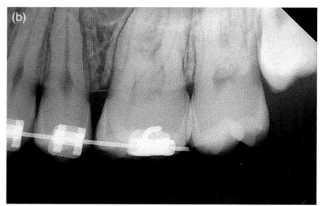

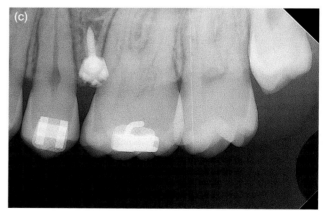

图5.12　（a）治疗前全景片。（b）植入前口内X线片。（c）植入后口内X线片。左上第二前磨牙和第一磨牙牙根之间的植入位置在图a和图b中以红色突出显示。在拍摄图b之前进行了牙根分离来扩大邻间隙。

槽在正常位置的基础上增加一个近中倾斜的角度（图5.13）。值得注意的是，该准备步骤既简单又可逆，并可使颊侧微种植体的植入更加容易。笔者的临床经验是，在植入压力到达相邻牙齿的牙周韧带（和疼痛

感受器）之前，牙根间距的增加也为植入压力（和疼痛）的消散提供了更多的有效骨量。

在固定矫正精调阶段（微种植体取出后）后即可校正托槽位置。此外，从生物力学角度考虑，在微

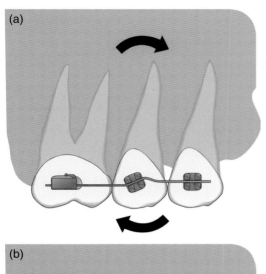

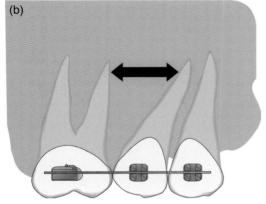

图5.13 （a）第二前磨牙托槽粘接时向近中倾斜，使其牙根在固定矫治器排齐阶段（b）能够向近中倾斜，以扩大牙根邻间隙。

种植体植入前排齐整个牙弓以使其能适应硬丝（例如，0.019英寸×0.025英寸不锈钢方丝）和长臂牵引钩是有益的。这有助于托槽在钢丝上的滑动并减少不利的垂直向副作用。

如果牙根邻间隙不足，那么先使用固定矫治器进行初步治疗使牙根分散开，从而有助于微种植体的植入。

5.7 种植导板

如果读者认为导板对微种植体植入有所帮助，那不妨制作一个（如第3章所述）。这取决于诸如经验水平、是否能直视植入位点以及是否便于操作等因素。经验可使医生在微种植体植入时往往能更加准确，并且重复性较好，而经验不足则可能导致接触牙根概率较大[11-13]。因此对于那些具有很少或没有微种植体经验的医生来说，导板可能是至关重要的，为此绝大多数的植入部位都可以预先在体外进行计划。而即使是经验丰富的正畸医生也会发现，在很难直视、手柄很难操作的后牙区域和/或需要很高植入精度的邻间距有限的位点，导板也很有用处。

最好完全由正畸医生在工作模型或虚拟模型上计划植入的位置和角度，而不是将其委托给技师。因此，正畸医生应直接对该病例治疗设计负责。一旦计划拟订，医生就将模型和位置信息传递给技师或护士，以便进行导板的制作。建议在取模或扫描和微种植体植入之间留出1~2周时间，以便进行上述导板的准备过程。

5.8 微种植体的尺寸

微种植体的直径和长度主要由植入位点决定，但也要考虑患者的全身因素，例如年龄，在较小程度上还会考虑患者的体重（表5.1，图5.14）。通常，根间位点选择直径小的微种植体（例如，Infinitas™ 1.5mm型号），而无牙颌部位和腭中区可以安全地植入直径较大的微种植体（例如，2mm）。较长的微种植体（例如，9mm）非常适合上颌后部，因为该长度在骨皮质厚度欠佳的区域能够获得额外的稳定性（来自骨松质接触）。而短的微种植体（例如，6mm）在成年患者骨皮质厚而致密的区域（例如，下颌骨和腭中区）中具有足够的稳定性。

对于在颊舌向牙槽骨宽度或腭侧骨厚度有限的部位（例如，上下颌前牙牙槽区以及腭中区）水平向（垂直于骨表面）植入微种植体，也优先选择体部较短的微种植体。前牙牙槽骨厚度可通过头影侧位片（图5.15）或者CBCT（图5.3d）进行评估。如果厚度过薄，则微种植体尖端可能会穿过牙槽骨的腭/舌侧或鼻底。当将微种植体倾斜植入时，这种可能性会较小，这样就可以在前牙牙槽区安全地使用体部长9mm的微种植体了。如果由于附着龈宽度较窄将植入部位限制在靠近牙冠的位置，这一点就尤其重要（图5.6）。

表5.1　直径较大或长度较长的微种植体可能更有优势的临床情况（与标准成人条件相比）

次要临床因素	直径变化	长度变化
骨皮质支持较少的青少年患者（与成人相比）	2mm（而非1.5mm）：增加骨接触，更适用于腭侧牙槽骨（牙根邻间距宽）和腭中区	9mm（而非6mm）：增加稳定性，如下颌后部位点
老年患者，特别是绝经后女性	2mm（而非1.5mm）：增加骨接触	9mm（而非6mm）：增加二期稳定性
体重指数低的患者，此时骨皮质厚度可能较薄	2mm（而非1.5mm）：增加骨接触，如腭侧位点	9mm（而非6mm）：增加二期稳定性
腭部软组织比正常更厚或者呈海绵状	2mm（而非1.5mm）：允许微种植体体部不完全植入	9mm（而非6mm）：减少倾斜力矩的影响（由于头部位置更突出）

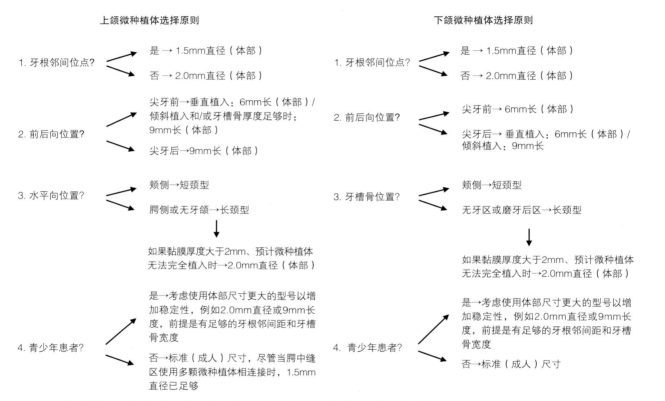

图5.14　该流程图强调了根据设计的植入位置和方向选择最佳微种植体尺寸（包括体部和颈部）时最常考虑的因素。

微种植体颈部的长度也有不同类型。通常，对于大多数黏膜较薄的颊侧植入位点而言，短颈型微种植体（例如，1.5mm）是合适的。但是，在黏膜较厚或疏松的区域（例如，腭部和无牙位点）应使用长颈型微种植体（例如，2.5mm）。这是非常有用的经验，但如果有必要的话，在麻醉后可以使用末端带有牙髓科深度指示标的牙科探针再次直接测量黏膜的厚度。

> 微种植体的直径和长度主要由植入位点决定，但也要考虑患者的全身因素，例如年龄，在较小程度上还会考虑患者的体重。

图5.15 头影侧位片显示了腭骨中份以及上下颌牙槽突的厚度。在腭中区域植入了1颗6mm长的微种植体，其尖端朝向前鼻棘。弯制的间接支抗辅弓与前腭形态协调。

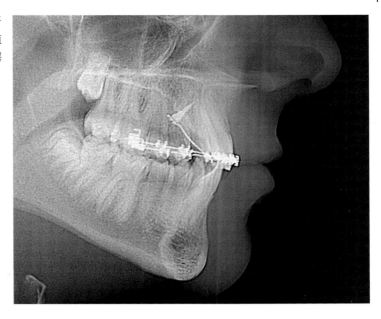

扫一扫即可浏览
参考文献

第6章

微种植体的植入
Mini-implant Insertion

本章一步一步地描述了各种典型微种植体使用方案的植入过程。

6.1 微种植体植入工具套件的消毒

必须遵循制造商建议的消毒方案，以便使微种植体工具和微种植体（如果购买的是非无菌的）在预约就诊时可以直接使用。多次灭菌不会使微种植体出现表面变化，因此如果第一次没有使用，可以再次进行消毒[1]。从技术上讲，只要微种植体和器械的自由端（接触组织端）不与非无菌手套接触，而仅与无菌器械（例如，微种植体手柄或正畸温氏钳）接触，那么无菌铺巾和无菌手套则可以不需要。

6.2 浅表麻醉

可以使用局部麻醉药或表面麻醉药来进行浅表麻醉。可是在许多国家（例如，英国），深度的表面麻醉药并不容易获得，商业上可买到的药物可能无法提供足够的麻醉效果[2-3]。此外，局部麻醉对厚黏膜更有效，只要软组织发白了即表示可立即进行微种植体植入。相比之下，表面麻醉药需要至少3分钟的组织接触，即使薄的颊侧组织部位也是如此[2]。但是，表面麻醉在手术开始时仍然是有益的，可以减少注射的不适感，特别如果是直接注射到植入部位的黏膜。笔者首选的临床方案是用棉卷将表面麻醉药凝胶擦到组织上，1分钟后将针头斜插入（与表面成倾斜角度）到植入部位黏膜注射局部麻醉药（图6.1）。直接注射可避免产生广泛的浸润麻醉或阻滞麻醉效果，从而避免患者不适感。通常每个部位只需不到0.2mL的局部麻醉药，它能提供快速的麻醉和血管收缩效果（如果要切除软组织，这是有用的）。

> 局部麻醉对厚黏膜更有效，只要软组织发白了即表示可立即进行微种植体植入。

关键的原则是黏膜和骨膜需要被麻醉，要记住骨头是没有感觉的！但邻牙的牙周组织仍有反应。如果微种植体在植入过程中因靠近相邻牙根或者偶尔靠近对侧牙槽骨而需要改变位置或方向，这种反应可以提醒临床医生。但是一些焦虑的患者可能会给出假阳性的反馈，即当微种植体实际上并不接近邻近牙根时，他们会将压力感觉过度理解为疼痛。这种情况更可能发生在下颌后牙区，因为该部位的牙槽骨弹性较小而骨皮质密度较高。

在植入结束之前仔细叩诊邻牙是有帮助的，疼痛意味着微种植体靠近或接触牙周膜。钝击音表明微种植体和牙齿之间的牙槽骨宽度有限，但只有单纯钝击音而没有叩痛并不表示需要重新植入。事实上，在植入微种植体之前先叩诊牙齿是有帮助的，因为这样可以记录到基准叩诊音。如果有疑问，那么在植入过程中拍摄根尖X线片应该能确认患者的感觉是否准确。如有必要，可以在不同的位置或角度重新植入微种植体。如果微种植体附近没有牙根，那么较深的局部麻醉可以安全地用于完全消除患者任何夸大的不适感。

> 在植入结束之前仔细叩诊邻牙，疼痛意味着微种植体靠近或接触牙周膜。

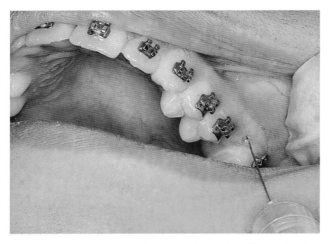

图6.1 将局部麻醉药直接注射到植入部位（位于上颌第二磨牙近中，第一磨牙缺失处）的软组织中，针头倾斜。

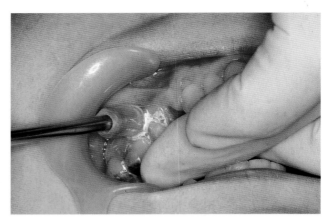

图6.2 微种植体手动植入手柄放置在导板颊侧引导柱内。通过手指按压𬌗面来稳定导板的基板部分。

6.3 抗菌漱口水漱口

患者应使用0.2%葡萄糖酸氯己定漱口液针对植入部位漱口1分钟。这有助于在植入前即刻降低黏膜表面的细菌水平。在植入后把漱口水给患者使用对提高口腔卫生也是很有用的。然而，广谱抗生素的预防给药是无益的[4]，除非患者有感染风险增加的可能，例如患有1型糖尿病或免疫反应受损的患者。

6.4 使用导板（可选）

当有足够的邻间距离和植入位置较容易到达时，"手动"植入微种植体是简单的。在这些情况下，使用探针从触点到根尖方向垂直压迫牙龈，将有助于突出显示邻间隙的中点。否则，使用导板会在三维方向上理想地帮助引导植入器械。导板不需要完全无菌，但在使用前必须消毒。例如，在将导板就位到口内之前，将导板先在氯己定漱口水中浸泡10分钟是有帮助。同时要记住，当植入工具在导板的引导通道中就位时，应注意尽量减少微种植体螺纹与导板材料的接触。

最重要的是，要确保导板在使用过程中既坚固

又足够稳定，例如植入时可以使用手指按压活动式导板的𬌗面（图6.2）。此外，植入手柄在引导柱内时不应倚靠（朝某一方向推动）引导柱。这些预防措施有助于使导板的弯曲或移动最小化，以及避免从微种植体取出手柄时手柄卡在导板上的风险。因为当导板移动或弯曲时，微种植体植入和手柄移除的路径之间会有差异。

> 重要的是，要确保导板在使用过程中既坚固又足够稳定。

6.5 切除软组织

当植入物需要穿过（厚的）腭黏膜或非附着/可移动的颊黏膜时，可以使用软组织打孔器（黏膜刀）。黏膜刀的尖端应垂直于组织表面，同时旋转并按压软组织，使用手动手柄或弯头手机。一旦接触到骨表面，将打孔器紧贴骨表面旋转，以干净切割软组织（图6.3）。切除可以通过用刮匙或蚊式钳去除组织来完成。当使用导板时，最好将黏膜刀插入引导筒中按压黏膜，然后暂时取出导板，以便黏膜刀可以垂

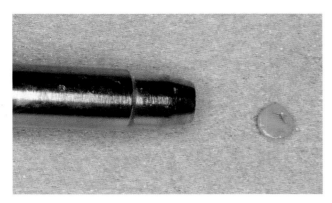

图6.3 在Infinitas™软组织打孔器（黏膜刀）旁边，可以看到用它切除的一块圆形的附着黏膜。

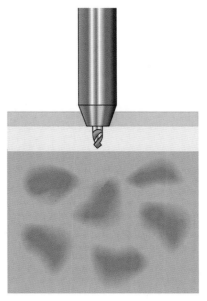

图6.4 Infinitas™骨皮质打孔器穿过黏膜并插入厚的骨皮质层的示意图。

直于组织表面使用，从而提供一致的组织切割。

最后，对于正畸助手来说，将慢速吸头放在靠近组织打孔的部位是很重要的，因为切割的组织边缘会出血，直到微种植体颈部封闭了该部位。

6.6 穿通骨皮质

非自钻式微种植体需要制备全深度的引导孔（包括骨皮质和骨松质层），自钻式则不需要。然而，即使是使用自钻式微种植体，在骨皮质厚且致密的区域预先穿通骨皮质也是有益的，例如下颌后部和上颌腭部区域（包括腭中部和腭侧牙槽区）。最重要的是，与先锋钻式的8~10mm深的引导孔相比，这种只需要在骨皮质上进行1~2mm深的穿孔（图6.4）。事实上，骨皮质穿通可以降低微种植体断裂的风险和过大的植入扭矩（如第2章所述，后者将影响二期骨愈合），从而有利于微种植体的植入。此外，一些临床医生更多时候喜欢用骨皮质打孔器在植入位点制备形成骨皮质凹痕，以便为微种植体尖端提供定位（"抓牢"）点。该方法在牙槽骨有突出轮廓并且计划倾斜植入微种植体时，尤其有助于防止微种植体在骨表面滑动。

骨皮质穿孔可以用先锋钻部分植入骨内，或定制的骨打孔器。后者的优势在于在钻孔段的末端有一肩部，可以限制钻孔深度（图6.4）。此类打孔器可以使用手柄手动使用，或者可以配合弯头手机使用。与黏膜刀一样，骨皮质打孔器在轴向压力下旋转以穿通骨皮质。但是，这是一个非常快速和简单的过程，因为即使是手动穿孔也只需要几秒钟。最重要的是，打孔器应该对准计划的植入角度，而不是与表面成直角（这与黏膜刀的用法不同）。

6.7 微种植体的植入

微种植体的颈部或头部（取决于微种植体的设计类型）应完全卡入手柄，但不要施加过大的压力，因为这可能会使二者更难分离。如果怀疑微种植体是否牢固接合，可在无菌区域上抖动手柄，确保微种植体不会脱落。

除了需要对黏膜和/或骨皮质进行预先穿孔的情况，自钻式微种植体可直接穿过薄的黏膜植入骨内（图6.5）。即使当骨皮质需要预先穿孔时，自钻式微种植体的植入仍可以按正常方式继续进行。植入可使用手动或手机驱动进行。前者推荐用于颊侧部位，

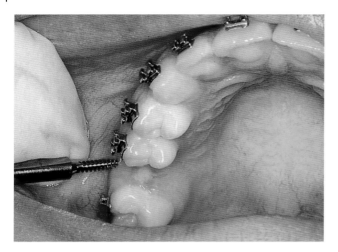

图6.5　手动将直径为2mm的微种植体植入右上磨牙区无牙部位。相邻的脸颊和颊侧前庭沟紧绷（用手指按压），以提供通路并防止松散的黏膜包裹在微种植体螺纹上。

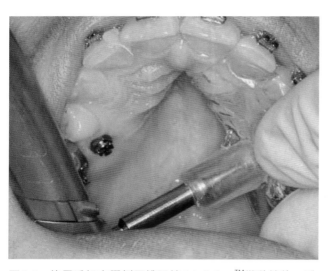

图6.6　使用手机在腭侧牙槽区植入Infinitas™微种植体，手柄末端与3D导板相吻合。通过塑料引导柱可以看到微种植体的体部。

因为它给操作者提供良好的视觉反馈和精细的植入控制。但很重要的是，手柄的旋转仅限于手指转动，因为手腕的任何旋转都可能超过许多临床位点的最大植入扭矩，继而导致二期失败[5]。

　　在直接通路受限的情况下，例如腭部或颊侧后部位置，可以使用弯头慢速手机（图6.6）。笔者更喜欢使用一个定制的无线微种植体手机，它能够精确地慢速运转（例如，25r/min，以控制植入的深度和产生的热量），还能提供最大植入扭矩的数字读数

（替代触觉感知），并将最大扭矩设定在30N·cm以下（以避免根部受伤和过大的骨骼应变）。或者，医生可以使用减速手机（比率至少为128：1），同时降低牙科装置的电机速度（例如，从40000r/min降至10000r/min）。这将使手柄的最大速度限制在100F/min以下，但仍能提供足够的植入扭矩。但是如果仅仅通过降低牙椅/电机的速度（并使用正常的1：1或4：1比率减速手机）来尝试植入，则存在扭矩传递不足的风险，并且手机可能在植入过程中失速。

> 即使当骨皮质需要预先穿孔时，自钻式微种植体的植入仍可以按正常方式继续进行。

　　用手指顺时针旋转手柄，在手柄底部施加固定压力，缓慢地植入微种植体。医生的手腕需要保持稳定，旋转仅由手指的运动产生。记住对患者和他们的骨头来说，这是一个温和的过程。在此过程中，还应注意不要改变植入角度。刚开始时，可以通过在旋转手动手柄同时用手掌在手柄末端按压来穿透骨皮质板。一旦前段螺纹植入骨内，植入阻力就会减小，之后就只能通过旋转的方式继续植入过程。随着微种植体逐渐进入骨内，扭矩（手柄的旋转阻力）趋于增加，尤其是在下颌后部和使用自攻式微种植体体部设计，例如直径为1.5mm的Infinitas™型号（因为体部与骨皮质接触的部分更宽）。过度的阻力，通常让单靠手指按压转动手柄很困难（没有手腕的转动），可能导致种植体折断或延迟性骨坏死。在这种情况下，应暂停植入10~20秒（为骨的黏弹性改变留出时间，以允许其在微种植体周围扩张），或者在以顺时针方向进一步植入之前，应将微种植体逆时针拧松1~2圈。必要时可重复这些方法，直到达到所需的最终植入深度（但不要在最后植入阶段逆时针旋出来）。

> 随着微种植体逐渐进入骨内，扭矩（手柄的旋转阻力）趋于增加。

　　避免过度植入微种植体是至关重要的。过度植入包括留下的头部暴露不足（用于添加正畸附件的目

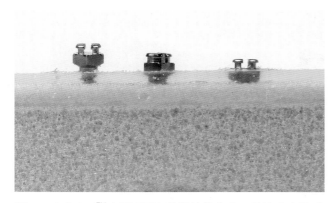

图6.7　Infinitas™（短颈型）微种植体在人工骨块（由相对较厚的软组织层覆盖）3个不同植入阶段的照片。左侧的微种植体未完全植入，因为它的颈部是完全暴露的。中间的微种植体颈部的锥形部分位于黏膜内，头部是暴露的，这颗微种植体最多可再旋进一圈（0.7mm）。右侧的微种植体由于颈部被完全埋入，属于过度植入。

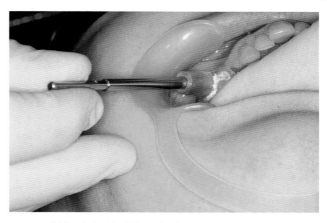

图6.8　拆卸手动手柄的把手部分后，长的手柄末端组件正从微种植体头部分离。用两根手指握住该末端组件，以避免侧向移位，并沿微种植体长轴脱离。

的），或者旋转超过了骨的连续接触临界点（当它继续自由旋转但没有植入更深时）。同样，为了增加微种植体的暴露部分，千万不要将微种植体部分拧出来，因为这将不可避免地导致稳定性的丧失。因此，最好通过顺时针方向缓慢旋转手柄来控制最后的植入阶段，直至达到所需要的植入深度或者头部暴露轮廓（图6.7）。这是一种平衡，使颈部的锥形部分浸入，但整个头部可以触及。

在这个阶段拿掉手柄是有用的，这样可以直观地检查剩余暴露的微种植体螺纹和头部到黏膜的距离。在拿掉手柄时，要小心避免过度的侧向或拔出动作。特别是，如果需要强大的压力来穿透骨皮质，那么这可能会导致对第一次脱离时的明显阻力。很容易侧向拉动手柄，但必须避免这样做，因为这可能会与微种植体从螺丝刀内释放的路径相冲突，导致微种植体的骨孔加宽，甚至微种植体断裂。因此，建议首先沿着微种植体的长轴拿下手柄的把手部分（或手机）来减少侧向"拖拽"的可能，然后，用食指和拇指夹住手柄末端组件，沿着微种植体-手柄长轴方向，将该组件从微种植体拔出就更容易了（图6.8）。

> 最好通过顺时针方向缓慢旋转手柄来控制最后的植入阶段，直至达到所需要的植入深度或者头部暴露轮廓。

如果初期稳定性（如最终植入扭矩所示）不令人满意，则应移除微种植体，并在另一个位置重新植入。相反，如果植入扭矩突然增加，这可能是接触到牙根，那么植入应该停止。但是，当仅使用浅表麻醉时，如果微种植体接近牙根，患者很有可能会报告邻牙疼痛。

笔者经常做的一个简单的牙根接近测试是在牙槽区植入后叩诊邻牙。音调的改变表明微种植体和牙根之间的骨间距离减少。如果两颗相邻的牙齿之间的叩诊音有明显的不同，这是一个特别有用的警告信号，表明微种植体特别接近其中一颗牙齿。如果敲击牙齿感到疼痛，说明确实接触牙根了。如果怀疑接近牙根，口内X线片将有助于检查微种植体与相邻结构之间的位置关系（图6.9a）。如果X线片显示微种植体与牙根存在重叠，则应重新植入到一个新的位置或角度。例如，如果在近远中方向上，微种植体的位置更接近一颗牙齿，那么微种植体应该被移除并重新植入到一个更中立的植入位点，理想情况下是位于牙冠邻接点的根尖方（图6.9b）。然而，如果植入位点看起来是中立的，但微种植体的尖端朝向牙齿，那么微种植体可以在相同的植入位点重新植入，但角度需要调整（以触点下方为目标位置）。

如果完全取出微种植体，在不接触其他口腔组织的情况下可重复使用，可以立即重新植入。然而，在最初的植入过程中，特别是在初始植入扭矩高或

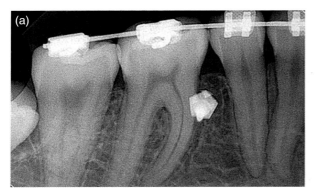 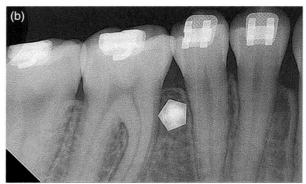

图6.9　在下颌第二前磨牙和第一磨牙之间颊侧植入微种植体期间（a）和之后（b）拍摄的根尖片。患者抱怨在首次植入时疼痛，第一次X线片证实过于靠近第一磨牙牙根。然后通过选择更靠近中（触点的根尖方）重新植入微种植体（b）。

与根部接触的情况下[6]，微种植体的尖端可能已经钝化。此时，应该使用骨皮质打孔器来帮助在新的植入部位进行骨皮质穿孔。如果没有合适的邻近位置，例如需要更多的根间距时，至少需要3个月的时间才能在相同位置重新植入。这将为骨愈合留出时间，正如最近一项关于移除微种植体后骨愈合的动物研究证明的那样[7]。即使这样，在尝试再次植入之前，将相邻牙的牙根分开，提供更大范围的植入位置是有帮助的。这可以通过在弓丝上增加第二序列弯曲或以不同的倾斜角度重新粘接托槽实现，如第5章所述（图5.8）。

6.8　微种植体折断

这种情况很少发生，通常是由于植入高密度骨导致的过大扭矩、微种植体与牙根接触或植入路径的偏离（当微种植体已经部分植入时）。在牙根接触的情况下，患者可能会感到疼痛，但如果麻醉水平已影响到表面组织和牙周膜，疼痛可以不产生。

大多数微种植体折断发生在平齐骨皮质表面，留下的断端埋于骨内难以取出。如果微种植体是由钛或钛合金材料制造的，那么它可以留在原位，被软组织愈合覆盖，并且正畸医生需要确保它不会干扰任何剩余的牙齿移动或造成牙根创伤（图1.4）。但是，如果需要移除残留的断端以便植入新的微种植体，或者如果相邻的牙齿需要移向该位置，则需要进行一个小手术。这包括切开黏骨膜瓣，并对断端周围狭窄的骨槽进行环钻，以便使用工具（例如，温氏钳）将其拧出。考虑到需要翻瓣，许多正畸医生倾向于在折断发生后立即告诉患者这个问题，然后在稍后的时间将患者转给外科同事进行这个手术。

6.9　术后医嘱

建议向患者提供术后口头和书面医嘱，包括镇痛药的使用（通常仅在最初24小时内使用）、氯己定的使用，以及不要拨弄微种植体或避免用电动牙刷接触。"传统"的口腔卫生建议是，应该每天使用两次氯己定漱口水漱口，持续5天。然而，为了防止牙齿染色，一个更好的长期选择是患者每天将小型手动牙刷蘸氯己定，轻轻刷微种植体的头部，以抑制微种植体周围组织的炎症或增生。

6.10 加力

大多数微种植体的类型可以并且应该立即加力，除非最终植入扭矩非常低，也就是说，在最终位置上手柄只受到很小的阻力。作为一个经验法则，建议分别在成人和青少年的前4周和前6周内只施加轻力（大约50g）。这是很容易应用的，只要轻轻拉伸弹力链即可，这样可以使骨获得一定的愈合时间来稳定微种植体。事实上，在最初几周内微种植体的初期稳定性在下降，同时橡皮链弹力也在衰减，这一点也是有利的。共振频率研究表明，在植入3周后骨的稳定性是最低的[8-10]。随后，各种附件（例如，预制的镍钛弹簧和弹力链）可以用来直接加载常规大小的连续正畸力，例如200g。

要小心避免对微种植体直接和间接加载的逆时针的力，因为这可能导致二期稳定性的降低[11-12]。头部具有类似托槽形态的微种植体将受影响，如Infinitas™微种植体。此类微种植体在直接牵引的情况下，可通过在外周放置弹力链来避免旋转。当使用镍钛弹簧时，它应该安装在翼（角）上，要么是沿着牵引方向（图6.10a），要么很可能导致其头部发生的是轻微顺时针旋转（图6.10b）。

> 作为一个经验法则，建议分别在成人和青少年的前4周和前6周内只施加轻力（大约50g）。

间接支抗加力也可以通过辅助钢丝（结扎丝或硬丝）立即应用到固定矫治器上或者直接粘接到邻牙。如第1章所述，后一种情况可能会在主弓丝上使用十字管和使用不锈钢方丝辅弓。

6.11 生物力学

现在很清楚，当使用微种植体时，固定矫治器可以发挥更有效的三维效果，特别是在垂直方向上。因此，生物力学需要个性化，以期最大化实现预期效果，同时将副作用最小化。这些细节将在后续章节的特定临床治疗案例中进行讨论。

6.12 移除

一旦对加强支抗的需求减弱，微种植体则可以移除，如果对未来的支抗要求存在疑问，它们也可以很容易在几个月内留在原位但不加力。这给正畸医生提供了打开或关闭支抗的选择。相反，医生能想象在告诉患者"一切安全"后，试图说服他们重新戴上头帽口外弓吗？由于微种植体在临床中不存在骨粘连式的骨整合，所以它们很容易被移除，通常不需要局部麻醉。例外的情况是微种植体头部被包裹或者在上颌唇侧区域，此时软组织的感觉可能会增强。

移除微种植体时应将手柄（手动式和手机式）

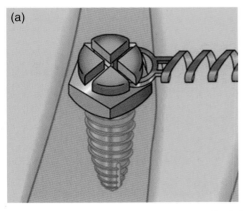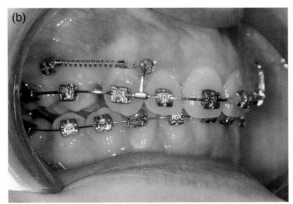

图6.10 （a）微种植体加力示意图，牵引弹簧已按照牵引方向安装在翼上。（b）一颗微种植体的口内像，它的头部近中龈方的翼上直接加载拉簧，这会产生一个小的顺时针力矩。弹簧的另一端被结扎到固定矫治器的长臂牵引钩上以内收前牙。

完全契合到微种植体上，然后逆时针旋转。将微种植体完全旋转出其植入孔，不要将其拔出，因为微种植体会卡住周围的软组织而引起疼痛。移除后不需要特别的预防措施（例如，缝合或止痛），软组织和骨均会愈合（前者在几天内即可愈合）。

6.13　微种植体植入步骤总结

（1）病例选择：确定支抗要求。

（2）病例资料收集和制订治疗计划。

- 获取病例资料（+/−用于制作导板的工作模型）。
- 获取知情同意。
- 确定植入位点和时机。
- 根据需要制作导板。
- 选择最佳的微种植体尺寸。

（3）植入微种植体。

- 浅表麻醉（黏膜发白）。
- 氯己定漱口1分钟。
- 试导板（如果适用，用氯己定预先浸泡）。
- 去除软组织：如黏膜较厚或疏松。
- 穿通骨皮层：适用于成人下颌后部和上颌腭部。
- 使用手柄缓慢、稳定地旋转植入微种植体。
- 如果扭矩高，则暂停10~20秒或部分旋出。
- 叩诊邻牙，测量微种植体与牙根的距离。
- 如果牙根接近明显，则拍摄X线片或重新植入微种植体。

（4）植入后事项。

- 前6周使用轻力牵引（例如，50g）。
- 提供口头和书面的患者宣教和漱口水。

（5）移除：逆时针旋转微种植体直到全部取出。

6.14　微种植体成功率的最大化：10个临床技巧

（1）在尝试腭部植入（使用弯头手机）之前，先获得颊侧手动植入的经验。这有助于获得手动控制和植入扭矩的感觉。

（2）直接支抗或间接支抗：在治疗计划阶段就确定理想的植入位置（根据解剖和生物力学需求考虑）和与固定矫治器的连接方式。

（3）在固定矫治器初始排齐过程中，扩大植入位置相邻牙根间距。这可通过改变相邻牙的托槽倾斜度实现，例如增加上颌第二前磨牙托槽近中倾斜度来加大第二前磨牙与第一磨牙之间的邻间隙。

（4）使用导板，特别是如果你对微种植体缺乏经验，或者不是主诊正畸医生，也可用于难以进入的植入部位（例如，腭部）。

（5）使用浅表麻醉，这样就可以从相邻牙周膜获得患者的实时反馈，减少微种植体靠近牙根的风险。

（6）不要过度植入微种植体：将易导致组织过度生长；如果随后尝试部分旋出，将易导致其松动。

（7）在前6周始终使用轻力牵引（约50g），对于植入扭矩较低的青少年，甚至可以不加力。

（8）通过简单的进一步顺时针旋转1~2圈（不需要麻醉）纠正微种植体二期（延迟性）轻微的松动。

（9）施加前后向牵引力至不锈钢硬丝上的长臂牵引钩。这将减少压低的副作用，并最大化实现目标牙齿的整体移动。

（10）在腭部和腭中区植入微种植体，可以分别达到最大化的压低和远移的效果。

扫一扫即可浏览
参考文献

第7章

前牙内收
Retraction of Anterior Teeth

多数正畸医生想到支抗时，可能想到的场景是在内收前牙时，使用口内装置或头帽口外弓稳定上颌磨牙的前后向位置。毋庸置疑，通过在第一磨牙和第二前磨牙牙根之间的颊侧植入微种植体，并直接施加牵引力以避免磨牙移动和支抗丢失，是微种植体最早的应用之一。从临床经验和已发表的研究中可明确看到，微种植体的使用比传统的头帽口外弓支抗能更可靠地实现理想的正畸治疗目标[1-8]。此外，与传统的支抗方式不同，微种植体支抗可在上下牙弓提供直接的、最大的支抗。实际上，微种植体代表了21世纪正畸支抗的"金标准"，其主要的优势有：

- 绝对的支抗控制，且对患者依从性要求不高。
- 有控制地整体内收前牙。
- 更高效、快速地整体内收6颗前牙（而不是先内收尖牙再内收切牙的两步法内收）。

微种植体支抗可在内收切牙时，甚至是尖牙和切牙同时内收时，无后牙支抗的丢失。此外，还可以观察到支抗的增加，例如上颌磨牙可有少量远移。这可能是因为弓丝固定在磨牙颊面管中，使内收力向远中传递至整个弓丝，并且关闭前磨牙间隙后持续牵引所造成。这样可能会出现一种奇怪的现象，即在某些病例中需要在移除微种植体后，通过支抗丢失来关闭剩余间隙。

与传统的方法相比，微种植体支抗的另一项优势是增加了对目标（前）牙运动的控制。然而，这种情况仅在直接牵引时发生，即通过支抗体与目标牙齿的传统牵引方式（图7.1），而不是间接微种植体支抗。因此，只有正确实施直接牵引生物力学，才能在前牙内收，甚至一些切牙压低的病例中进行整体控制，切牙压低在Ⅱ类深覆𬌗病例中是较为

理想的[7,9-12]。这与传统直丝弓矫治技术中常见的切牙内收的副作用不同，后者内收力会导致切牙伸长和内倾。笔者最初使用的颊侧微种植体支抗也出现了这种副作用，而且由于斜向牵引的作用，出乎预料地增强了这种副作用（图7.2）。但长臂牵引钩的引入可以避免这种副作用，长臂牵引钩可固定在弓丝前部或粘接在前牙上。这使直接牵引方向更接近水平向，使力传递更接近整个前牙段（图7.3）[3,8,13-15]或单颗尖牙的阻力中心[16]。如果没有可购买渠道，单颗牙的长臂牵引钩可以通过将长臂牵引钩焊接到可粘接的基底上制备，或将长臂硬丝焊接到尖牙托槽的牵引钩上（图7.4）。因此，长臂牵引钩彻底改变了微种植体支抗的力学方向和作用效果，利于控制牙齿前后向的移动。

另一方面，垂直向生物力学的副作用对浅覆𬌗或前牙小开𬌗是有利的，因为他们可以从一定程度的切牙伸长、适度的后牙压低中受益，只要上切牙暴露量是可接受的。在这种情况下，微种植体生物力学可导致整个上牙弓顺时针旋转，表现为切牙伸长和磨牙压低（图7.5）。磨牙压低的副效应可间接帮助Ⅱ类关系的纠正，因为下颌逆时针旋转是有利的（表现为下颌平面角的减小以及SNB角的增大）。与正常覆𬌗或深覆𬌗病例相比，这种生物力学的设计旨在建立一个倾斜的牵引方向，微种植体的植入位置比前牙区的牵引位点更接近根尖方。对于固定矫治器而言，需要纳入末端磨牙，并且使用较硬的主弓丝。否则，将一个斜向牵引应用到软丝上，会导致尖牙远中倾斜、前牙内倾以及颊侧出现"过山车"效应（图7.6）。

总之，制订治疗计划时就应该确定切牙内收的生物力学设计，并且需要重点关注患者的年龄和覆𬌗

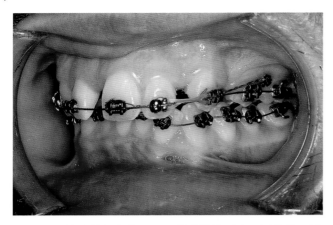

图7.1 间接支抗包含从后牙区微种植体到尖牙托槽的不锈钢丝被动结扎和尖牙与切牙之间的主动弹性牵引以内收相邻切牙。这种牵引方式避免了垂直向的副作用，但同样也不能提供前牙的整体移动控制。

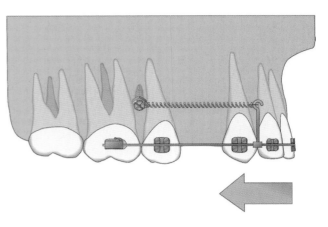

图7.3 该图显示从后牙区微种植体到前牙区长臂牵引钩的水平牵引。该方法能整体内收前牙（无压低后牙作用）。

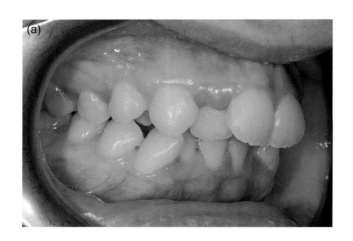

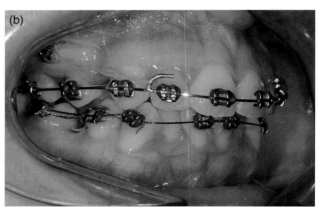

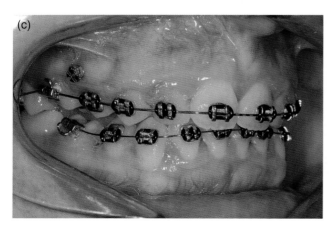

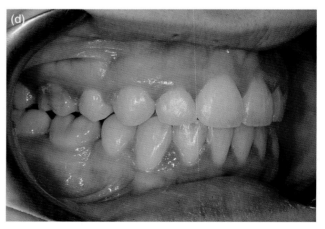

图7.2 （a）该患者拔除了双侧上颌第一前磨牙，整体内收尖牙和切牙。（b）微种植体与0.019英寸×0.025英寸不锈钢方丝上的短牵引钩进行斜向弹力牵引。（c，d）牵引力导致了上颌第一磨牙的压低，这可以从侧方开𬌗以及第一磨牙和第二磨牙之间垂直向台阶发现。停止斜向牵引并纳入第二磨牙使后牙段在结束前垂直向伸长。

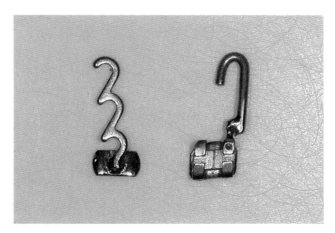

图7.4 该图中显示为单颗牙的长臂牵引钩。左侧是切除底部的长臂牵引钩焊接到可粘接的基底上。右侧是硬不锈钢圆丝焊接至尖牙托槽的牵引钩上。

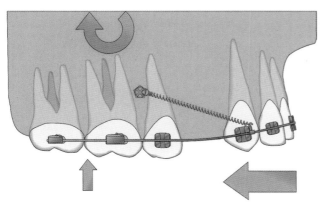

图7.5 该图显示了斜向牵引的作用效果。微种植体位于前段牵引力点的根尖方，可致整个上牙弓发生旋转，表现为前牙内倾和后牙压低。

深度。年龄是一个重要的相关因素，因为青少年患者可能没有足够的牙槽骨支持以维持微种植体的稳定性。这类病例可以采用腭中区的间接支抗，只是这类牵引的作用仍属于传统直丝弓生物力学。从覆𬌗方面考虑，正常覆𬌗以及深覆𬌗的患者采用直接支抗更为理想，即从微种植体到长臂牵引钩施加平行于𬌗平面的水平牵引（图7.3）。这样会使对整个牙弓的旋转效应降至最小，并对前牙的整体内收是有利的。前牙浅覆𬌗或小开𬌗的患者则应进行斜向直接牵引（图7.5）。

> 长臂牵引钩彻底改变了微种植体支抗对控制牙齿前后向移动的作用效果。但前提是需要有足够的前牙牙槽骨厚度，以增加切牙牙根的潜在移动范围。

最后，要考虑的是上颌前牙段牙槽骨的厚度和鼻腭孔大小。需要确保有足够的骨松质厚度，以便通过长臂牵引钩（转矩）控制增加切牙牙根的腭向活动范围。如果骨厚度不足，则不应使用长臂牵引钩，可接受内收时切牙内倾。否则，由于牙根与腭侧骨皮质接触，可能会导致发生切牙牙根吸收的风险（图7.7）[17]。由于鼻腭孔需要通过锥形束计算机断层扫描（CBCT）分析，而非头影侧位片所能做到，因

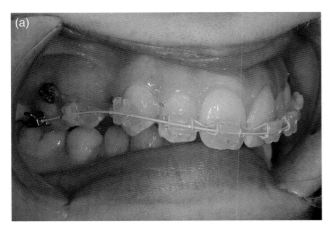

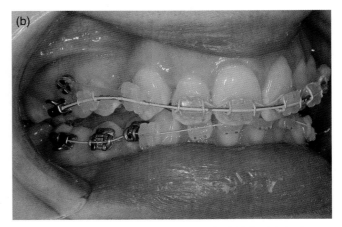

图7.6 右上第一前磨牙拔牙窝出现牙槽骨缩窄，导致该成年患者邻近尖牙远移非常困难。因此，从微种植体到上颌尖牙托槽的牵引力导致了尖牙远中倾斜和0.018英寸镍钛丝的"过山车"式弯曲（a）。换至粗弓丝继续牵引导致了磨牙压低（b）。

此，对于需要大量上前牙内收的患者，拍摄上颌前段的CBCT是谨慎且合理的[18]。本书将在下面的章节中阐述不同的生物力学应用方式。

> 在正常覆𬌗或深覆𬌗的病例中，微种植体牵引应采用与𬌗平面平行的牵引方式，可以通过在弓丝前段安装长臂牵引钩来实现。

7.1 临床目标

- 当内收前牙减小覆盖、解除拥挤和/或纠正中线时，需要防止上下颌磨牙近移，即防止支抗丢失。

7.2 治疗方案

- 直接骨支抗：来自上下颌后牙牙槽区微种植体的直接牵引。
- 间接骨支抗：使用微种植体稳定后牙段（即后牙支抗单元），例如在上颌的腭中区植入微种植体，并将微种植体与支抗牙结扎。
- 传统支抗：例如头帽口外弓、横腭杆（transpalatal arch，TPA）、舌弓。
- 用于间接支抗的颌间牵引。
- 使用正颌外科或功能矫形装置治疗骨性畸形，无支抗要求。

7.3 制订治疗计划需考虑的关键要素

- 支抗需求：需要考虑覆盖大小、前牙唇倾度、尖牙内收至Ⅰ类关系（允许对颌尖牙移动）所需移动距离、后牙段咬合关系和拔牙方式。
- 覆𬌗：这将影响微种植体的理想垂直高度和牵引方向。也就是说，在覆𬌗小的病例中，微种植体头部位置应越靠近根尖方，磨牙压低的潜力也越大。
- 中线：考虑是否需要中切牙不对称内收。
- 后牙的形态或预后差异也会影响拔牙方式。例如，如果第二前磨牙已进行修复、形态过大或者过小，而第一前磨牙情况良好，那么宜拔除第二前磨牙，即使这样会使对支抗的要求更高。
- 考虑第一磨牙与第二前磨牙牙根间是否有足够的邻间隙，是否需要预先使牙根分离。
- 切牙的拥挤度：考虑是否需要先内收尖牙以排齐或

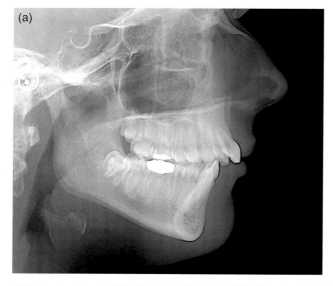 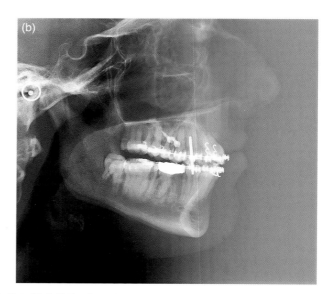

图7.7 （a）一名成年患者治疗前的头影侧位片。（b）该患者使用微种植体–长臂牵引钩的切牙内收方式。治疗前，该患者前牙段牙槽骨厚度有限，且切牙牙根短。治疗中，可能由于一定程度的牙根腭向移动加重了切牙牙根变短。

内收切牙。

- 年龄：由于青少年患者的牙槽骨骨皮质薄且密度低，微种植体植入的初期稳定性差。这类病例可以考虑用腭中区作为间接支抗来源。例如，在腭中缝旁植入2颗体部短且直径大的微种植体（例如，Infinitas™，2mm×6mm），用于固定TPA上的Nance托。这样可以稳定上颌的支抗磨牙，但如果TPA刚度不足发生扭曲，仍然存在支抗丢失的风险。另外，制作定制式TPA或Nance托需要花费额外的临床时间及（技工室）成本，而且牵引力只能通过磨牙颊面管上的牵引钩在牙冠高度水平按照传统方法施加。

7.4 生物力学原理

- 深覆𬌗病例：可在硬丝上加前牙段长臂牵引钩直接牵引，并在弓丝上加打开咬合的曲线以增加垂直向控制。另外，也可以考虑增加前牙区微种植体对前牙进行辅助压低。
- 浅覆𬌗病例：如果第二磨牙完全萌出，应在排齐阶段纳入第二磨牙。这样可以通过斜向牵引力对牙弓的旋转作用，在关闭间隙时压低第二磨牙。在间隙关闭后，可以通过直接垂直牵引进一步压低磨牙。
- 植入前需确定理想的微种植体垂直向位置。如果附着龈有足够高度，微种植体可垂直向植入相对偏根尖向高度，但是此时如果不使用长臂牵引钩，则会产生倾斜的牵引力，并导致磨牙压低。相反，如果附着龈高度不足，微种植体的植入高度受限，由于接近主弓丝平面，压低效应小。
- 通过对主弓丝或托槽上的长臂牵引钩施加牵引力是最佳的牵引方法（图7.3，图7.4）。一共有以下3种效果：
  - 长臂牵引钩与微种植体头部的垂直高度接近，消除了牵引力的垂直分力。这降低了因牙弓顺时针旋转而导致的磨牙压低的风险。
  - 牵引力更接近前牙阻力中心，利于切牙的整体内收。
  - 在需要间隙解除切牙拥挤的病例中，粘接式长臂牵引钩对尖牙的整体内收也十分有效（图

7.4）。这极大地帮助了尖牙的整体远移，减少了由于尖牙远中倾斜而出现的"过山车"风险（图7.6）。事实上，可粘接式长臂牵引钩也可在软弓丝上施加牵引。如果长臂牵引钩突出度较小，则患者的舒适度和对牙的旋转控制都是更好的（图7.16i，j）。

- 间接支抗：例如使用骨支抗固定TPA，然后在磨牙颊面管上施加牵引力。这意味着与传统直丝弓矫治技术的生物力学效应是相似的。

7.5 治疗中的问题和解决方法

- 垂直向副作用，如侧方开𬌗和过度的前牙内倾（图7.2，图7.6）。
  - 避免软弓丝时进行牵引，以及在不锈钢主弓丝（例如，0.019英寸×0.025英寸）未完全整平牙弓时就进行牵引。
  - 主弓丝上加打开咬合的摇椅弓曲线。
  - 暂时接受开𬌗直至不再需要支抗。然后取出微种植体，纳入第二磨牙，用软丝整平牙弓。
  - 虽然大多数侧方开𬌗在停止倾斜牵引以及更换弓丝后很容易纠正，也可以同时添加垂直牵引（图7.2、图7.6和图7.8）。

7.6 后牙区使用微种植体的临床步骤

7.6.1 植入前准备

（1）粘接第二前磨牙托槽时，托槽斜向近中倾斜30°，增加植入部位的牙根间距。这可使该前磨牙牙根在早期排齐阶段近移。

（2）如需尖牙早期内收，应先大致排齐牙弓，以放入0.018英寸不锈钢丝。然后在尖牙牙冠或托槽上应用粘接式长臂牵引钩。否则，需要完全排齐整平牙弓后，并更换至0.019英寸×0.025英寸不锈钢丝才能进行整体内收。

（3）如果需要，植入前2周可以取模或口内扫描制作导板。但需要避免植入位置附近的托槽和颊侧前庭沟取模时变形，并记录膜龈联合的临床高度。

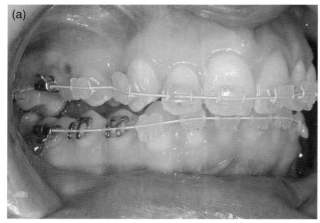

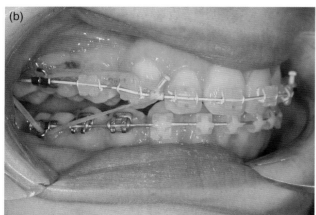

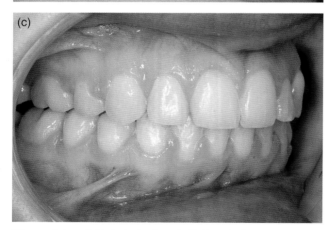

图7.8　图7.6中的患者（a）取出微种植体并纳入第二磨牙以助于整平。（b）上颌使用0.019英寸×0.025英寸镍钛方丝，并结合三角形弹性牵引以矫治侧方开𬌗。（c）治疗结束照片。

7.6.2　微种植体的选择

（4）上颌：使用体部窄长、短颈的微种植体（例如，蓝色Infinitas™型号：直径1.5mm、长度9mm、短颈）。

（5）下颌：使用窄、短颈的微种植体（例如，蓝色或粉色Infinitas™型号：1.5mm×6mm或1.5mm×9mm，短颈）。微种植体体部长度的选择取决于预期的骨皮质支持，青少年或者附着龈高度有限、需要倾斜植入的患者，应选择较长的微种植体。

7.6.3　植入

（6）确定理想的颊侧牙槽骨植入位点：膜龈联合附近的附着龈，第二前磨牙与第一磨牙牙根之间。附着龈不需要软组织打孔。

（7）植入位点进行浅表麻醉。

（8）确定植入角度：两牙之间的微种植体通常在牙齿邻面触点的下方植入，并在水平面上与表面相垂直。上颌可将微种植体以90°垂直于骨面或倾斜20°~30°植入，即将手柄向根尖方向倾斜（图7.9）。由于下颌骨表面形态及骨皮质较厚等原因，下颌骨植入倾斜度较小，通常为10°~20°。

（9）在颊侧易牵拉、前庭沟易被暴露、有较大操作空间的部位建议手动植入。否则可使用手机植入，但容易失去对触感的完全控制。

（10）穿过黏膜植入微种植体，除非植入部位是松软的黏膜，此时需先进行黏膜打孔。

（11）在成年患者的下颌后段植入微种植体时建议先穿通骨皮质。

（12）当微种植体的颈部已部分植入时即可完成植入手术，但头部需要完全暴露在外面。最后植入阶段最好逐步进行，并间歇取出手柄，以免过度植入。

（13）叩诊相邻牙齿来预估与牙根的邻近程度。如怀疑有问题可做口内X线片检查。

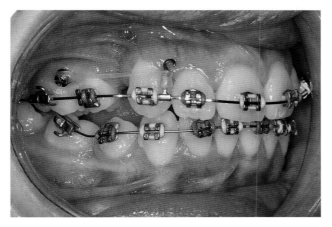

图7.9 一名成人患者，右上后牙区植入位点的附着龈高度有限，需要将微种植体向根尖倾斜20°～30°。长臂牵引钩实现了从微种植体到前牙段的水平牵引，在长臂牵引钩上粘接了复合树脂以防止牵引橡皮链向冠方滑动。

7.6.4 植入后事项

（14）尖牙内收初期，直接从微种植体头部至尖牙托槽或其长臂牵引钩进行牵引。

（15）整体内收前牙时，可在尖牙托槽近中的主弓丝上安置长臂牵引钩（图7.3）。通过对长臂牵引钩至微种植体的牵引，施加与𬌗平面方向平行的牵引力。

（16）前5～6周内，立即对微种植体施加轻力牵引，例如使用轻微拉伸的橡皮链。随后使用镍钛关闭簧或弹力辅助装置进行正常力度的牵引。

（17）如果需要加深咬合，则应增加从微种植体到弓丝后段或到磨牙和前磨牙托槽的垂直牵引。这样可以直接压低后牙。但这可能需要弓丝有足够的对抗力以避免牙冠颊倾。

（18）一旦支抗需求已被满足，如建立了I类尖牙和切牙关系后，则应停止牵引，考虑取出微种植体。

（19）如果出现侧方开𬌗，则在取出微种植体后纳入上颌第二磨牙，并使用软的镍钛弓丝整平牙列（图7.2，图7.8）。垂直或箱状牵引也可用于调整后牙咬合。

7.7 内收前牙的生物力学方案

微种植体支抗用于尖牙和切牙内收大约有8种不同的生物力学设计（图7.10～图7.17），包括单侧和双侧的骨支抗，取决于支抗的要求。本书列出了以下不同的临床应用，并将在本章剩余部分的临床案例中进行说明。

（1）间接支抗：腭中区植入微种植体增强TPA支抗（图7.10）。该方法可能是骨皮质成熟度不足的青少年患者的最好选择。然而，它仅限用于上牙弓和使用传统的牵引生物力学。

（2）使用夹紧式长臂牵引钩整体内收尖牙和切牙（图7.11）。此为最有效的方法，但在微种植体植入前，前牙段需已排齐，并且病例应为正常覆𬌗或深覆𬌗。

（3）使用夹紧式长臂牵引钩，进行切牙转矩控制和压低（图7.12）。该方法适用于需要进行切牙转矩控制，而不是关闭间隙、大量内收的患者，例如非拔牙的II类2分类患者。

（4）使用斜向牵引内收切牙和纠正前牙开𬌗（图7.13）。该方法适用于需要前牙内收的II类患者，同时纠正前牙浅覆𬌗或前开小开𬌗。它利用了斜向牵引力产生的垂直向旋转效应，因而不使用长臂牵引钩。

（5）使用粘接式长臂牵引钩远移尖牙（图7.14）。该方法适用于早期远移尖牙以缓解切牙拥挤。然后可使用尖牙上的长臂牵引钩或换用夹紧式长臂牵引钩进行前牙整体内收。

（6）颊侧片段弓技术远移尖牙（图7.15）。当解除切牙拥挤需要早期远移尖牙时，片段弓技术也是一种可选择的方法。这种方法可以为了美学或病变原因而推迟粘接切牙托槽，直到有足够的空间排齐。

（7）隐形牙套病例中尖牙远移（图7.16）。该方法可为隐形牙套矫治提供最大支抗，并有利于有效的尖牙以及切牙内收。

（8）使用舌侧粘接式长臂牵引钩和腭部牙槽区微种植体支抗（图7.17）。当腭部牙槽区比颊侧更适合植入微种植体时，这也是尖牙或整体内收的一种选择。

7.8 临床案例

（1）间接支抗：腭中区植入微种植体增强TPA支抗（图7.10）。

- 患者13岁，男性，安氏Ⅱ类1分类，轻度骨性Ⅱ类，伴有双颌前突和双唇前突（图7.10a，b）。该患者有9mm覆盖，深覆𬌗。下颌第二前磨牙阻生，需要早期拔除下颌第一前磨牙（图7.10c~e）。

- 拔除双侧上颌第一前磨牙并粘接上颌固定矫治器。由于植入扭矩小，因此放弃在颊侧植入微种植体，而选择腭中区为最佳的骨支抗植入部位。

- 选择1.5mm×6mm、长颈型Infinitas™微种植体，植入位点为与上颌前磨牙位置持平的腭中缝旁区域（图7.10f）。植入时向前鼻棘倾斜约30°，在导板和弯头手机的协助下完成植入。

- 使用具有微种植体模拟物的工作模型用来制作改良Nance托。在Nance托上保留两个洞，与计划的微种植体头部位置相对应。理想情况下，磨牙应粘接Nance托的带环，但由于该患者磨牙太大而没有匹配的带环。因此最后将Nance托直接粘接到了第一磨牙上，而微种植体头部与塑料腭托之间的间隙使用光固化复合树脂进行了封闭（图7.10g）。

- 从获得间接支抗的第一磨牙的颊面管到尖牙托槽即刻加载链状橡皮圈弹性牵引（图7.10h，i）。

- 经过5个月的牵引，建立了Ⅰ类尖牙和切牙关系，没有支抗丢失（图7.10j，k）。在此时期粘接了下颌托槽。而上牙弓仍有剩余间隙且磨牙为Ⅲ类关系。计划后期使用Ⅲ类牵引，并少量内倾下切牙。

- 去除Nance托后，继续用传统的牵引方式关闭上牙弓的剩余间隙（图7.10l~n）。在刚刚移除Nance托后腭部出现轻微的红色压痕（图7.10o）。

- 治疗结束后面像和口内像显示Ⅰ类侧貌以及咬合关系（图7.10o~r）。

（2）使用夹紧式长臂牵引钩整体内收尖牙和切牙（图7.11）。

- 患者为成年，女性，安氏Ⅱ类1分类，中度骨性Ⅱ类（图7.11a~g），拒绝正颌手术。口内检查可见覆盖12mm，深覆𬌗，不对称的安氏Ⅱ类关系，右侧尖牙完全远中关系。上下中线均偏左，且上中线偏斜更明显。左上第二前磨牙和左下第一磨牙缺失（译者注：图7.11f全景片应为左上第二前磨牙拔除前拍摄，此时左上尖牙尚未萌出）。

- 拔除右上第一前磨牙以提供间隙解除前牙拥挤、纠正上中线偏斜以及调整右侧尖牙和切牙关系。使用固定矫治器排齐上颌牙列，并逐步更换弓丝至0.019英寸×0.025英寸不锈钢方丝。

- 选择1.5mm×9mm、短颈型Infinitas™微种植体植入右上第一磨牙近中颊侧部位，并使用长臂牵引钩进行即刻牵引（图7.11h~k）。

- 16个月后取出微种植体，此时已建立右侧Ⅰ类尖牙和切牙咬合关系，未发生支抗丢失（图7.11l~p）。

- 4个月后结束矫治，下中线左偏未完全纠正，患者对此能够接受（图7.11q，r）。

（3）使用夹紧式长臂牵引钩，进行切牙转矩控制和压低（图7.12）。

- 患者为成年，女性，安氏Ⅱ类2分类，轻度骨性Ⅱ类，上下颌平面角偏小（图7.12a~f）。主诉为"上切牙很平"，上颌露龈笑，下颌双侧第二前磨牙缺失。

- 上颌使用固定矫治器排齐了7个月，直到更换至0.019英寸×0.025英寸不锈钢方丝。在排齐阶段，上颌侧切牙远中出现了小的间隙。

- 选择1.5mm×9mm、短颈型Infinitas™微种植体植入右上第一磨牙近中颊侧部位，并使用夹紧式长臂牵引钩进行即刻牵引（图7.12g，h）（译者注：左上后牙区也植入了微种植体）。

- 8个月后停止长臂牵引钩的牵引，以使咬合稳定。但微种植体暂不取出,防止后期可能需要进一步的牵引(图7.12i~l)。

- 治疗24个月后结束矫治,下颌前磨牙区预留了合适的间隙用于修复(图7.12m~p)。患者对上切牙压低和转矩的改善很满意,她拒绝了延长牙冠的牙龈手术。

(4)使用斜向牵引内收切牙和纠正前牙开𬌗(图7.13)。

- 患者17岁,男性,安氏Ⅱ类1分类,骨性Ⅰ类,上下颌平面角增大,前下面高增大(图7.13a~e)。口内见覆盖7.5mm,前牙开𬌗4mm,左侧后牙部分开𬌗。上切牙暴露量可以接受。上牙列重度拥挤,右上侧切牙腭侧错位。上中线严重右偏,而下中线明显左偏。双侧后牙均为远中关系,但其严重程度不对称,其中右侧尖牙远中尖对尖,左侧尖牙完全远中关系。

- 拔除上颌双侧第一前磨牙以解除前牙拥挤、纠正上中线及改善尖牙和切牙关系。还计划拔除右下第一前磨牙,但暂缓拔除该牙,直到垂直关系得到了改善。

- 粘接上颌固定矫治器,纳入第二磨牙,暂不粘接右上侧切牙,排齐上颌牙列。逐步更换弓丝至0.018英寸不锈钢圆丝。

- 选择2颗1.5mm×9mm、短颈型Infinitas™微种植体植入第一磨牙近中颊侧位置,并对尖牙托槽即刻加载斜向弹力牵引(图7.13f~j)。同时,在右上中切牙和尖牙托槽之间加镍钛弹簧。

- 牵引5个月后粘接右上侧切牙托槽,更换0.012英寸镍钛丝,继续轻力斜向牵引(图7.13k~m)。这一阶段可见右上中切牙早接触,并且出现了"过山车"效应,尤其是左侧。

- 18个月后取出微种植体,此时建立了安氏Ⅲ类切牙和尖牙关系(图7.13n~q)。重新粘接上颌双侧第二前磨牙托槽,以纠正牙根轴倾度。

- 在微种植体使用开始和结束时拍摄头影侧位片,其重叠图显示上颌第一磨牙压低,且无矢状向支抗丢失,导致下颌有轻微逆时针旋转(虽然该患者为垂直生长型)。上中切牙内收,伴有伸长。下切牙有轻微的前倾(图7.13r,s)。

- 关闭下颌间隙,使用适当弹力牵引纠正左侧开𬌗。9个月后,完成主动矫治(图7.13t~x)。

(5)使用粘接式长臂牵引钩远移尖牙(图7.14)。

- 患者17岁,男性,严重安氏Ⅲ类错𬌗,骨性Ⅲ畸形(图7.14a~f),计划进行正颌手术。口内检查显示上牙弓严重拥挤,伴有左上尖牙颊侧错位和上中线左偏。

- 拔除上颌双侧第一前磨牙,为解除前牙拥挤、纠正上中线偏斜及内收前牙提供间隙。粘接上颌固定矫治器,双侧侧切牙除外,排齐上颌牙列,逐步更换弓丝至0.018英寸不锈钢圆丝。

- 选择2颗1.5mm×9mm、短颈型Infinitas™微种植体植入上颌双侧第一磨牙近中颊侧。分别即刻加载牵引力至右上尖牙的长臂牵引钩和左上侧尖牙的托槽(图7.14g~j)。

- 9周后粘接上颌双侧侧切牙托槽,取出左侧微种植体。更换弓丝为0.012英寸镍钛圆丝,继续施加弹性牵引至右侧尖牙长臂牵引钩(图7.14k~n)。此阶段可见左侧尖牙有轻微远中倾斜,但是使用长臂牵引钩的右侧尖牙没有发生该现象。

- 患者准备进行正颌手术,继续予以保留右侧微种植体和右侧尖牙的长臂牵引钩(图7.14o~t),以辅助后期中线纠正和术后切牙内收。

- 2个月后取出右侧微种植体。6个月后患者结束正畸治疗,并计划在保持期间进行最后的术后咬合调整(图7.14u~x)。

(6)颊侧片段弓技术远移尖牙(图7.15)。

- 患者为成年,女性,安氏Ⅱ类1分类,骨性Ⅰ类(图7.15a~f)。口内见上中切牙前倾,深覆𬌗,上颌前牙段中度拥挤。双侧尖牙均为远中关系,相差3/4个单位牙宽。

- 考虑到预先存在的牙齿变色,因此延迟粘接上切牙托槽,直到有足够间隙可以快速排齐。因此,治疗开始时拔除上颌双侧第一前磨牙以提供间隙,并在上颌尖牙远中面粘接临时性复合树脂桥。

- 通过粘接双侧尖牙、第二前磨牙和第一磨牙的片段弓固定矫治器排齐上牙弓。粘接前磨牙的托槽时有意增加其近中倾斜度，以利于增加根间距离。逐步更换弓丝至0.019英寸×0.025英寸不锈钢方丝排齐牙列。
- 选择2颗1.5mm×9mm、短颈型Infinitas™微种植体植入第一磨牙近中颊侧部位，并对尖牙托槽即刻加载斜向弹性牵引（图7.15g~j）。
- 牵引5个月后粘接上切牙托槽，此时没有出现明显的𬌗平面旋转（图7.15k~n）。在快速排齐切牙的11周期间，暂停了微种植体的牵引加力（图7.15o~q）。
- 11个月后取出微种植体。此时已经建立了Ⅰ类尖牙关系。在最后的关闭间隙阶段，允许有一些支抗的丢失（图7.15r~t）。
- 正畸矫治21个月后结束治疗（图7.15u~z）。

（7）隐形牙套病例中尖牙远移（图7.16）。
- 患者为成年，男性，安氏Ⅰ类；骨性Ⅰ类，有拔除右上第一前磨牙和固定正畸治疗史。口内可见右上前磨牙拔除剩余间隙，右上尖牙远中倾斜，右侧Ⅱ类尖牙关系（图7.16a~d）。该患者需要间隙排齐切牙，并重新进行中切牙的冠修复。但该患者拒绝使用固定矫治器。
- 患者选择了一个有限的治疗方案，即上颌采用隐形牙套远移右上尖牙，重新定位前牙。在右侧植入微种植体为远移尖牙提供支抗。实际上，隐形牙套为牙齿移动提供了"轨道"，

而微种植体的牵引力则为尖牙内收提供了动力（图7.16e，f）。
- 右侧尖牙粘接塑料长臂牵引钩，修整隐形牙套相应边缘，使其能完好就位。由于该牵引钩刺激唇黏膜引起不适，因此替换为相对较小巧的金属长臂牵引钩，加力牵引内收尖牙。该方法没有导致尖牙出现远中倾斜或加重其轻微的扭转（图7.16g~j）。
- 治疗4个月后进行切牙的位置精调（图7.16k，l）。移除了微种植体和长臂牵引钩，追加了一些隐形牙套。

（8）使用舌侧粘接式长臂牵引钩和腭部牙槽区微种植体支抗（图7.17）。
- 患者16岁，女性，安氏Ⅲ类，骨性Ⅲ类，高角伴有前牙小开𬌗（图7.17a~c）。计划使用双侧腭部牙槽区微种植体压低上颌磨牙，以纠正垂直向不调（图7.17d~f）。并进行下颌后退骨切开术以纠正骨性Ⅲ类畸形。
- 计划术后咬合关系为Ⅰ类关系，但维持上中线右偏以及左侧尖牙尖对尖远中关系（图7.17g~i）。术后2个月在左上尖牙的腭侧粘接长臂牵引钩，从同侧微种植体至长臂牵引钩施加弹性牵引以关闭左上第二前磨牙近中间隙。
- 5个月后取出微种植体，此时建立了左侧尖牙Ⅰ类关系并纠正了上中线。1个月后患者结束了正畸治疗（图7.17j~l）。

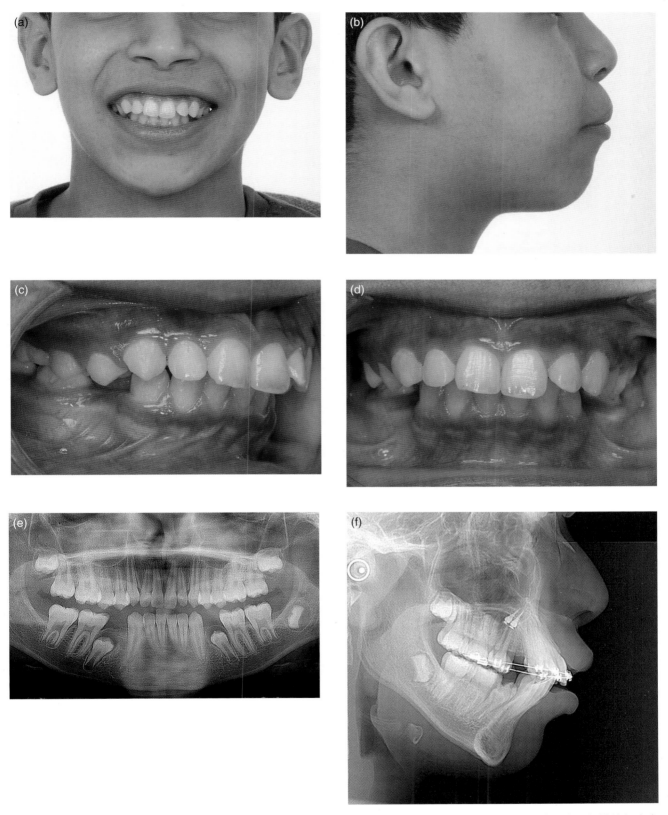

图7.10　（a~e）治疗前。（f~i）腭侧植入微种植体后，粘接改良式Nance托，并施加上颌磨牙颊面管至尖牙托槽的颌内牵引。（j, k）前牙段内收，尖牙为Ⅰ类关系。（l~n）继续牵引，然后拆除Nance托。（o~r）治疗结束时的面像和口内像。

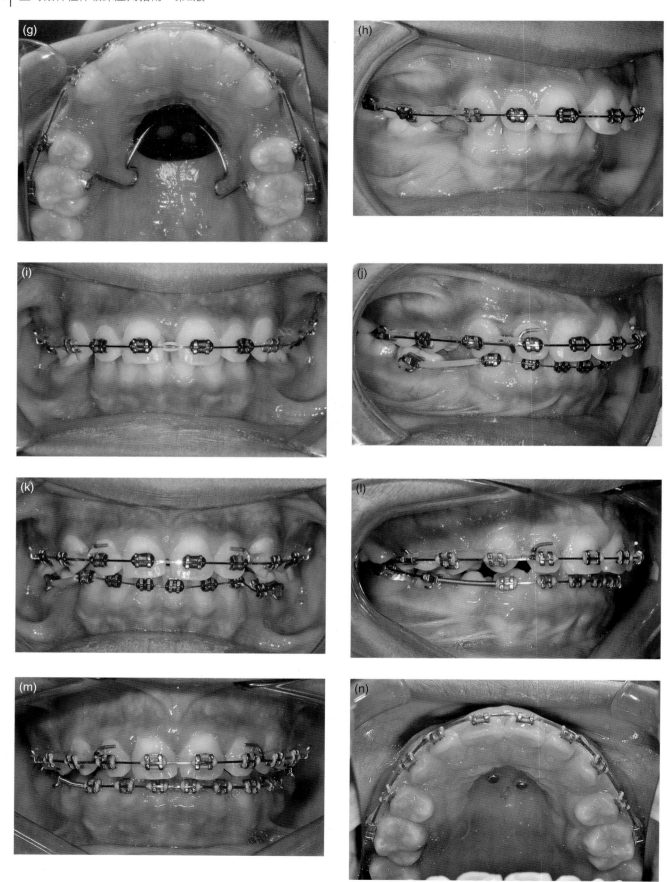

图7.10（续）

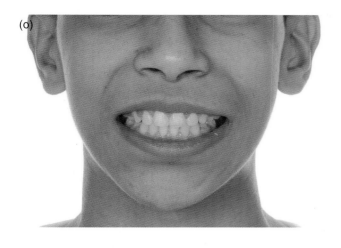

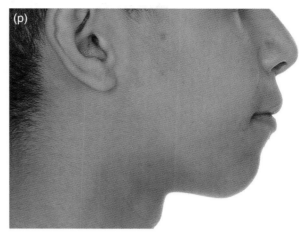

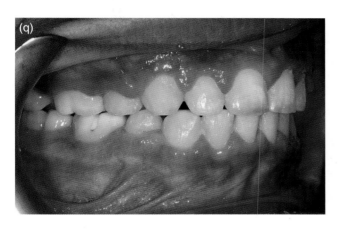

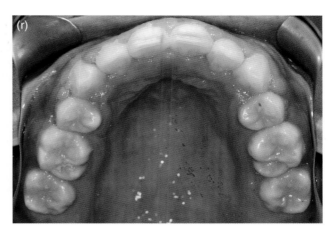

图7.10（续）

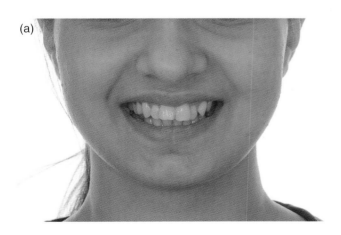

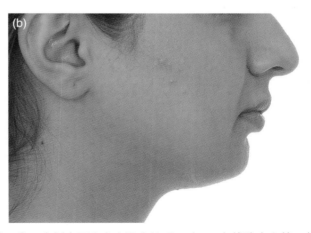

图7.11　（a~g）治疗前照片显示患者为安氏Ⅱ类1分类，骨性Ⅱ类，右侧尖牙为完全远中关系。（h~k）拔除右上第一前磨牙并初步排齐后，开始施加微种植体至夹紧式长臂牵引钩的弹性牵引。（l~o）微种植体刚刚取出，此时前牙已整体内收。（p）停止微种植体牵引的前2个月拍摄侧位片（此时前牙仍然存在少量间隙），与治疗前的侧位片进行重叠对比。（q，r）治疗结束时的口内像。

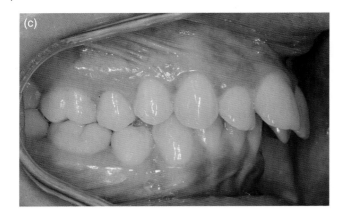
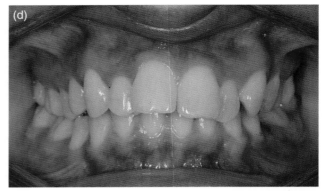
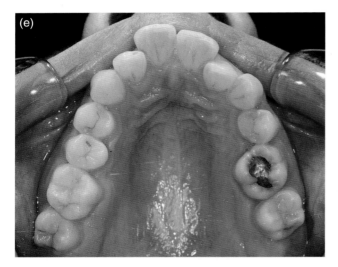
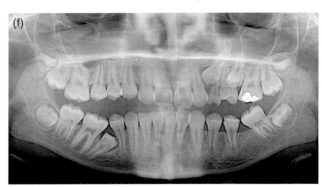
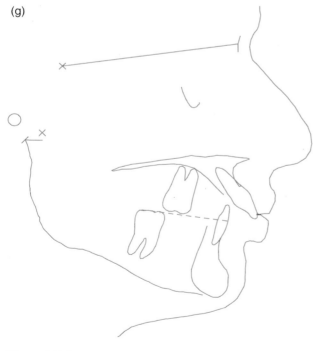

(g)

骨骼			软组织		
SNA	°	81.0	Lip Sep	mm	0.0
SNB	°	77.5	Exp UI	mm	1.5
ANB	°	3.0	LS-E	mm	−3.0
SN/MxP	°	2.5	LI-E	mm	−0.5
MxP/MnP	°	26.5	NLA	°	130.0
LAFH	mm	55.0	LLA	°	116.5
UAFH	mm	48.0	Holdaway	°	19.0
LAFH/TAFH	%	53.5			
LPFH	mm	36.0	鼻突度		
UPFH	mm	47.5			
PFH	mm	67.5	Nose tip	mm	24.5
Wits	mm	1.0	Nose angle	°	31.0

牙齿			颏突度		
覆盖	mm	11.5	Chin tip	mm	−2.5
覆𬌗	mm	4.0	B-NPo	mm	−4.0
UI/MxP	°	122.5	LADH	mm	37.5
LI/MnP	°	89.0			
Iiangle	°	121.5			
LI-APo	mm	-1.5			
LI-NPo	mm	-1.5			

图7.11（续）

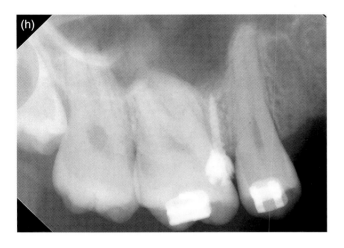

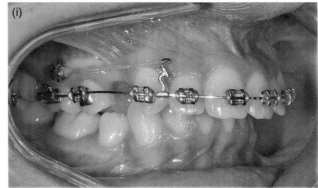

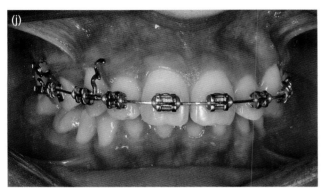

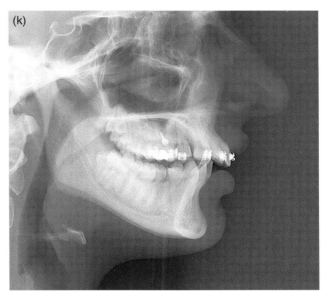

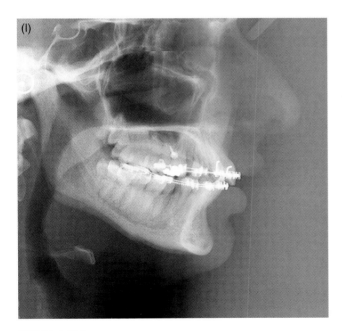

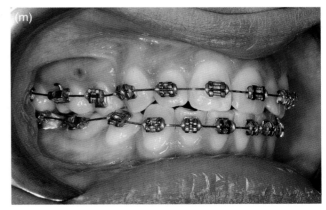

图7.11（续）

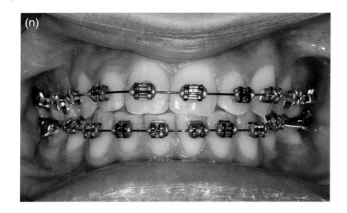

(n)

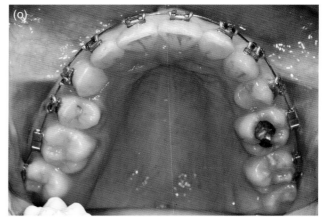

(q)

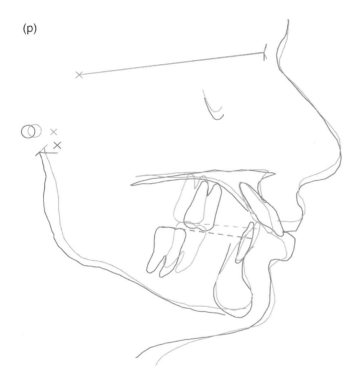

(p)

骨骼			软组织		
SNA	°	1.0	Lip Sep	mm	4.5
SNB	°	0.0	Exp UI	mm	2.5
ANB	°	0.5	LS-E	mm	−0.5
SN/MxP	°	2.0	LI-E	mm	−2.5
MxP/MnP	°	−2.5	NLA	°	19.5
LAFH	mm	−1.0	LLA	°	5.0
UAFH	mm	−1.0	Holdaway	°	−3.0
LAFH/TAFH	%	0.0			
LPFH	mm	1.0	鼻突度		
UPFH	mm	−2.0			
PFH	mm	0.5	Nose tip	mm	−1.0
Wits	mm	2.5	Nose angle	°	4.5
牙齿			颏突度		
覆盖	mm	−7.0	Chin tip	mm	1.0
覆𬌗	mm	−0.5	B-NPo	mm	0.5
UI/MxP	°	−4.0	LADH	mm	−3.0
LI/MnP	°	10.0			
IIangle	°	−3.0			
LI-APo	mm	2.5			
LI-NPo	mm	3.0			

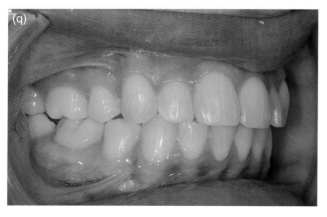

(q)

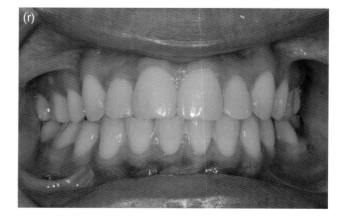

(r)

图7.11（续）

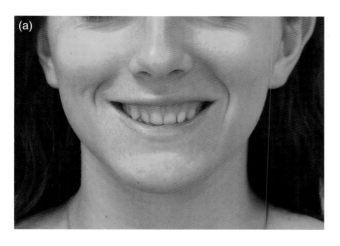
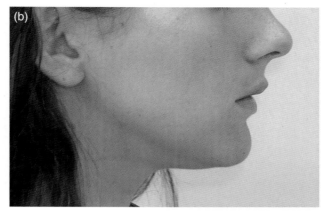
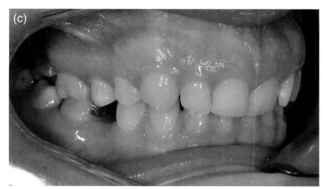
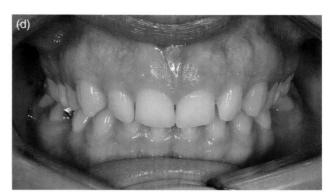
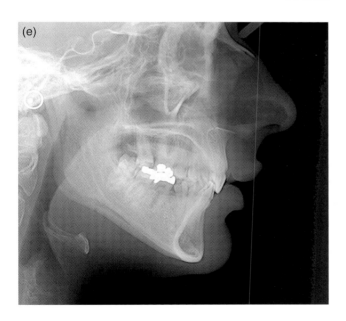

图7.12 （a~d）治疗前照片显示患者为安氏Ⅱ类2分类，轻度骨性Ⅱ类，伴不对称的上切牙过度暴露和下颌牙列缺损。（e，f）侧位片分析结果与临床检查一致，另外还存在下切牙严重内倾。（g，h）从微种植体至夹紧式长臂牵引钩施加弹性牵引。（i，j）弹性牵引的主要阶段结束。暂时保留微种植体，同时调整上颌双侧第二前磨牙托槽位置以纠正牙根轴倾度。（k，l）在牵引阶段结束时拍摄头影侧位片，与治疗前的侧位片进行重叠分析。结果表明，上中切牙牙根向上及向腭侧移动，切牙唇倾度增加19°，另外覆𬌗及上切牙暴露量明显减少。（m~p）治疗结束时的面像及口内像显示上切牙压低、覆𬌗减小。

(f)

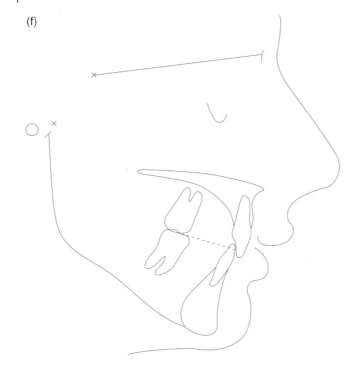

骨骼			软组织		
SNA	°	79.5	Lip Sep	mm	1.0
SNB	°	73.5	Exp UI	mm	5.0
ANB	°	6.0	LS-E	mm	−3.0
SN/MxP	°	15.0	LI-E	mm	−3.5
MxP/MnP	°	27.0	NLA	°	123.5
LAFH	mm	64.5	LLA	°	112.0
UAFH	mm	55.5	Holdaway	°	18.5
LAFH/TAFH	%	53.5			
LPFH	mm	41.0	鼻突度		
UPFH	mm	44.5			
PFH	mm	69.0	Nose tip	mm	28.0
Wits	mm	1.5	Nose angle	°	31.0
牙齿			颏突度		
覆盖	mm	3.0	Chin tip	mm	−11.5
覆𬌗	mm	5.0	B-NPo	mm	−0.5
UI/MxP	°	92.0	LADH	mm	38.5
LI/MnP	°	84.0			
IIangle	°	157.0			
LI-APo	mm	−2.0			
LI-NPo	mm	2.0			

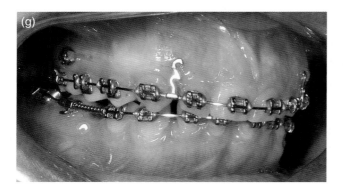

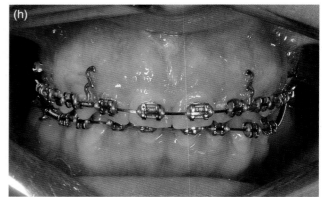

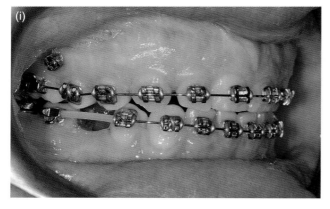

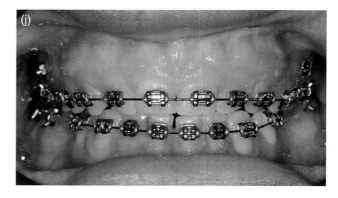

图7.12（续）

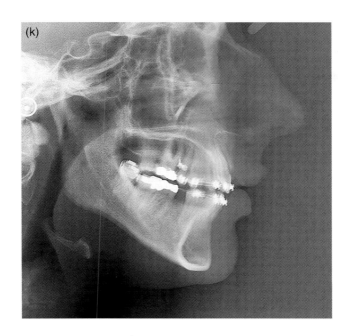

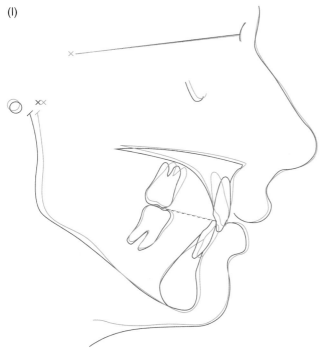

骨骼			软组织		
SNA	°	2.0	Lip Sep	mm	−0.0
SNB	°	1.5	Exp UI	mm	−2.5
ANB	°	1.0	LS-E	mm	−1.5
SN/MxP	°	1.5	LI-E	mm	1.5
MxP/MnP	°	−0.0	NLA	°	−7.0
LAFH	mm	1.5	LLA	°	−3.5
UAFH	mm	−1.0	Holdaway	°	0.0
LAFH/TAFH	%	1.0			
LPFH	mm	0.5	鼻突度		
UPFH	mm	−1.5			
PFH	mm	−0.0	Nose tip	mm	0.5
Wits	mm	−1.0	Nose angle	°	−1.5
牙齿			颏突度		
覆盖	mm	−0.5	Chin tip	mm	0.5
覆殆	mm	−5.0	B-NPo	mm	1.5
UI/MxP	°	19.0	LADH	mm	−1.5
LI/MnP	°	1.5			
IIangle	°	−20.5			
LI-APo	mm	1.0			
LI-NPo	mm	1.0			

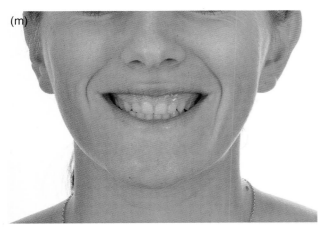

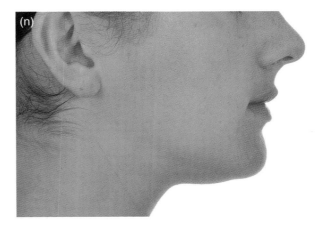

图7.12（续）

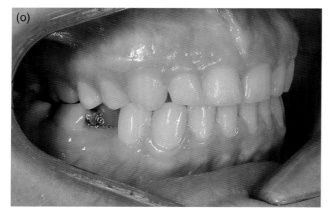

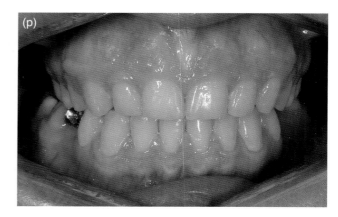

图7.12（续）

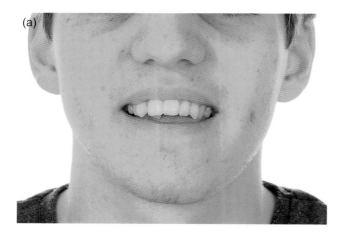

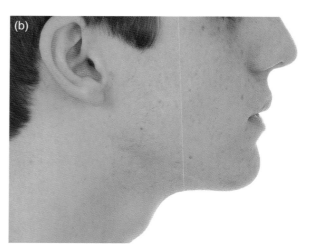

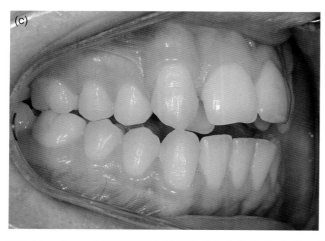

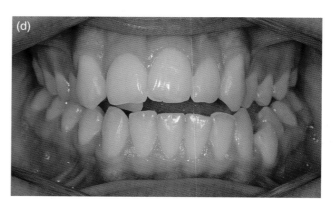

图7.13 （a~e）治疗前照片显示患者为安氏Ⅱ类1分类，骨性Ⅰ类，前下面高增加，上切牙暴露量可接受，上牙列重度拥挤。（f~h）照片显示从上颌颊侧微种植体至尖牙托槽的斜向牵引。此阶段覆盖4mm，前牙开𬌗3mm。（i，j）侧位片和头影测量分析显示开始牵引时的矢状向和垂直向关系：骨性Ⅰ类，高角，前下面高增大，前牙内倾以及前牙开𬌗。（k~m）开拓间隙后粘接右上侧切牙托槽。（n~p）牵引完成后取出微种植体。（q~s）牵引完成后拍摄头影侧位片，并与下切牙内收前的侧位片进行重叠，分析牵引阶段的变化。结果显示，上颌第一磨牙压低，伴有下颌平面角有一些减小。切牙的转矩有少量的增加，更主要的是上切牙的整体内收和一些伸长。（t~x）治疗结束时的面像和口内像。

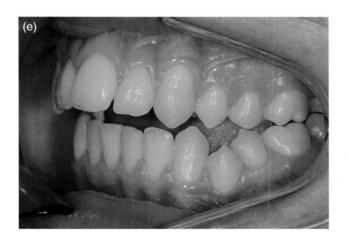

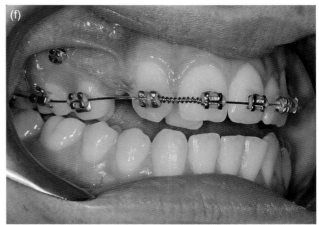

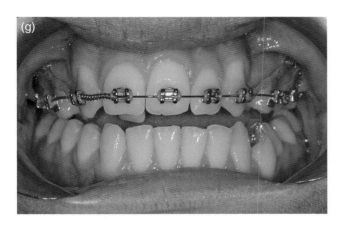

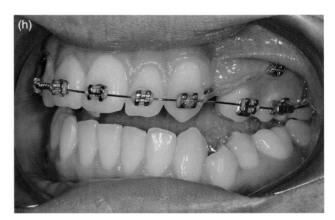

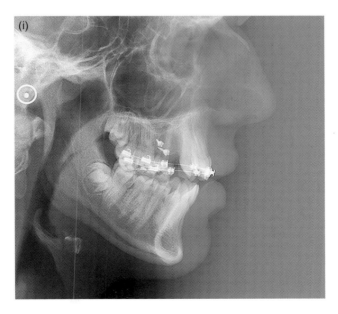

图7.13（续）

(j)

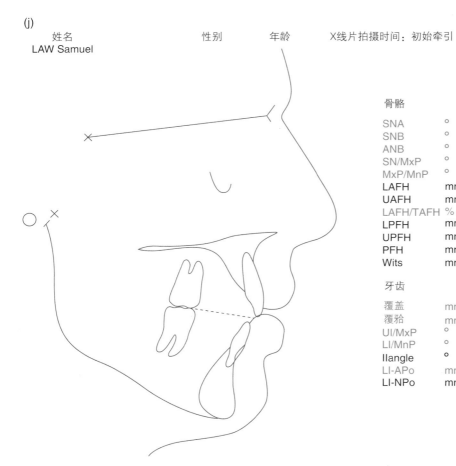

骨骼			软组织		
SNA	°	79.0	Lip Sep	mm	2.0
SNB	°	76.0	Exp UI	mm	3.0
ANB	°	3.0	LS-E	mm	−4.0
SN/MxP	°	−0.0	LI-E	mm	−1.5
MxP/MnP	°	35.0	NLA	°	132.5
LAFH	mm	71.5	LLA	°	130.0
UAFH	mm	47.5	Holdaway	°	12.5
LAFH/TAFH	%	60.5			
LPFH	mm	45.0	鼻突度		
UPFH	mm	49.0			
PFH	mm	80.0	Nose tip	mm	21.0
Wits	mm	2.5	Nose angle	°	29.0
牙齿			颏突度		
覆盖	mm	3.5	Chin tip	mm	−5.0
覆𬌗	mm	−2.5	B-NPo	mm	−2.5
UI/MxP	°	94.0	LADH	mm	38.5
LI/MnP	°	88.0			
IIangle	°	142.0			
LI-APo	mm	1.0			
LI-NPo	mm	2.0			

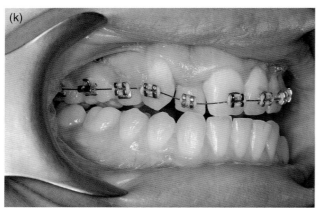

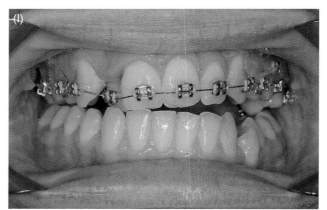

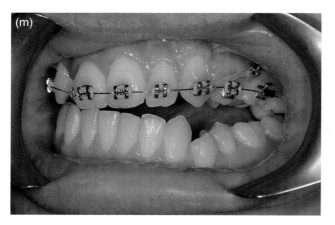

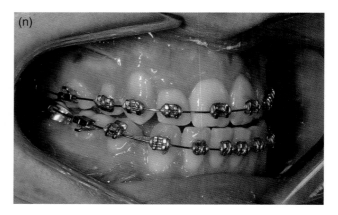

图7.13（续）

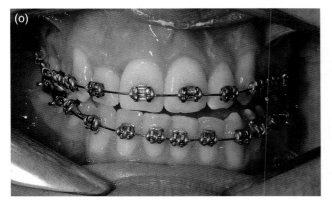

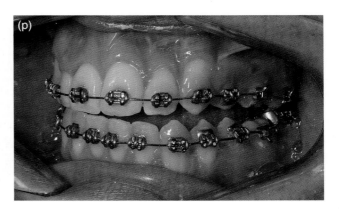

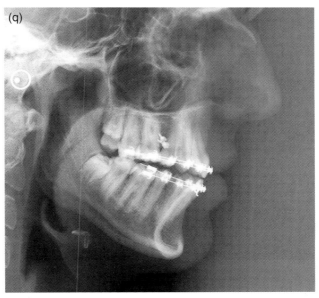

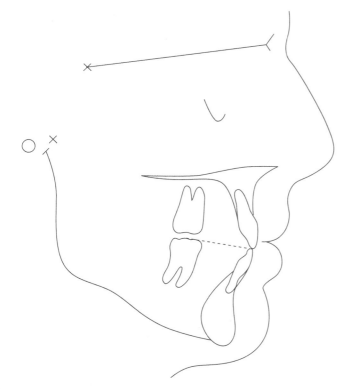

骨骼			软组织		
SNA	°	78.0	Lip Sep	mm	0.0
SNB	°	75.5	Exp UI	mm	3.0
ANB	°	3.0	LS-E	mm	−6.5
SN/MxP	°	3.0	LI-E	mm	−3.5
MxP/MnP	°	32.0	NLA	°	145.0
LAFH	mm	70.0	LLA	°	132.0
UAFH	mm	48.5	Holdaway	°	8.0
LAFH/TAFH	%	59.0			
LPFH	mm	47.0	鼻突度		
UPFH	mm	48.0			
PFH	mm	80.0	Nose tip	mm	19.5
Wits	mm	1.0	Nose angle	°	27.0
牙齿			颏突度		
覆盖	mm	0.5	Chin tip	mm	−6.5
覆𬌗	mm	−0.5	B-NPo	mm	−2.5
UI/MxP	°	100.0	LADH	mm	38.5
LI/MnP	°	91.5			
IIangle	°	135.0			
LI-APo	mm	2.0			
LI-NPo	mm	2.5			

图7.13（续）

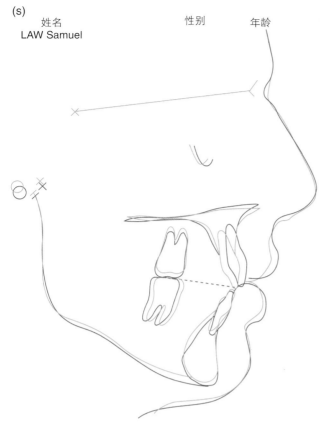

(s)

头影侧位片重叠变化
（SN平面为重叠平面，S点为重叠点）
牵引初始（红色线条）　牵引结束（绿色线条）

骨骼			软组织		
SNA	°	−1.0	Lip Sep	mm	−2.0
SNB	°	−0.5	Exp UI	mm	−0.0
ANB	°	−0.5	LS-E	mm	−2.5
SN/MxP	°	3.0	LI-E	mm	−2.0
MxP/MnP	°	−3.0	NLA	°	12.5
LAFH	mm	−1.5	LLA	°	2.5
UAFH	mm	1.5	Holdaway	°	−4.0
LAFH/TAFH	%	−1.5			
LPFH	mm	2.0	鼻突度		
UPFH	mm	−1.0			
PFH	mm	0.0	Nose tip	mm	−1.5
Wits	mm	−1.5	Nose angle	°	−2.5
牙齿			颏突度		
覆盖	mm	−2.5	Chin tip	mm	−1.5
覆𬌗	mm	2.0	B-NPo	mm	−0.0
UI/MxP	°	6.5	LADH	mm	−0.5
LI/MnP	°	3.5			
IIangle	°	−7.0			
LI-APo	mm	1.0			
LI-NPo	mm	0.5			

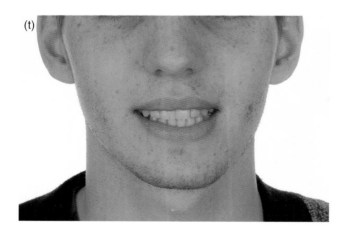

(t)

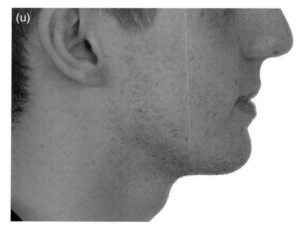

(u)

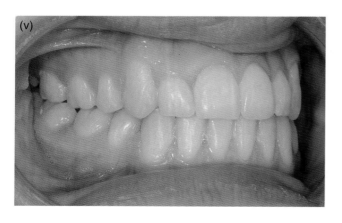

(v)

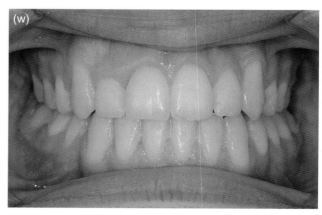

(w)

图7.13（续）

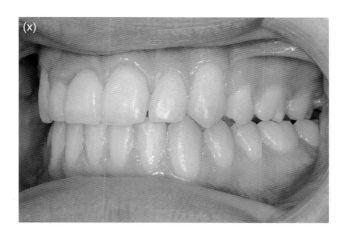

图7.13（续）

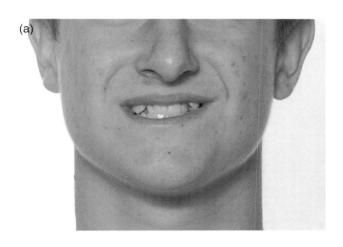

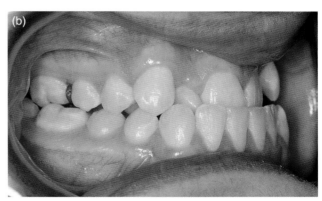

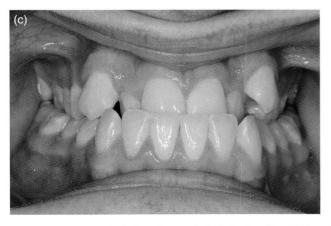

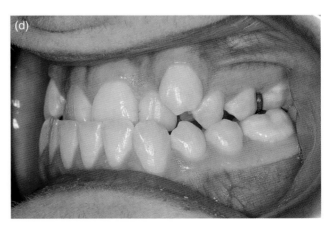

图7.14 （a~e）治疗前照片显示患者为安氏Ⅲ类，骨性Ⅲ类，上牙弓严重拥挤，伴有上中线左偏。（f）治疗前头影测量分析结果与临床检查结果一致。（g~j）图片显示上颌颊侧植入微种植体，并分别加载水平牵引至右上尖牙和加载斜向牵引至左上尖牙。（k~n）粘接上颌侧切牙托槽，使用0.012英寸镍钛圆丝排齐，取出左侧微种植体。（o~s）术前照片显示微种植体和长臂牵引钩之间施加弹性牵引，右上前磨牙拔牙间隙尚有剩余，存在上中线偏斜。（t）正颌手术前侧位片显示存在骨性畸形，且上切牙转矩得到了维持。（u~x）治疗结束时的面像及口内像显示上中线得到纠正，但仍需要更长的治疗时间来调整后牙咬合和右上侧切牙远中存在的剩余间隙。

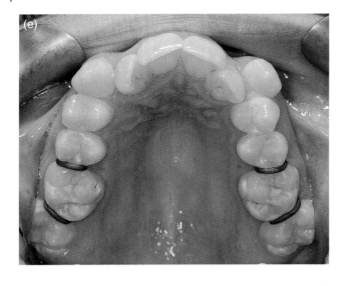
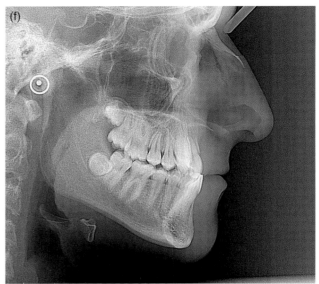
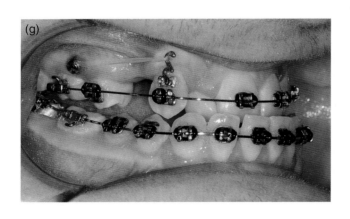
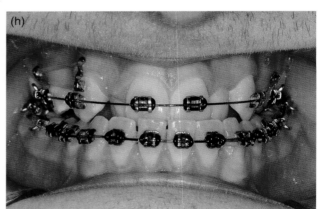
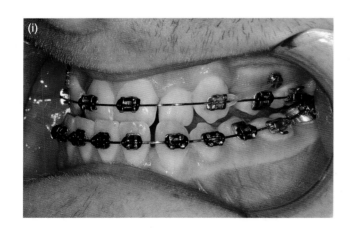
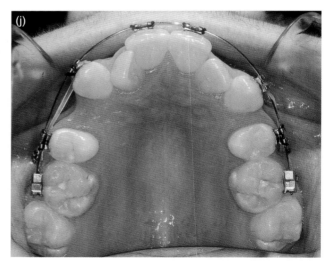

图7.14（续）

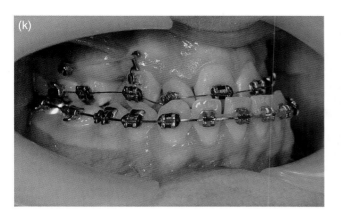

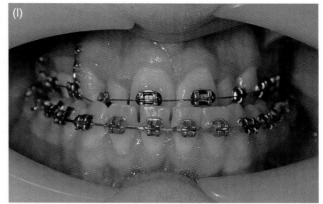

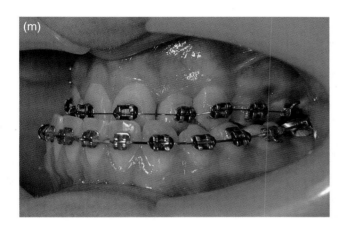

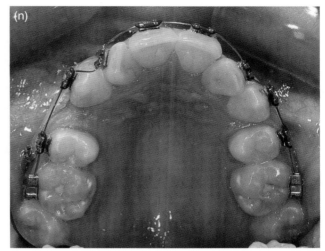

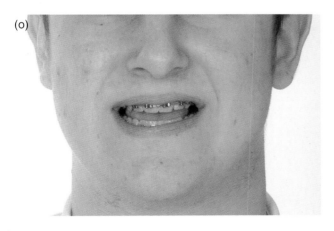

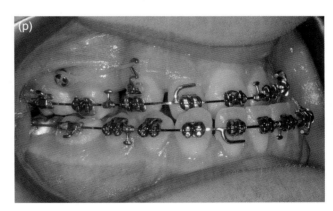

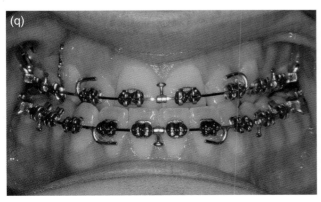

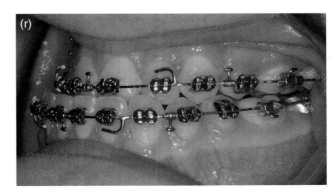

图7.14（续）

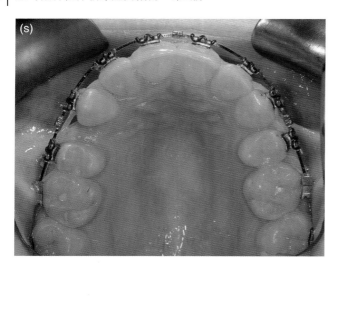

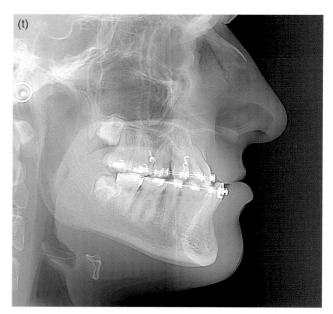

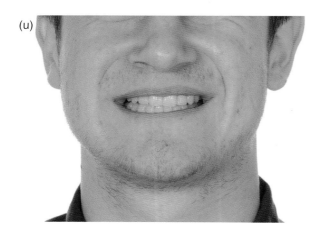

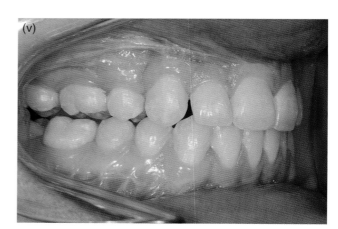

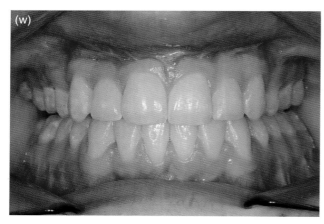

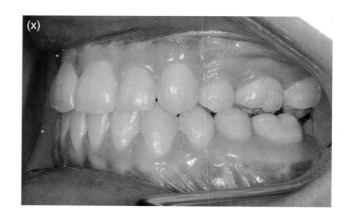

图7.14（续）

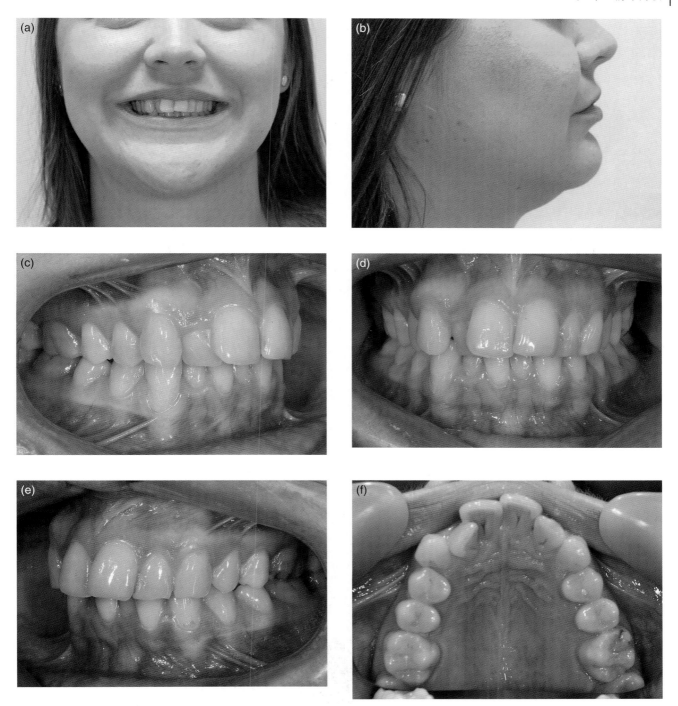

图7.15 （a~f）治疗前照片显示患者为安氏Ⅱ类1分类，骨性Ⅰ类，上颌前牙段中度拥挤。（g~j）治疗中照片显示植入微种植体，且施加牵引力至尖牙托槽上。（k~n）粘接上切牙托槽，暂停微种植体牵引加力。上颌前牙段可见明显的散在间隙。复合树脂桥美学掩饰了剩余的拔牙间隙。（o~q）11周后，切牙已排齐，弓丝更换至0.019英寸×0.025英寸不锈钢方丝。（r~t）已取出微种植体，剩余间隙由后牙前移关闭。（u~z）矫治21个月后，治疗结束时的面像和口内像。

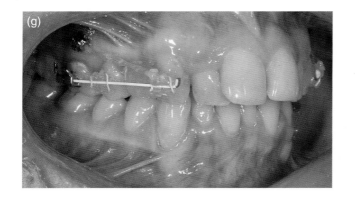

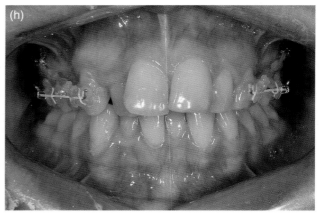

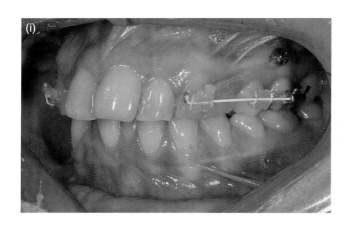

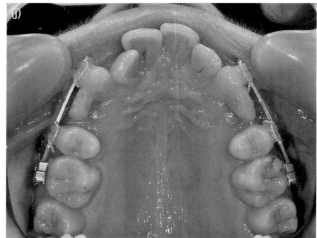

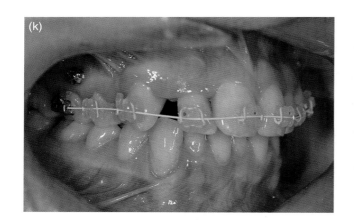

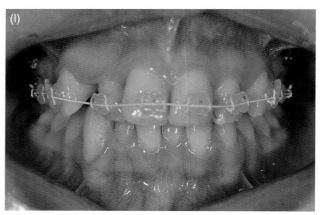

图7.15（续）

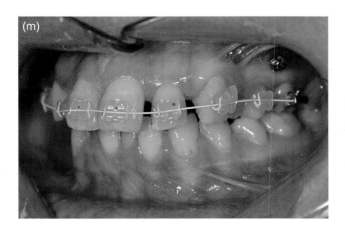

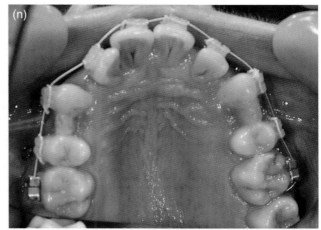

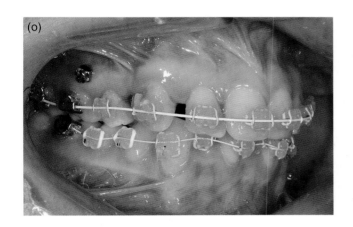

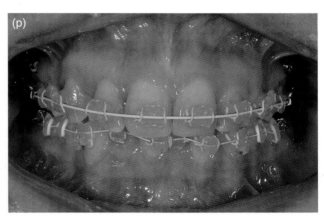

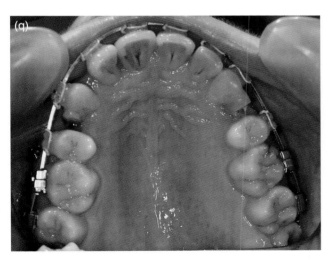

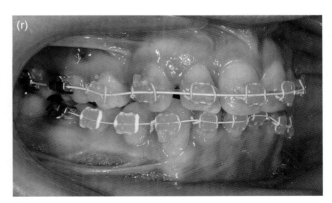

图7.15（续）

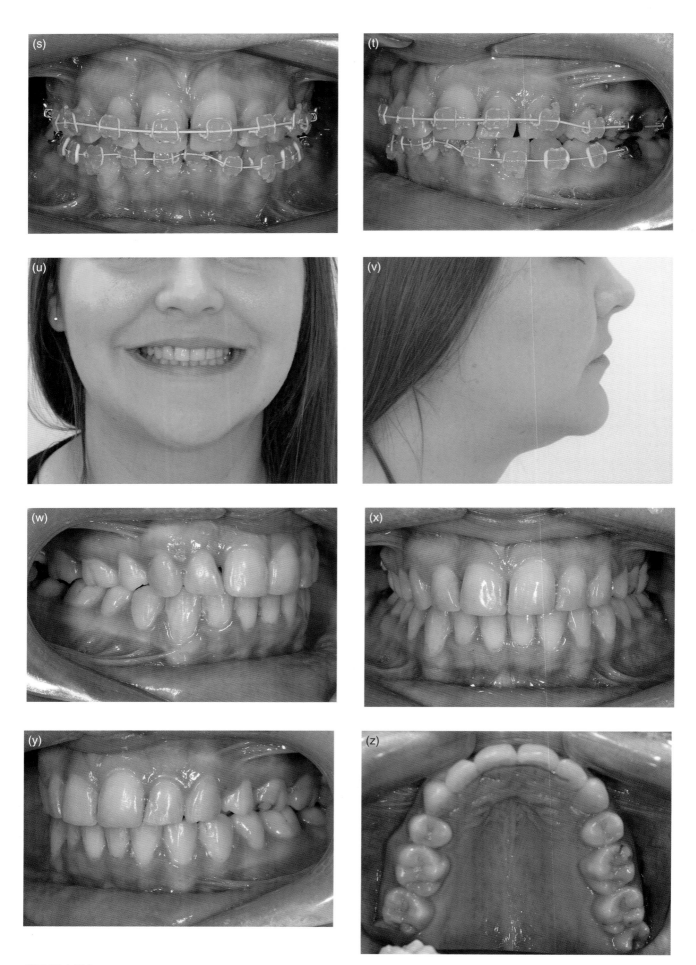

图7.15（续）

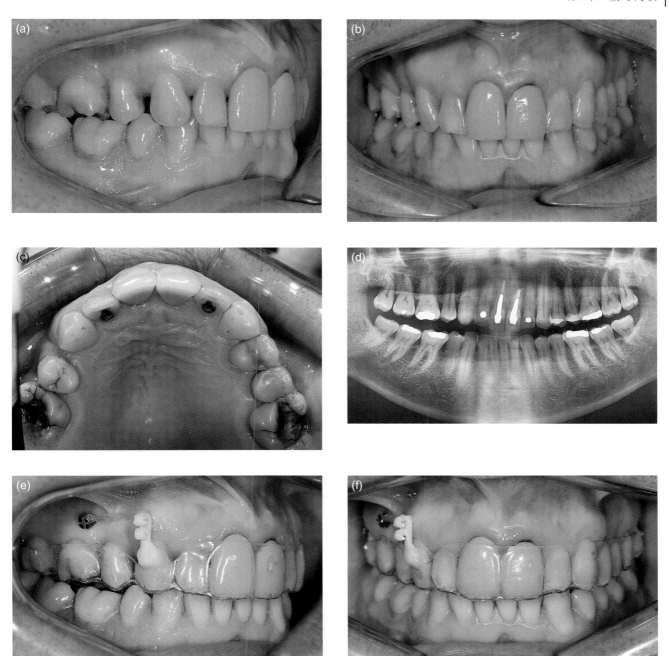

图7.16　（a~c）治疗前照片显示患者为安氏Ⅰ类，深覆骀，右侧尖牙Ⅱ类关系，右上前磨牙区存在剩余间隙。（d）全景片显示右上第一前磨牙缺失且相邻尖牙轻微远中倾斜。（e，f）开始佩戴第一副隐形牙套，并在右上第一磨牙颊侧近中植入微种植体。对右上尖牙的塑料长臂牵引钩进行弹性牵引。（g~j）图片显示牵引的最后阶段，佩戴（g，h）和未佩戴（i，j）最初设计的最后一副隐形牙套。（k，l）查看透明矫治器软件设计方案，最后一步远移的右上尖牙与治疗前位置相比，其远中腭侧旋转程度相同（k）。设计尖牙远移以精调排齐切牙（l）。

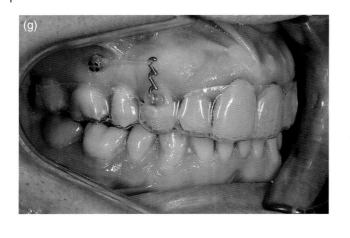
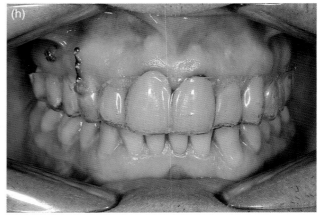
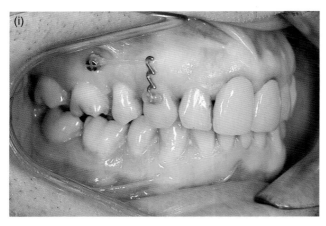
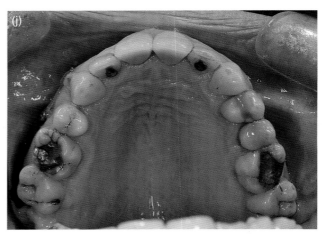
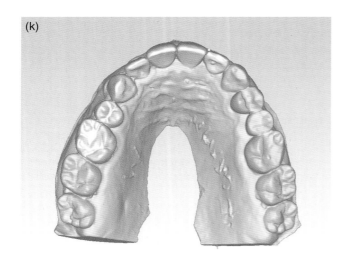
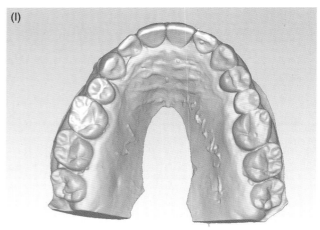

图7.16（续）

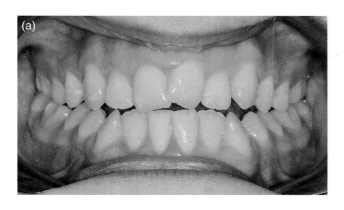

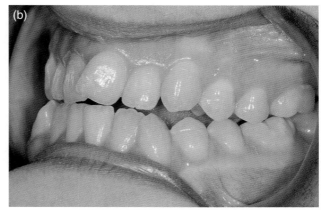

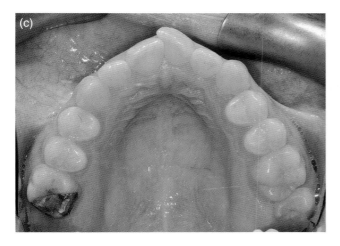

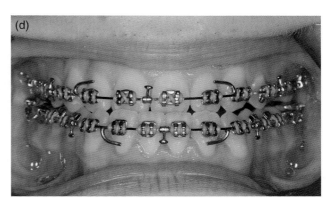

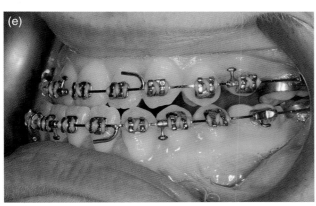

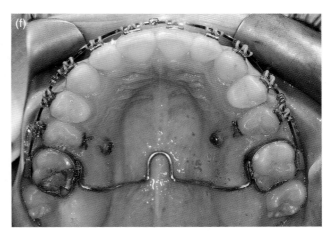

图7.17 （a~c）治疗前照片显示患者为安氏Ⅲ类，前牙开殆，上中线右偏。（d~f）正颌手术前照片显示排齐有效，覆殆改善，但是加重了切牙Ⅲ类关系和中线不齐。左上第二前磨牙牙冠远中倾斜，其近中也有剩余间隙。（g~i）粘接左上尖牙腭侧金属长臂牵引钩，并与同侧腭侧微种植体进行弹性牵引。（j~l）治疗结束时的口内像显示中线对齐，建立了Ⅰ类尖牙关系。

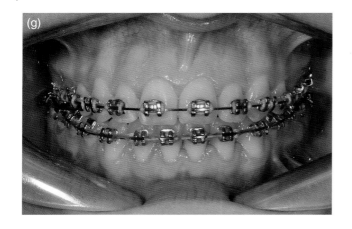

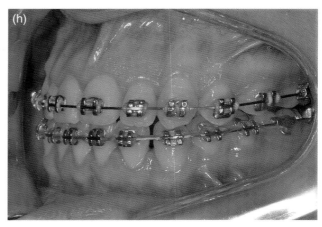

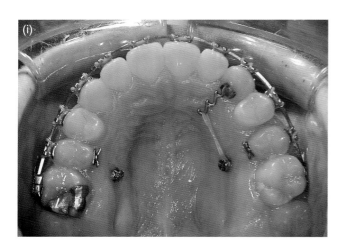

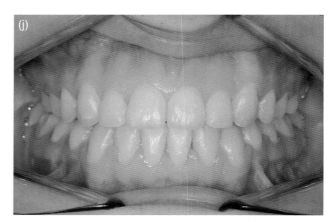

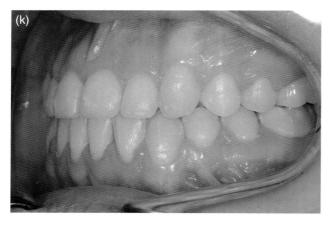

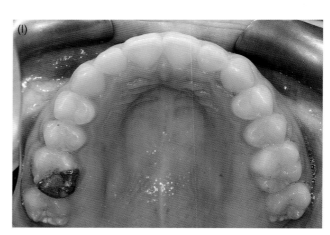

图7.17（续）

第8章

磨牙远移
Molar Distalisation

8.1 微种植体远移磨牙的替代方案

上颌和下颌均可使用磨牙远移的方法矫治Ⅱ类和Ⅲ类错𬌗畸形。与一些宣传相反，所有非骨性、无须患者配合的支抗矫治器在进行磨牙远移时均会发生支抗丢失[1]。

什么时候该选择磨牙远移尚无定论。不同的正畸医生对磨牙远移的需求也不同，这取决于诊所接诊的病例情况。例如，多年来笔者的大部分临床案例为需要生长改建或正颌手术的严重错𬌗畸形，而"简单的"磨牙远移病例并不多见。一些医生认为，Ⅱ类矫形治疗旨在解决下颌骨发育不足而非上颌磨牙远移，因而他们通常将微种植体与Twin Block等活动矫治器或Herbst/Forsus等固定矫治器配合使用以加强支抗（图8.1）[2-4]。迄今为止的证据表明，下颌的骨支抗可以减少矫形治疗的副作用，如避免下切牙唇倾，从而增大骨性矫形效应、减小前牙覆盖。然而，对于固定功能矫治器，这种效应受到上颌头帽口外弓效应的限制。因此，目前笔者认为这种方法主要适用于青春发育高峰期后和/或严重Ⅱ类错𬌗畸形的患者。相比之下，笔者的许多患者腭盖高拱，如果选择腭部的磨牙远移矫治器，硬腭部的植入通路将受到限制。

关于牙代偿治疗，一些国家间呈现出"文化"的差异。例如美国和德国将磨牙远移用于Ⅱ类非拔牙矫治，而在远东地区则用于Ⅲ类矫治。这些地区的Ⅲ类错𬌗畸形病例多为下颌骨过度发育，而非上颌骨发育不足为主。然而，大家在看到许多病例中磨牙远移的潜在优势时应该考虑其"附加条款"，因为这样可能掩盖了第二磨牙和/或第三磨牙的拔除需要。笔者认为在这种情况下，非拔牙矫治的概念是无效的。当恒牙列完整时，作为知情同意的一部分，不应该忽视拔除前磨牙的替代治疗方式，因为这往往涉及更少的并发症发生率。

虽然颊侧微种植体相对容易植入，但它们的邻间隙，即与相邻磨牙的颊根的过近距离，限制了可能的邻牙移动量。因此，颊侧支抗仅能为磨牙远移提供非常有限的范围，并且通常需要两个阶段的远移过程：首先是磨牙移动，其次是前磨牙和前牙的内收。此外，在这两个阶段之间支抗需要重新定位微种植体，其转换过程可能导致支抗丢失。然而，硬腭部骨支抗极大地增加了上颌磨牙远移的可能性。因此，微种植体位置的选择取决于上颌磨牙的计划移动量以及是否可以利用腭中区（在高腭弓病例中并非如此）。例如，使用位于腭侧牙槽区的微种植体直接牵引，可以很容易地实现半个单位牙宽的远移。更大范围的远移和更好的磨牙整体移动则需要通过定制式磨牙远移矫治器的间接腭中区骨支抗来实现。最重要的是，与使用常规"无须患者配合"的磨牙远移矫治器不同，微种植体可以避免在磨牙远移阶段以及随后内收阶段出现支抗丢失，即前牙近移或前倾以及磨牙支抗的丧失[5-6]。当远移力作用于磨牙根分叉水平而不是牙冠水平[5,7-8]，腭部磨牙远移矫治器可以加强对磨牙整体移动的控制。这样是容易实现的，因为矫治器位于接近根尖方的位置便于连接微种植体，并能提高患者舒适性。

患者的年龄和牙齿发育阶段是否与磨牙远移病例有相关性呢？Nienkemper在一项回顾性头影测量研究中回答了这个问题[8]。该研究根据年龄和上颌第二磨牙是否萌出对51例患者进行了分类。结果显示，对口内第二磨牙已出现的青少年和成人施加较大的矫治力时（例如，单侧从常规的250g增加至500g时），年龄和上颌第二磨牙萌出并不影响磨牙远移的效果。

> 当远移力作用于磨牙根分叉水平而不是牙冠水平，腭部磨牙远移矫治器可以加强对磨牙整体移动的控制。

　　下颌磨牙远移的支抗部位局限于后牙牙槽区（例如，第一磨牙的近中邻面）、磨牙后区或者颊棚区。但是，由于存在第三磨牙、操作路径受限以及缺少附着龈（即颊侧前庭沟浅）等因素，选择磨牙后区可能会很复杂。因此，中国台湾正畸医生Chris Chang推广的颊棚区可为下颌有效磨牙远移提供最好的支抗位点[9]。这是因为微种植体的体部可以完全植入磨牙牙根的颊侧（图8.2）。在Chang医生推荐的方法中，植入颊棚区的微种植体应该紧邻膜龈联合处（MGJ），此时应使前庭沟组织处于牵张状态，植入方向相对垂直（垂直于𬌗平面），并使微种植体头部与软组织面保持5mm距离[9]。他不推荐对远东地区的患者进行预钻孔，这可能与他使用相对较大直径的不锈钢微种植体有关。

　　但是，高加索和远东人种之间似乎存在解剖学差异。同样，在高加索患者中，紧靠着下颌第一磨牙的颊侧区域可能无法提供足够的骨量[10-11]。因此，推荐下颌第二磨牙的远颊位点作为植入部位，并且如果对颊棚区形态不清楚时建议使用CBCT进行分析。然而，该部位的骨皮质厚度可达4mm，因此需要使用预钻孔、宽种植体（例如，2mm直径的体部）、微种植体不完全植入，也可能需要使用更抗折断的不锈钢材质。

　　最后，考虑到下颌远移磨牙没有与上颌硬腭类似的支抗部位，下颌基骨可作为骨支抗的替代来源。然而，没有外科翻瓣和植入改良微钛板，这是不可能实现的（图8.3）。这种微钛板的特点是具有跨黏膜的颈部延伸，用于对远离支抗处进行牵引。微钛板需要使用若干骨钉固定于骨表面。总而言之，考虑到操作的外科手术性质，大多数正畸医生会选择寻找外科医生进行这种支抗植入手术。

8.1.1　微种植体支抗用于Ⅱ类生长改建治疗

- 该病例说明了微种植体支抗增强了生长改建的疗效。笔者通常使用Twin Block功能矫形矫治器治疗Ⅱ类早期青少年患者。然而，这名15.5岁的男性患者已经过了生长发育高峰期（图8.1a~c）。因此，笔者额外使用下颌微种植体支抗，增强了功能矫治器的作用，主要表现为减轻了下前牙唇倾的副作用，并因此最大化了骨改建的效果。

- 在双侧下颌前磨牙颊侧牙根之间植入微种植体（1.5mm×9mm，短颈型）。植入部位为预先存在的牙根充分分开的区域（图8.1d）。

- 使用0.019英寸×0.025英寸的不锈钢方丝连接下颌第一前磨牙与微种植体（图8.1d，e）。佩戴Twin Block矫治器矫治Ⅱ类错𬌗畸形（图8.1e~g）。

- 治疗13个月后，停止佩戴Twin Block矫治器，移除微种植体支抗（图8.1h，i）。根据笔者的经验，与更年轻的青少年患者相比，此类患者这一阶段的治疗时间应更长。

- 患者继续进行12个月的上下全口牙列的固定矫治，以实现排齐整平和咬合调整（图8.1j，k）。

8.1.2　使用微钛板进行下颌磨牙远移

- 患者38岁，男性，安氏Ⅱ类1分类，骨性Ⅱ类，伴有上下颌平面角偏小（图8.3a~f）。他需要间隙用于解除严重的下牙弓拥挤和正畸去代偿。并计划还通过下颌骨切开前徙术矫治Ⅱ类畸形。常规需要拔除下颌前磨牙，但由于该患者缺失所有的下颌第二和第三磨牙，使下牙列的处理变得更复杂（图8.3g）。因此，同意通过下颌磨牙远移以避免进一步拔牙。然而，因后牙牙槽嵴吸收，不适合微种植体支抗，这使矫治变得很复杂。

- 将双侧"L"形颌面外科微钛板固定于患者下颌骨上，该操作由外科医生在患者全身麻醉下翻瓣完成（图8.3h）。同时，外科医生将微钛板进行了改形，其最上端的远中部分被切割形成钩状。

- 术后8周，在双侧下颌后牙段上粘接固定矫治器，然后从微钛板至磨牙颊面管进行弹力牵引（图8.3i~k）。

- 磨牙远移弹力牵引6个月后，得到了排齐前牙所需的间隙，此时粘接下前牙托槽（图8.3l~o）。
- 经过16个月的术前正畸治疗，已排齐牙列，并内收下前牙，覆盖增至10mm。患者准备进行下颌骨切开前徙术和颏成形术（图8.3p~s）。此时，下颌第一磨牙已被远移了一个单位牙宽的宽度，此阶段出现了一些远中倾斜以及压低的副作用移动。
- 正颌手术中取出了微钛板并植入标准固定钛板（图8.3t）。
- 正颌手术后6个月完成了正畸治疗（图8.3u~z），接受了最后轻微的磨牙开𬌗。

8.2　磨牙远移的临床目标

- 远移磨牙，无前磨牙和前牙的近移（支抗丢失）。
- 在远移磨牙后，内收前磨牙和前牙，无远移磨牙的近移（支抗丢失）。

8.3　治疗方案

- 上下颌颊侧牙槽区微种植体支抗（直接或间接）。
- 腭部牙槽区微种植体支抗。
- 腭中区微种植体远移磨牙装置。
- 下颌颊棚区或者磨牙后区微种植体支抗。
- 分别在上颌颧下嵴区及下颌骨体部植入微钛板以远移上下颌磨牙。
- 拔除前磨牙以避免磨牙远移。
- 采用头帽口外弓，可能配合使用上颌活动矫治器（例如，Nudger），用于上颌磨牙远移。
- 通过正颌外科或功能矫形矫治器矫正骨性畸形，而不是磨牙远移。

8.4　制订治疗计划需考虑的关键要素

- 治疗中后牙关系改变后的磨牙、尖牙和骨性关系。
- 第二磨牙的萌出情况：在第二磨牙萌出之前，磨牙远移的阻力较小，但更多的是磨牙倾斜移动，而非整体移动[12]。
- 第三磨牙存在与否：如果第三磨牙的存在会干扰磨牙远移，在正畸治疗前需考虑拔除。
- 由于之前拔除或者先天缺失造成的后牙缺失以及可能出现的牙槽嵴萎缩。
- 腭穹隆的高度及形态，腭盖高拱会使腭中区微种植体支抗的植入及磨牙远移装置的安装出现困难。
- 磨牙远移的需求量以及左右两侧的需求量是否有差异。
- 由于上颌后牙相邻颊根很接近，邻间隙非常有限，上颌颊侧牙槽区的微种植体支抗仅能提供非常有限的磨牙远移量[13]。此外，这种方法通常需要在完成磨牙远移后、在第二阶段内收前磨牙前重新植入微种植体。
- 上颌腭根间有足够的邻间隙。此方法植入操作方便，可提供1/2个单位牙宽的远移量（在微种植体支抗与其近中牙根接触之前）。
- 由于腭中区微种植体支抗磨牙远移装置的制作及安装的特殊要求，它需要花费更多的椅旁及技工室操作时间。但是，一旦安装就位后，它加力简单，可以提供最大量的磨牙远移距离，同时可以提供最佳的磨牙整体移动，并可直接继续进行后续的前牙内收[14-17]。

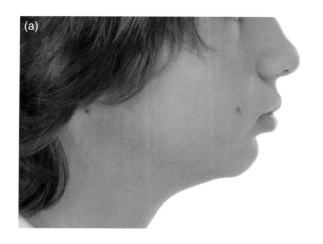

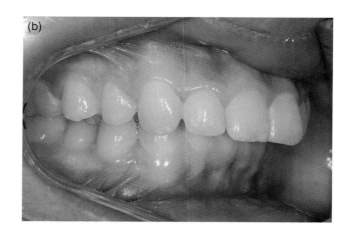

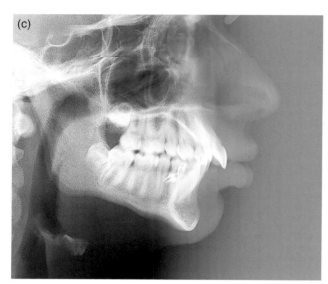

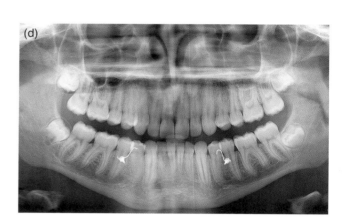

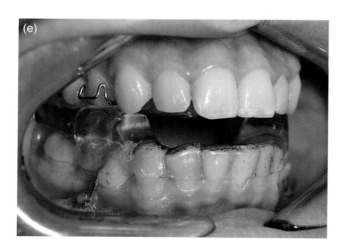

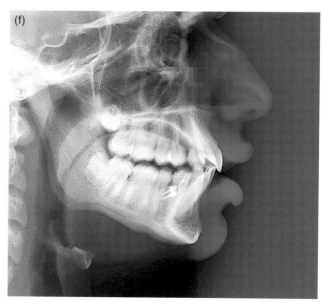

图8.1 （a~c）治疗前照片和头影侧位片显示患者为安氏Ⅱ类1分类，骨性Ⅱ类，前下面高小。（d）下颌双侧第一前磨牙远中植入微种植体支抗后拍摄的全景片。（e）照片显示佩戴Twin Block矫治器，微种植体通过片段弓与下颌第一前磨牙牙冠连接。（f）侧位片拍摄于功能矫形治疗结束时。（g）治疗前以及功能矫形治疗结束后的头影测量重叠图。结果显示颏部朝前下移动，伴有很少的上颌以及切牙的变化。（h，i）照片拍摄于固定矫治开始时，显示为Ⅰ类错𬌗和暂时性后牙开𬌗。（j，k）固定矫治结束后的面像及口内像。

(g)

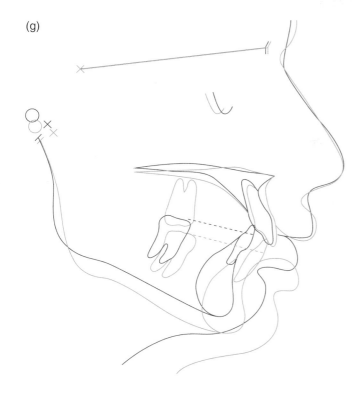

骨骼			软组织		
SNA	°	2.0	Lip Sep	mm	6.0
SNB	°	2.0	Exp UI	mm	−0.5
ANB	°	−0.0	LS-E	mm	−2.5
SN/MxP	°	−2.0	LI-E	mm	−2.0
MxP/MnP	°	1.0	NLA	°	−6.0
LAFH	mm	6.0	LLA	°	13.0
UAFH	mm	−0.0	Holdaway	°	−8.0
LAFH/TAFH	%	2.5			
LPFH	mm	2.0	鼻突度		
UPFH	mm	1.0			
PFH	mm	8.5	Nose tip	mm	1.5
Wits	mm	−3.5	Nose angle	°	3.5
牙齿			颏突度		
覆盖	mm	−4.5	Chin tip	mm	8.5
覆𬌗	mm	−4.5	B-NPo	mm	−0.5
UI/MxP	°	−1.0	LADH	mm	0.5
LI/MnP	°	4.5			
IIangle	°	−4.0			
LI-APo	mm	2.5			
LI-NPo	mm	1.5			

(h)

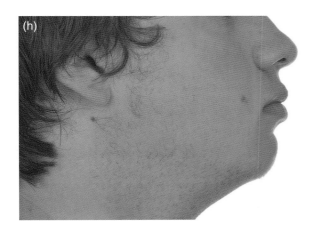

(i)

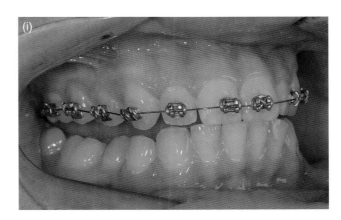

(j)

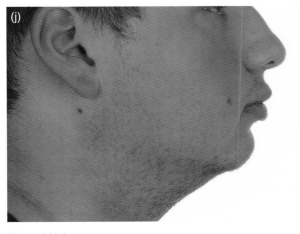

(k)

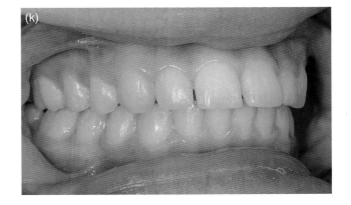

图8.1（续）

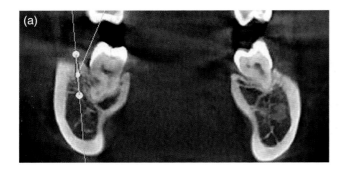

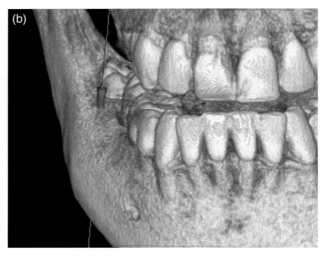

图8.2 （a）CBCT冠状切面影像显示了与下颌第一磨牙相邻的颊棚区，其中红色轮廓为虚拟植入该区域的微种植体。（b）CBCT重建影像显示了右侧颊棚区的表面形态和位于第二磨牙牙冠远颊部位的虚拟微种植体头部。

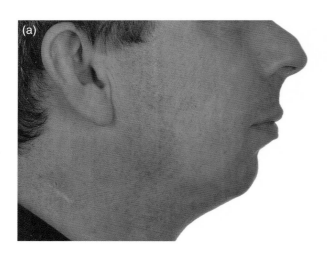

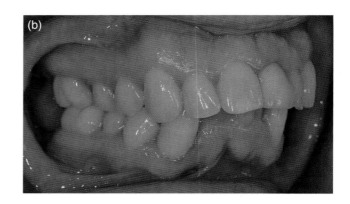

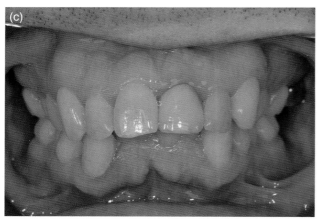

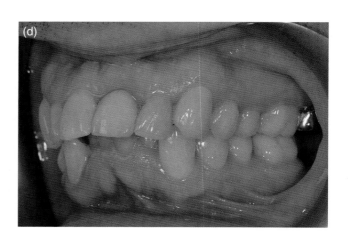

图8.3 （a~f）治疗前照片和头影侧位片显示患者为安氏Ⅱ类1分类，骨性Ⅱ类，前下面高小，下切牙唇倾，下颌前牙段严重拥挤。（g）治疗前全景片发现下颌第二和第三磨牙均缺失。（h）下颌体部植入微钛板后的全景片。（i~k）开始从微钛板使用弹力牵引牵拉下颌磨牙。（l~o）获得足够间隙后粘接下前牙托槽。（p~s）正颌手术前的口内像以及放射片。图片显示下颌磨牙远移和下切牙获得去代偿。（t）正颌手术后的全景片显示固定钛板替代了改良微钛板。（u~z）正畸结束后的面像、口内像及头影侧位片。

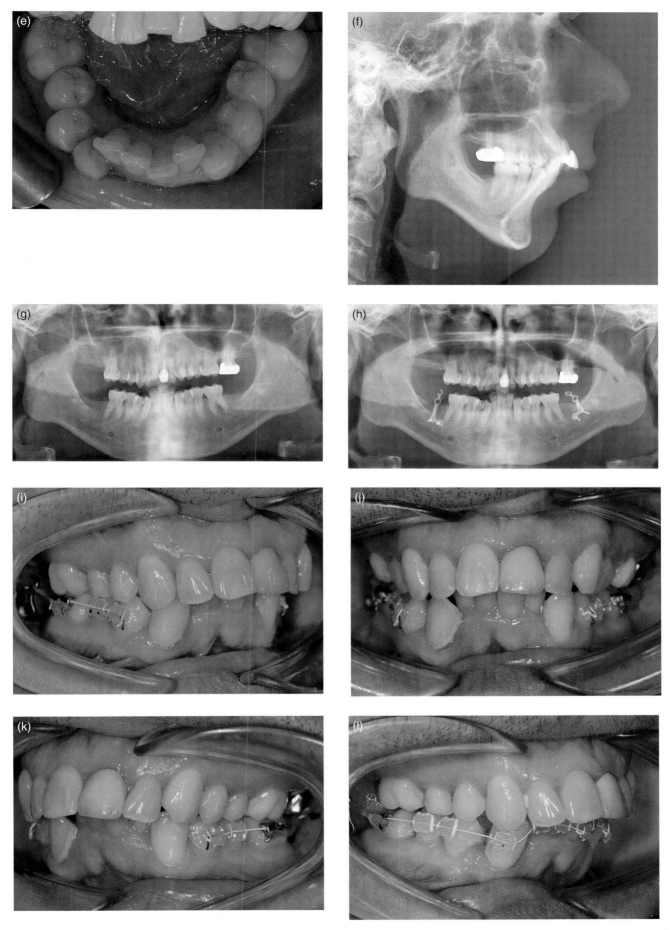

图8.3（续）

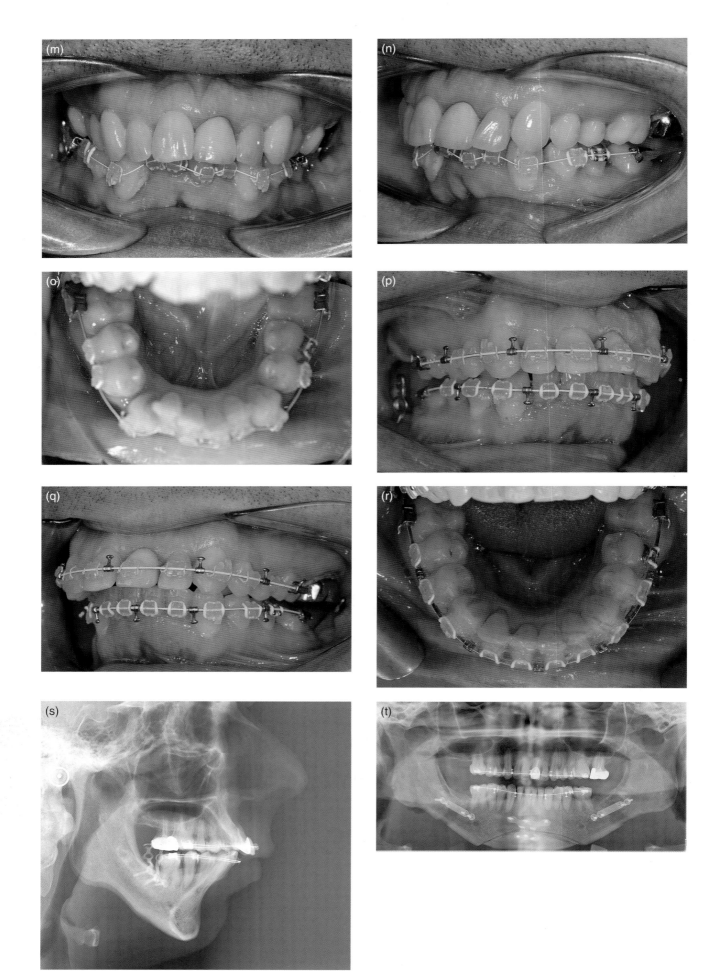

图8.3（续）

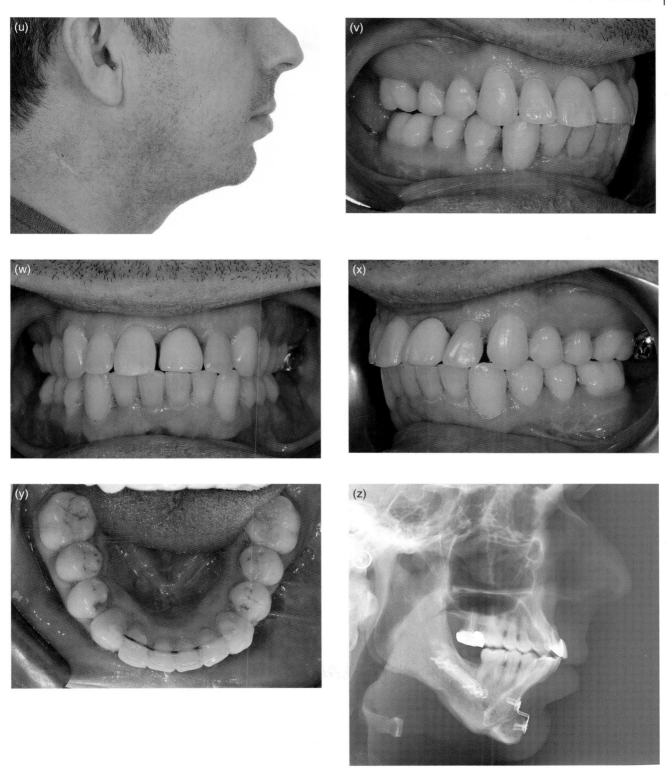

图8.3（续）

8.5　生物力学原理

- 当力施加在磨牙牙冠水平时，可造成磨牙远移过程中磨牙牙冠出现远中倾斜移动，继而当内收前牙、竖直磨牙时，有支抗丢失的风险[5,18]。
- 当远移磨牙的力施加于磨牙根分叉的垂直水平时可以实现磨牙整体移动[5]。
- 当第二磨牙未萌时，第一磨牙易出现远中倾斜（图8.3）[12]。
- 当磨牙远移时易造成后牙反𬌗。当使用横腭杆（transpalatal arch，TPA），或者固定矫治器的弓丝及磨牙远移装置没有补偿横向协调时会加重后牙反𬌗趋势。
- 可以使用推力或拉力远移上颌磨牙。多数正畸医生最初会认为使用推簧可以传递磨牙远移的矫治力。然而，使用拉簧或者弹力牵引远移磨牙也是可行的（图8.13）。使用镍钛拉簧对于长距离的加力牵引是有优势的[19]。

8.6　治疗中的问题和解决方法

- 如果出现磨牙远中倾斜的迹象，可进行磨牙远移过矫治，在内收前牙时期望磨牙复发而恢复。
- 可暂时接受后牙反𬌗，尤其为满足支抗需要而使用TPA时。但是，如果采用牙槽区微种植体支抗直接牵引远移磨牙时，可以协调上下弓丝宽度，如上颌适当扩弓。
- 患者发现口内任何装置部件出现松动、脱落或断裂时，应立即通知正畸医生，以防止支抗丢失或出现不利的牙齿移动。

8.7　下颌牙列远移

包括在后牙牙槽区、磨牙后区以及颊棚区植入微种植体。

8.7.1　下颌牙列远移的临床步骤

8.7.1.1　植入前准备

（1）对于颊侧植入位点，例如第一磨牙近中，通过分离相邻牙牙根增加牙根间距。增加邻间隙可以通过增加下颌第二前磨牙托槽的近中倾斜度实现。

（2）排齐整平牙弓至工作丝的就位，例如0.019英寸×0.025英寸不锈钢方丝。

（3）选择最佳植入位点，例如终末磨牙的远中（图8.4）或者第一磨牙远中颊侧的颊棚区（图8.2）。该选择分别取决于磨牙后区植入操作的难易程度、邻间隙是否充足以及表面软组织的活动度与厚度。如果第三磨牙存在或者近期被拔除时，磨牙后区可能就不适合作为植入位点。

（4）考虑制作导板，尤其是当植入位点操作困难或者接近磨牙牙根时，可以在植入手术前1~2周取模型或者进行口内扫描制作导板。如果是取印模，可以用软蜡缓冲托槽，但植入位点附近的托槽需要除外。另外最好还要测量或者拍摄记录膜龈联合的临床高度水平。

8.7.1.2　微种植体的选择

（5）牙槽区位点：选择窄、短颈型的微种植体（例如，1.5mm×6mm或1.5mm×9mm型号Infinitas™微种植体）。长度的选择取决于患者的年龄、预期的骨皮质厚度、附着龈的高度以及微种植体的倾斜角度和最终的植入深度。例如磨牙后区以及颊侧附着龈高度有限的位点需要选用长体部的微种植体，因为此时植入是不完全的。短的微种植体适合有理想附着龈高度的成年患者，此时可在相对偏根尖位置的较水平地植入微种植体。

颊棚区：选择相对较长、较宽的微种植体型号（例如，Infinitas™，2mm×9mm，长颈型）。此适用于较厚的骨皮质层以及微种植体的不完全植入的情况。

8.7.1.3　植入

（6）在磨牙后区（图8.4）、牙槽区的牙邻接点或者颊棚区（图8.2）确定植入位点。选择牙槽区牙邻接点植入时，应选第一磨牙牙根近中，以便于相邻第二前磨牙的后续远移（图8.5）。理想情况下，应当植入于附着龈区，但如果无法实现可使用软组织打孔器去除一圈松散的黏膜后再行植入。

（7）在植入位点进行局部麻醉。

（8）在垂直平面上确定植入的倾斜角度：相邻牙间植入的微种植体需垂直于颊面牙槽骨；磨牙后区的微种植体植入角度需轻微倾斜于横断面，使微种植体头部可以位于体部的颊侧；颊棚区植入微种植体则需要相对"竖直"或者倾斜以免穿透牙槽骨。

（9）当可以充分伸展面颊部和颊侧前庭沟、操作空间足够时，可以采用手动植入。否则建议使用弯头手机植入，尤其是磨牙后区，但无法获得完全的操作触感。

（10）建议在植入微种植体前进行有限的预钻孔，例如进行2mm深的骨皮质打孔，除了下颌骨皮质密度较低的青少年患者。

（11）在牙槽区位点植入完成时，应将微种植体的颈部部分植入，但头部需要完全暴露以便于牵引。植入时最好逐步进行，在最后几圈时最好间断取下手柄，以免过度植入。如果骨皮质产生了很大的植入扭矩，则需要通过部分旋出微种植体来进行抵消，前提是尚有大于1mm的植入深度。

（12）对于颊棚区，植入完成时应使微种植体的头部位于膜龈联合冠方几毫米，以便使微种植体头部完全暴露，并相对接近固定矫治器的高度水平。

（13）在牙槽区位点植入时，需要叩诊检查邻牙，检测与牙根的接近程度。如怀疑有问题，可进行口内放射片检查。

8.7.1.4 植入后事项

植入后的第5周~第6周内可即刻施加轻力牵引，例如使用轻力的弹性橡皮圈。之后可从支抗牙或弓丝到微种植体使用镍钛拉簧或者弹性附件施加直接牵引力，或者将支抗牙和微种植体用结扎丝或者牵引辅助装置连接作为间接支抗使用（图8.4b，c）。

8.7.2 临床案例

（1）**单颗下颌磨牙远移（图8.4）**。
- 患者为成年，安氏Ⅱ类2分类，伴有右下第二磨牙缺失以及右下第二前磨牙舌侧错位（图8.4a）。
- 除右下第二前磨牙外，下牙弓已排齐，可以放入0.019英寸×0.025英寸不锈钢方丝（图8.4b）。
- 选择1.5mm×9mm、长颈型Infinitas™微种植体，植入右下第一磨牙的远中颊侧牙槽区，用作间接支抗固定右侧前磨牙以及尖牙（图8.4b~d）。
- 远移磨牙直到有足够间隙排齐第二前磨牙，此时才解除支抗（图8.4e~j）。

（2）**下牙弓整体远移（图8.5）**。
- 患者17岁，女性，安氏Ⅱ类1分类（图8.5a）。她需要进行下牙弓去代偿以便行后续的下颌前徙骨切开术。患者左下第二磨牙重度修复充填，且存在较大的根尖区暗影（图8.5b，c），因此决定拔除该牙以及右下第一前磨牙以获得间隙。右侧前磨牙的间隙计划采用传统牵引以及支抗进行关闭。左侧则使用后牙颊棚区的微种植体支抗进行整体内收左侧前后牙。
- 拔牙后开始正畸治疗，排齐牙列至使用0.019英寸×0.025英寸不锈钢方丝。选择2mm×9mm、长颈型Infinitas™微种植体，植入于第二磨牙拔牙位点的远中颊侧颊棚区（图8.5d）。
- 直接牵引至弓丝上的长臂牵引钩（图8.5e，f）。
- 7个月后停止牵引，将长臂牵引钩的长度缩短，拟作为后续的外科手术牵引钩使用。左下象限牙的整体远移已完成，此时左下第一磨牙已接近微种植体（图8.5g~i），这一定程度上是因为微种植体发生了近中倾斜，可能由附近磨牙牙槽窝愈合过程中引起的局部加速现象所导致。
- 治疗前后的头影测量比较分析证实，双侧牵引使切牙获得了完全去代偿治疗（图8.5j，k）。
- 然后通过下颌前徙手术完成了Ⅱ类畸形的矫正（图8.5l~n）。

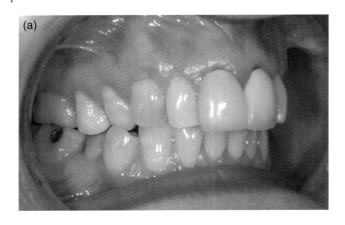

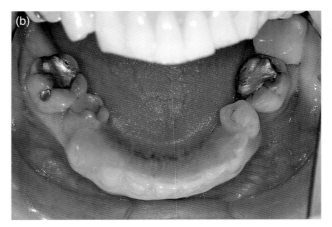

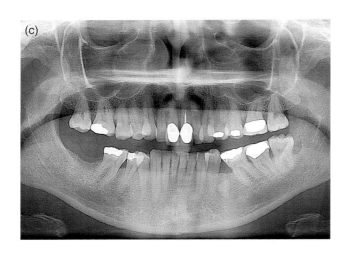

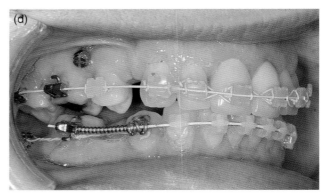

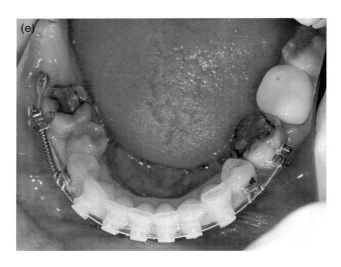

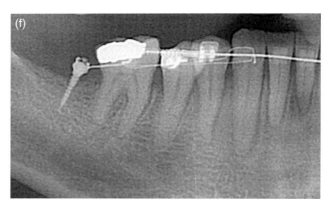

图8.4 （a，b）成年患者，治疗前照片显示为安氏Ⅱ类，右下第二和第三磨牙缺失，中度拥挤，右下第二前磨牙舌侧错位。（c）治疗前全景片确认2颗右下磨牙缺失以及牙列中较多牙有修复的情况存在。（d~f）微种植体植入右下第一磨牙的远中颊侧，通过结扎丝与第一前磨牙托槽连接以提供间接支抗。（g，h）当磨牙远移获得足够间隙后，粘接排齐右下第二前磨牙。（i，j）治疗14个月后，完全排齐前磨牙，结束治疗。

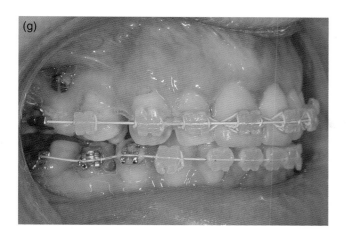
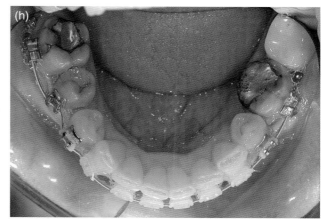
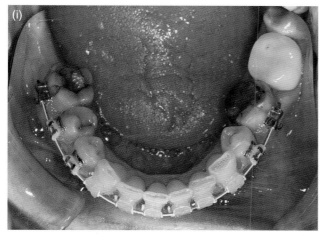
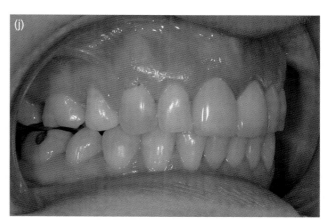

图8.4（续）

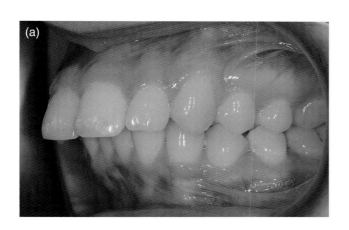
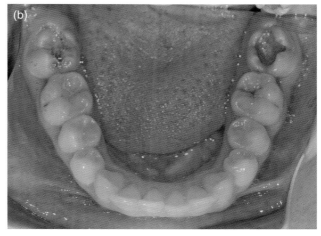

图8.5 （a，b）患者17岁，女性，口内像显示安氏Ⅱ类1分类，左下第二磨牙有重度充填修复治疗史。（c）全景片显示该磨牙有根尖区暗影，左下第三磨牙存在。（d）根尖片显示微种植体位于左下第三磨牙近中。（e，f）口内像显示左下尖牙远中弓丝上安置了S形的长臂牵引钩，使用透明弹力牵引连接微种植体与该长臂牵引钩加力。（g）直接牵引5个月后，全景片显示左下第一磨牙远移，且微种植体出现近中倾斜。（h，i）正颌手术前的正畸照片显示，长臂牵引钩已减短，左侧磨牙远中关系已加重，而左下第一磨牙牙冠靠近微种植体头部。（j，k）在开始牵引和牵引7个月分别拍摄头影侧位片，比较分析显示下颌单侧磨牙远移以及切牙去代偿。（l~n）治疗后的口内像和头影侧位片显示左侧磨牙咬合接触好，左下第三磨牙部分萌出。

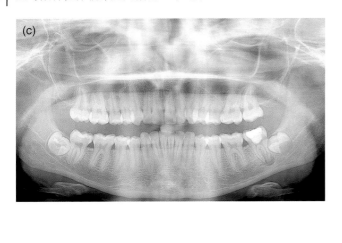

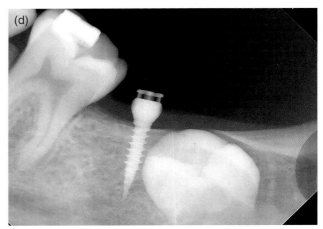

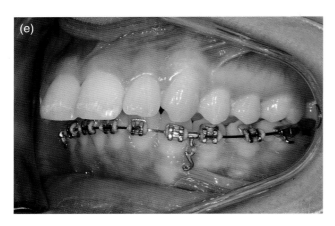

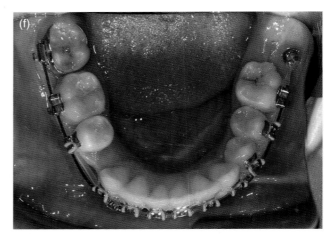

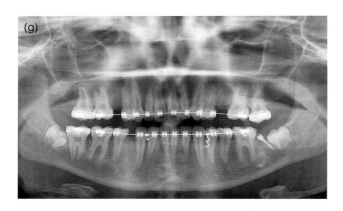

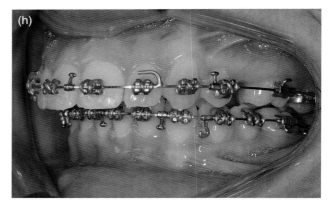

图8.5（续）

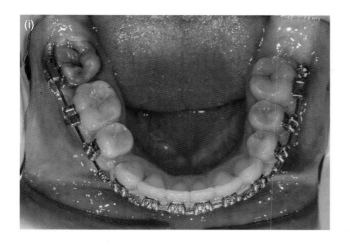

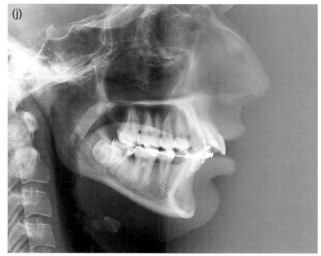

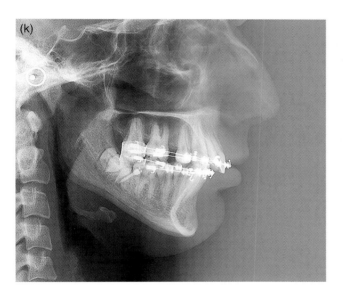

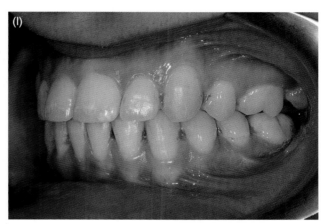

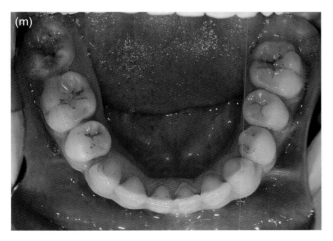

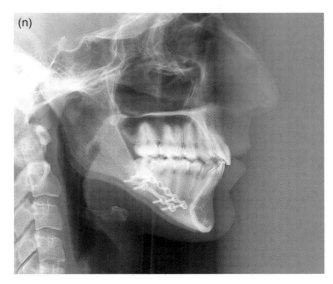

图8.5（续）

8.8　上颌牙列远移

植入位点和生物力学设计取决于需要远移的量以及腭中区的植入容易程度（也即腭穹隆的高度）。

8.8.1　腭侧牙槽区微种植体远移磨牙的临床步骤

8.8.1.1　植入前准备
（1）如计划配合使用TPA，作为间接支抗远移磨牙，那么在治疗开始时第一磨牙需使用带环。

（2）排齐整平上牙列，主弓丝至少使用0.018英寸不锈钢丝，更多情况下使用的是0.019英寸×0.025英寸不锈钢方丝。

（3）选择最佳的植入位点，第一磨牙的近中或者远中，这取决于第二磨牙是否已萌出、牙弓的长度、可用的邻间隙以及操作的难易程度。

（4）可考虑取模制作导板，尤其是植入位点难以操作或者邻间点朝远中偏移（即更靠近位于远中的腭根）。在植入前1~2周制作。需注意由于植入位点和导板覆盖部分仅包括咬合面和腭部表面，印模的托槽龈方可以完全变形。

8.8.1.2　微种植体的选择
（5）鉴于植入部位邻间隙的特点，可以选择直径相对较细的微种植体。需要足够长的颈部以便穿透较厚的黏膜，例如1.5mm×9mm、长颈型Infinitas™微种植体。

8.8.1.3　植入
（6）确认腭部牙槽区的植入位点，即靠近第一磨牙或第二磨牙腭根的近中。紧邻腭根近中的目的是便于前磨牙或第一磨牙牙根靠近微种植体之前，该牙根可以有足够空间远移。

（7）植入位点进行局部麻醉。

（8）使用黏膜刀在植入部位切除一圈黏膜。

（9）确定植入的角度。对于腭部牙槽区的微种植体，植入位点在前后向通常与表面垂直。在垂直平面上，它们可以为90°植入或者通过倾斜种植手柄朝根尖方倾斜植入。当腭根相对较表浅时，该方法可限制植入深度。

（10）对于成年患者建议采用骨皮质打孔步骤。

（11）由于操作空间的限制，建议使用弯头手机植入，尤其是要避免植入路径偏向位于远中的磨牙牙根。

（12）当微种植体颈部已部分植入而头部完全暴露时停止植入操作。这个操作最好逐步完成，且最后几圈时应间断取下种植手柄，以免过度植入。

（13）叩诊邻牙检查与邻牙牙根靠近程度，并且在怀疑有问题时拍摄口内X线片。

8.8.1.4　植入后事项
（14）直接牵引：粘接附件（牵引钩或者改良长臂牵引钩）至第一前磨牙或者尖牙的腭侧面。长臂牵引钩有利于施加更加水平向的牵引力（图8.6）。间接牵引：需要在第一磨牙上安置改良TPA。

（15）植入的5~6周内即刻使用轻力牵引，例如使用弹力橡皮链。之后使用镍钛拉簧或者弹力辅助装置进行牵引。

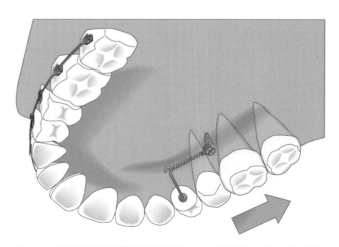

图8.6　图片显示从腭部牙槽区第一磨牙腭根近中的微种植体至第一前磨牙上的长臂牵引钩施加牵引力。

8.8.2　临床案例

（1）腭侧牙槽区微种植体支抗的直接牵引（图8.7）。

- 患者13岁，女性，安氏Ⅱ类1分类（图8.7a~c）。覆盖7mm，双侧磨牙和尖牙为不对称的Ⅱ类关系，即一侧差1/4个单位牙宽，而另一侧差1/2个单位牙宽。

- 左右上颌第二前磨牙均发育不良，左右上颌第二磨牙均已拔除。上切牙牙根短，因此禁止使用Ⅱ类颌间牵引。

- 粘接上颌固定矫治器用于排齐整平。

- 选择1.5mm×9mm、长颈型微种植体植入上颌第一磨牙腭根的近中（图8.7d，e），即刻牵引于第一前磨牙的腭侧金属扣（图8.7c）。

- 多达1/2个单位牙宽的不对称的远移实现后，前磨牙的牙冠已接近微种植体的头部（图8.7f~h）。此时，改用后牙的间接支抗来内收前牙。

- 正畸结束前取出微种植体（图8.7i~k）。

（2）腭侧牙槽区微种植体支抗牵引至TPA（图8.8）。

- 患者17岁，男性，安氏Ⅲ类，严重骨性Ⅲ类，需要行双颌正颌手术，先做术前正畸。上牙列重度拥挤，左上尖牙阻生，上中线左偏明显，上颌双侧第一前磨牙缺失（图8.8a，b）。

- 因此该患者需要超过1/2个单位牙宽的上颌磨牙远移量。然而，患者腭部窄而高拱，难以在腭中区植入微种植体。

- 上颌第一磨牙粘接带环，其余牙齿粘接固定矫治器，排齐整平牙列。

- 选择1.5mm×9mm、长颈型微种植体植入于上颌第一磨牙近中的腭侧牙槽区，将改良TPA安装就位（图8.8c）。对焊接于TPA前部的双侧牵引钩进行即刻牵引。

- 磨牙远移8个月后，TPA开始与微种植体头部重叠，因此替换新的TPA继续牵引。新的TPA在前段中份设计了牵引钩，可以提供更大的牵引距离，用于最后7个月的牵引（图8.8d）。

- 当纠正尖牙阻生和中线不齐的间隙已充足时，去除第2个TPA（图8.8e~j）。头影测量重叠图（图8.8k）显示，经过15个月磨牙远移效果明显，仅出现了适度的切牙前倾。

（3）腭部牙槽区微种植体支抗牵引至四眼圈簧（图8.9）。

- 患者36岁，女性，安氏Ⅱ类，骨性Ⅰ类。4颗第一前磨牙及上颌2颗第三磨牙缺失，牙列轻度拥挤，上牙弓为尖圆形，尖牙关系为3/4个单位牙宽的Ⅱ类关系（图8.9a~g）。

- 使用改良可摘式四眼圈簧就位于上颌第二磨牙，并即刻加力（图8.9j）。

- 在双侧磨牙邻接点偏远中、接近第二磨牙腭根处（图8.9h，i）植入1.5mm×9mm、长颈型微种植体，直接牵引至四眼圈簧前部的双侧牵引钩。

- 牵引和上颌扩弓同时进行，尽管通过有弹性的四眼圈簧进行牵引产生的副作用导致了第二磨牙朝远中腭向旋转，但后续使用唇侧矫治器完全地解决了这个问题。治疗后看来，如果最初就粘接了第一磨牙，使用硬的片段弓连接第一磨牙与第二磨牙，或许可以减少该旋转副作用。

- 治疗23个月后，去除微种植体和四眼圈簧，仅剩余唇侧固定矫治器。在该阶段，上颌尖圆形牙弓得到成功扩弓，尖牙Ⅱ类关系也得到了纠正（图8.9k~n）。

- 2个月后去除固定矫治器，需为过度扩弓的磨牙提供远期竖直和咬合精调的空间（图8.9o~t）。

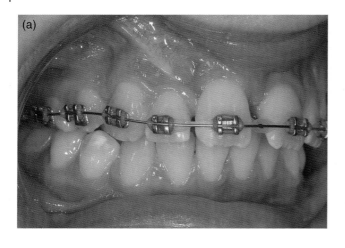

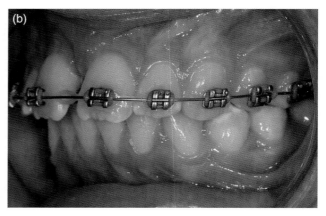

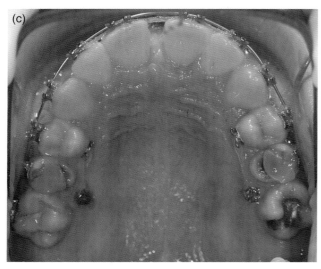

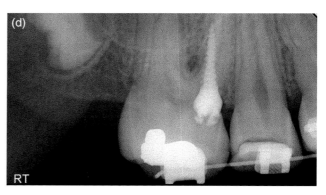

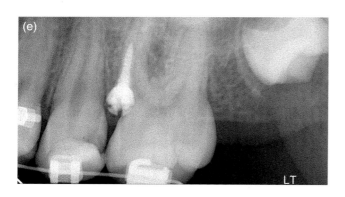

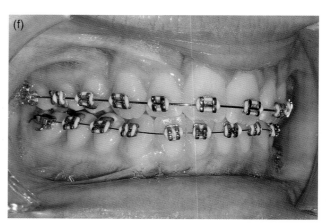

图8.7 （a，b）口内像显示患者为安氏Ⅱ类，覆盖7mm，不对称Ⅱ类后牙关系，上颌左右侧第二磨牙缺失。（c）腭侧图片显示双侧腭部牙槽区微种植体位于第一磨牙腭根的近中，并且牵引到第一前磨牙腭侧金属扣。（d，e）植入微种植体后的口内X线片。（f~h）直接牵引7个月后的照片，随着前磨牙和磨牙的整体后移，第二前磨牙牙冠靠近微种植体头部。（i~k）固定治疗结束2年后的口内像显示后牙Ⅰ类关系稳定。

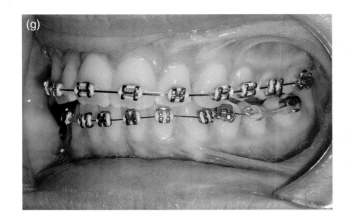
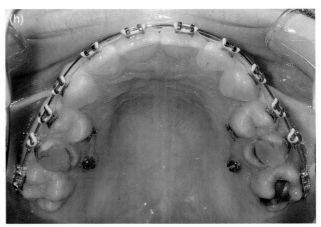
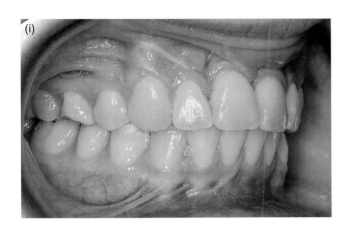
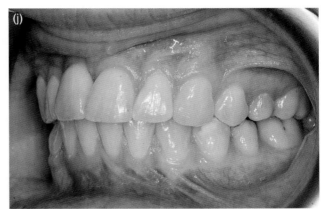
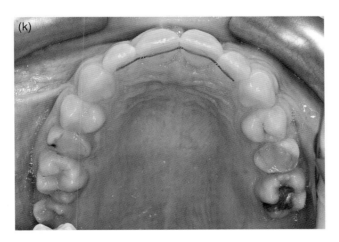

图8.7（续）

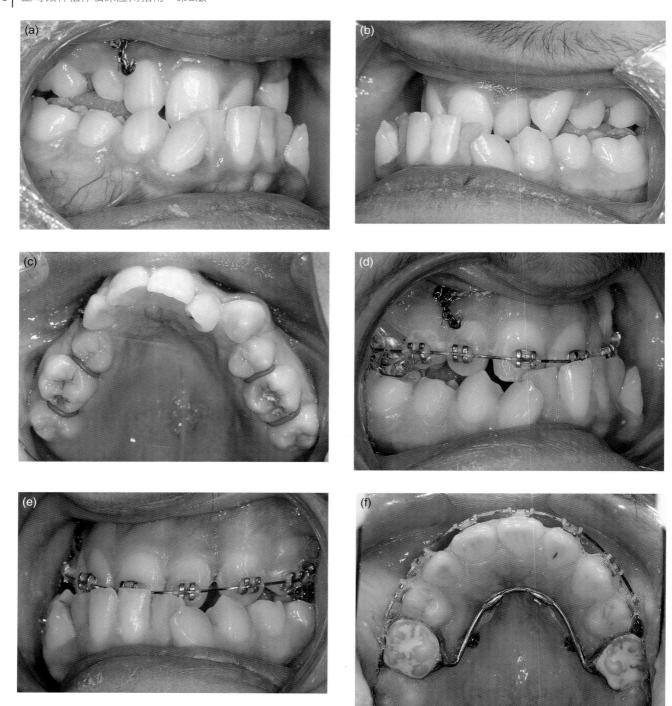

图8.8 （a~c）治疗前照片显示患者为严重的安氏Ⅲ类错𬌗，伴有上颌双侧第一前磨牙缺失以及右上尖牙阻生。（d，e）采用固定矫治器排齐上牙列。（f，g）腭侧图片显示2颗位于双侧第一磨牙近中的腭侧牙槽区的微种植体，施加弹力牵引至2种不同设计的改良TPA。（h~j）在双侧磨牙远移以及中线不齐纠正后，阻生的尖牙已获得了足够的间隙。（k）头影测量重叠显示正颌手术前正畸的变化（红色为正畸治疗前，绿色为正颌手术前），磨牙已成功远移并且没有伸长。

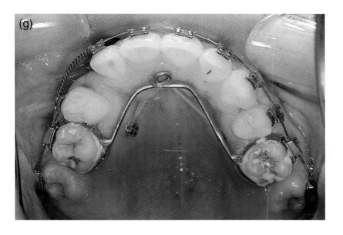

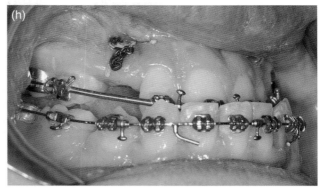

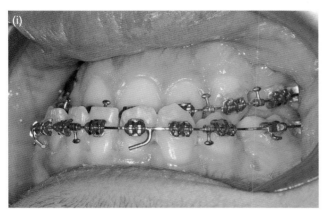

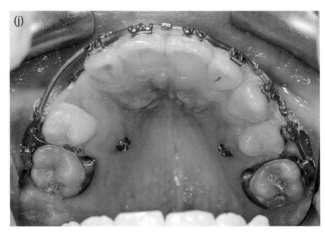

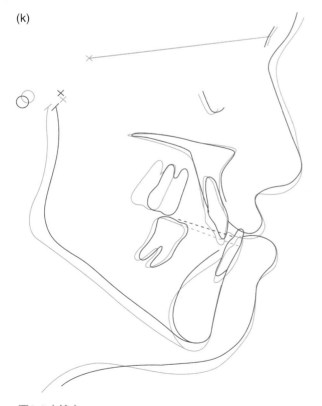

骨骼			软组织		
SNA	°	−1.5	Lip Sep	mm	−2.0
SNB	°	−0.5	Exp UI	mm	1.0
ANB	°	−1.0	LS-E	mm	0.0
SN/MxP	°	−2.0	LI-E	mm	0.0
MxP/MnP	°	3.0	NLA	°	8.5
LAFH	mm	4.5	LLA	°	−7.5
UAFH	mm	−1.0	Holdaway	°	−0.5
LAFH/TAFH	%	2.0			
LPFH	mm	2.5	鼻突度		
UPFH	mm	−1.0			
PFH	mm	1.5	Nose tip	mm	−2.5
Wits	mm	−3.5	Nose angle	°	−5.0
牙齿			颏突度		
覆盖	mm	−0.5	Chin tip	mm	−3.5
覆𬌗	mm	0.5	B-NPo	mm	0.0
UI/MxP	°	−3.0	LADH	mm	0.0
LI/MnP	°	1.5			
IIangle	°	−1.5			
LI-APo	mm	0.5			
LI-NPo	mm	0.5			

图8.8（续）

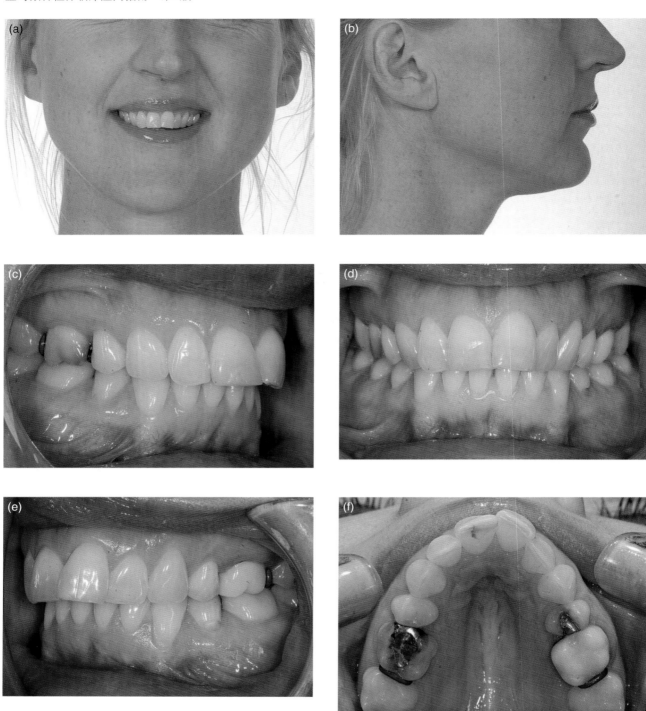

图8.9 （a~f）治疗前照片显示成年患者的牙颌面情况，为安氏Ⅱ类，上牙弓为尖圆形，4颗第一前磨牙缺失，尖牙关系为3/4个单位牙宽的Ⅱ类关系。（g）治疗前全景片证实所有第一前磨牙以及上颌左右第三磨牙缺失，左上第一磨牙有根管治疗史。（h，i）口内像显示双侧第二磨牙腭根的近中植入了微种植体。（j）改良四眼圈簧矫治器就位于第二磨牙，从焊接于四眼圈簧的牵引钩牵引至微种植体进行弹性牵引。（k~n）照片显示咬合关系已达Ⅰ类，上牙弓扩弓已完成，微种植体刚刚取出。（o~t）保持阶段的照片显示有一定的扩弓过矫治以及第二磨牙尚存在颊向倾斜。

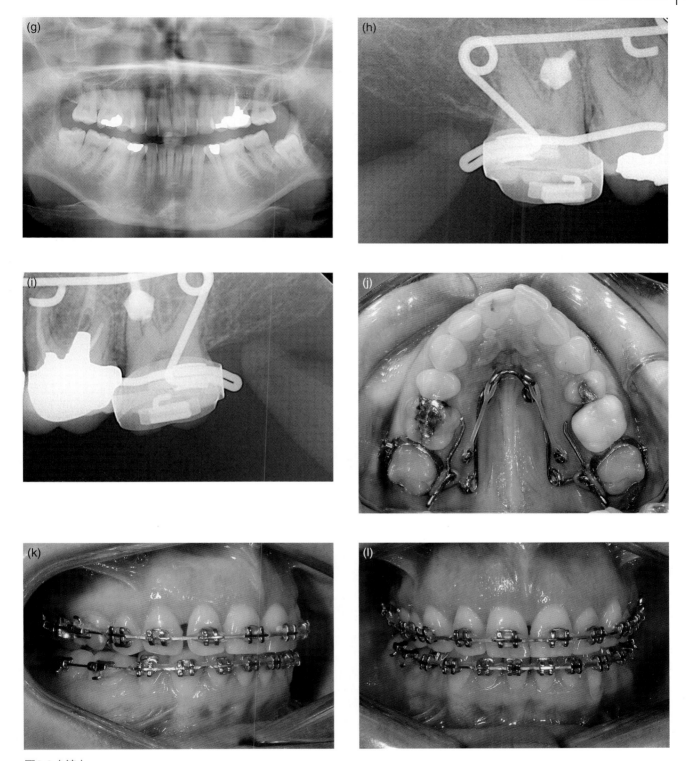

图8.9（续）

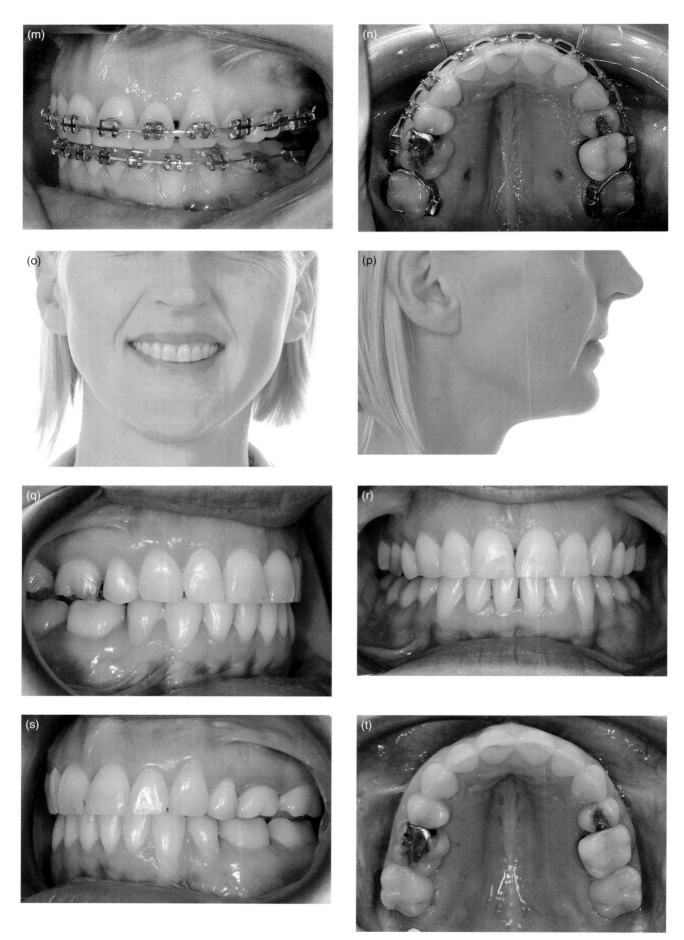

图8.9（续）

8.9　腭中区微种植体远移磨牙的方法

位于腭中区的磨牙远移装置具有两个潜在优点：首先骨皮质支持可以带来极佳的微种植体稳定性，尤其是对于年轻患者而言[20]；另外，由于微种植体远离牙列，不会限制磨牙及前磨牙的移动。然而，腭中区骨支抗远移装置由于矫治器的设计和植入操作有较高的技术难度，使用过程需考以下几个方面。

- 远移装置与微种植体的连接方式。例如远移装置可以通过以下方法连接到微种植体头部。

  - 远移装置与微种植体头部直接插入相连（图8.10a）。这样的"直接"连接很简洁，但是要求微种植体头部槽沟与远移装置上的钢丝对齐以便能顺利插入。关键的是，这样也会限制远移装置钢丝的尺寸大小。该病例中使用的是0.019英寸×0.025英寸不锈钢方丝，由于钢丝与磨牙带环腭管的连接太松，因此无法完全控制磨牙的运动。

  - 围绕微种植体头部的"U"形或者圈形钢丝环。每个钢丝环内圈需要足够大，以便能完全包绕微种植体的头部。钢丝环与微种植体的头部之间的间隙在矫治器就位后需要使用复合树脂密封（图8.10b）。这种设计提供了一种相对简单、节省成本的方式。实际上，虽然微种植体周围的清洁受到一定限制，但植入时无须将微种植体头部与弓丝完全对齐。而且可以在同一模型上同时制作导板和远移装置（图8.10c）。

在磨牙远移结束时可使用金刚砂车针去除密封复合树脂。

- 定制的螺钉或者基台帽配件。这些将远移装置钢丝锁在微种植体头部（图8.10d）。但是，当基台帽与微种植体头部配合得越紧密时，多个基台帽的共同就位就越困难。图8.10d展示了这种情况，即一个基台帽就位后，由于放置路径的不同，增加了左侧基台帽的安装难度。需要在左侧使用金属丝和复合树脂固定钢丝及微种植体。

- "腭夹"的钢丝附件锁定在微种植体的头部或颈部的凹槽中（图8.10e）。这是一种相对简单的设计，需要使用一根细的不锈钢丝（例如，0.6mm或0.7mm）作为辅丝焊接到远移装置的主丝上，远移装置就位后该辅丝形成的圈曲卡在微种植体凹槽中（图8.10f）。这种设计也可以在同一工作模上同时制作导板和远移装置。

- 使用带孔的Nance托，安置在微种植体上，如图8.10g所示。最后在口内用自凝树脂或者复合树脂将这些孔填上。

- 远移力传导的方法。

  - 有两种方法可选：使用安装在远移装置的支架上的推簧，推磨牙向远中，例如通过传递到焊接在磨牙带环上的套管（图8.10a，b），或者从后方牵引钩向滑动管施加牵引力拉磨牙向后（图8.10g）。本章的后续部分总结了每种方法的关键优势和不足。

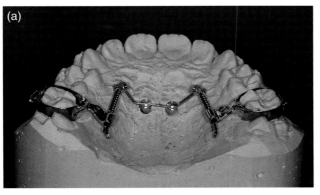
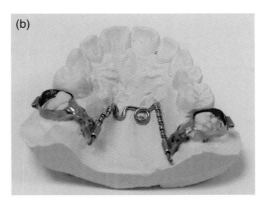

图8.10　（a）推簧式远移装置使用0.019英寸×0.025英寸的不锈钢方丝支架，插入微种植体头部的横向槽沟中，2颗微种植体并排种植在腭中缝旁两侧。远移装置的支架紧贴腭部轮廓，前面有Gurin锁，后面有推簧，远端通过焊接的"飞行"腭管。（b）远移装置的1mm直径的不锈钢丝支架插到"飞行"腭管中，并且双侧携带推簧。主丝在患者右侧被弯曲成"U"形，左侧呈环状结构，以便于匹配微种植体的头部位置。

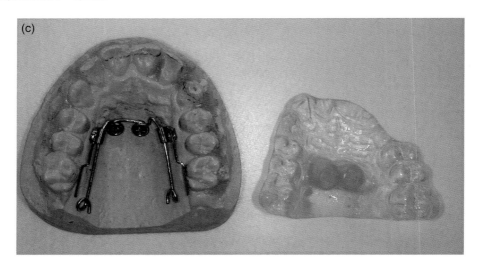

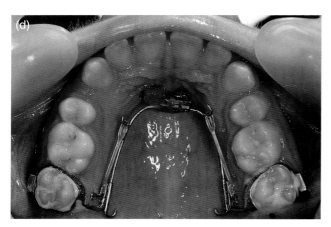

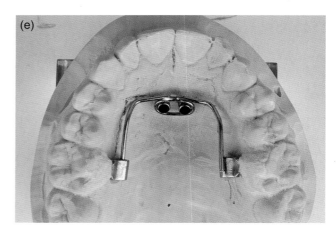

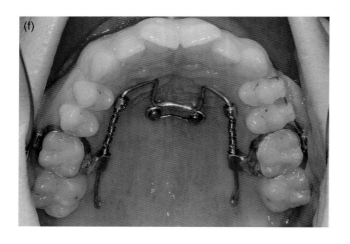

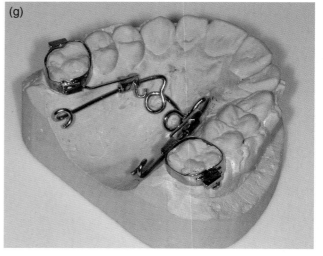

图8.10（续）　（c）右图所示的是"双筒式"导板，与左图的远移装置使用同一工作模型制作。需要注意到两个引导柱之间已被修剪，以便使二者靠近。工作模型的特点是其腭中缝旁有Infinitas™微种植体的模拟物，并且在这些模拟物周围形成了远移装置的环。（d）在患者的左侧，一个不锈钢丝支架贴附到自由旋转的基台帽。但是由于安装难度大，右侧的基台帽被去除了，使用金属丝和复合树脂密封钢丝与微种植体的间隙。（e）在工作模型上，"腭夹"远移装置上的1mm直径主丝支架，带有焊接的0.7mm不锈钢辅丝延伸到微种植体模拟物的侧面及远中。（f）一旦远移装置就位，这个0.7mm的"夹子"会被扣入到微种植体凹槽，紧密结合。（g）一种牵引式远移装置，1mm不锈钢丝支架在腭中缝旁微种植体的周围形成圆圈，并且在后部形成环形钩。牵引由后侧牵引钩施加到自由滑动的套管上，将远移的力量传递到邻近的第一磨牙。

8.9.1　推簧式远移装置

这种远移装置设计（图8.10a，b）具有使用多个标准组件的优势。

- 使用1mm的不锈钢丝形成远移装置的支架。如果使用更细的钢丝（例如，0.7mm圆丝或者0.019英寸×0.025英寸方丝）弯制支架则会缺少刚度，可能因为支架变形造成支抗丢失。同样也意味着远移装置的支架与套管连接较松，导致磨牙出现不可控的旋转。

- 焊接于磨牙带环腭侧的"飞行"套管。使用1mm钢丝插入管中，使磨牙完成整体移动而没有过多的摩擦力。

- 镍钛推簧作为加力部件，但是需要注意标准直径的镍钛推簧仅仅适用于0.019英寸×0.025英寸的方丝。因此，需要更大直径的镍钛推簧安装于1mm钢丝的支架。

- 使用Gurin锁或者其他锁，或者手动添加的复合树脂，作为激活推簧的可调式停止扣。

8.9.2　牵引式远移装置

如果不使用推簧，那么这种设计适合使用1mm直径钢丝作为远移装置的钢丝，并且该钢丝可以提供理想的刚度。加力装置为连接到钩子的镍钛关闭簧，而不是直接连接到支架上（图8.10g）。这个牵引组件也可以提供更长的加力距离，因此需要比推簧更小的再激活频率。

8.9.3　腭中区微种植体远移磨牙的临床步骤

8.9.3.1　植入前准备

（1）在上颌第一磨牙或第二磨牙上放置分牙圈一周。

（2）磨牙上放置带环，取藻酸盐印模或进行口腔内扫描，然后更换分牙圈。

8.9.3.2　制作远移装置

（3）铸造或者3D打印一个工作模型，使用大小合适的磨牙带环。

（4）标记两个腭中缝旁的植入位点：位于切牙孔远中6~9mm、腭中缝旁3~6mm，并且通常和前磨牙在同一平面上。

（5）在模型上钻第一个导向孔，向切牙倾斜20°~30°。

（6）植入第一个模拟物，然后将基台安装到该模拟物上。

（7）钻第二个孔，将第二个模拟物与第一个同样的角度镜像植入另一侧（图8.11a）。第二个钻孔方向以第一个基台作为参考平面来辅助平行对齐。

（8）如果计划将远移装置直接结合到微种植体槽沟，则需要平行对齐模拟物。利用0.019英寸×0.025英寸不锈钢方丝形成对准线，以匹配模拟物和微种植体头部（图8.11b）。这在临床阶段有助于微种植体最终就位时对齐槽沟，而不需要反复取戴远移装置。

（9）推簧式远移装置需要将套管焊接到磨牙带环的腭部（图8.10a，b），牵引式则需要将套管焊接到磨牙带环向前延伸的弓丝上（图8.10g）。

（10）在远移装置的支架前部，用1mm圆丝弯制圆环包围微种植体，或焊接一个辅助的"夹子"到主丝，或使用0.019英寸×0.025英寸的不锈钢方丝穿过模拟物的槽沟和套管。理想状态下，通过添加钢丝支撑或金属管，可使后者较细的钢丝获得更多刚度。

（11）牵引式远移装置：在套管上焊接钩子，然后将其放置到远移装置的主丝上。推簧式远移装置：将Gurin锁和被动推簧添加到远移装置的支架上。

（12）远移装置的支架在磨牙远端留下足够长度以便提供足够的远移范围。然后将末端回弯成环，避免刺激舌头。

（13）根据常规步骤在同一工作模型上制作导板，除了两个引导柱之间需要修剪以便使两个引导柱可以就位于同一模型上（图8.10c）。

8.9.3.3　微种植体的选择

（14）由于腭中部无牙且深度有限，因此需要选择短而直径大的微种植体，例如2mm×6mm、长颈型Infinitas™微种植体。

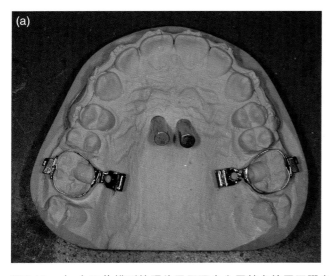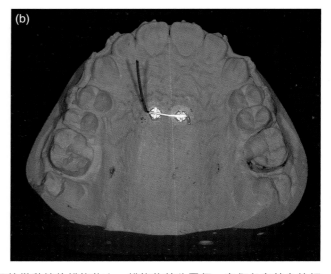

图8.11　（a）工作模型的照片显示两个金属基台放置于腭中区的微种植体模拟物上。模拟物彼此平行，它们各自基台的倾斜角匹配一致。带有"飞行"套管的磨牙带环已经放置于上颌第一磨牙。（b）弯制0.019英寸×0.025英寸不锈钢方丝以匹配腭中区微种植体头部的槽沟。该钢丝可以在临床上通过轮廓和方向用于帮助对齐腭中缝旁的微种植体。

8.9.3.4　植入

（15）在植入位点进行局部麻醉或者进行鼻腭神经和腭大神经的阻滞麻醉。

（16）佩戴导板。

（17）在植入部位去除一圈黏膜组织。

（18）使用骨皮质打孔器穿通骨皮质层。

（19）使用弯头手机植入2颗微种植体。

（20）如果需要平行的微种植体槽沟，则可使用定位弓丝（图8.11b）检查这些槽沟的最终位置是否平行、高度是否匹配（可以使用弯头手机或者微种植体手柄对最终位置进行微调）。

（21）将远移装置粘接在磨牙上，同时将远移装置上的钢丝固定在微种植体头部。加力装置此时暂不能加力，需要先固定远移装置，可以使用复合树脂，或者夹紧"腭夹"，或者使用结扎丝连接固定微种植体头部。

（22）给远移装置加力，可使用压缩的推簧，推进Gurin锁，或在远移装置的支架上添加夹紧式停止扣，或使用弹力链施加牵引力。

8.9.3.5　植入后事项

（23）每隔6~8周检查一次，如有必要，重新激活加力装置；改用镍钛拉簧以增加加力效果，或

者重新压缩镍钛推簧。

（24）在磨牙远移阶段结束后，在内收前牙及前磨牙时，需要使用远移装置固定维持磨牙位置。

（25）一旦不再需要支抗时，则可以磨除复合树脂，分开并取出微种植体和远移装置。

（26）使用弯头手机逆时针移除微种植体。

8.9.4　临床案例

（1）**推簧式腭中区微种植体远移装置——"腭夹"设计（图8.12）。**

● 该病例由英国牛津Lars Christensen医生治疗。

● 患者24岁，男性，安氏Ⅱ类2分类，轻度骨性Ⅱ类，面下部轻度不对称（图8.12a~h）。颏部和下中线偏左。两侧后牙关系不对称：右侧为1/4单位牙宽的Ⅱ类关系，左侧为3/4单位牙宽的Ⅱ类关系。第三磨牙已萌出。

● 治疗的目标是排齐整平牙列，纠正Ⅱ类错𬌗和中线。

● 讨论的治疗方案包括拔除上颌前磨牙或上颌第三磨牙以获得间隙。后一个方案需要采用骨支抗远移装置不对称加力，然后采用左侧Ⅱ类牵引纠正下中线。患者最终选择远移磨牙的方案。

- 平行于第一前磨牙位置的腭中缝旁植入2颗6mm长的长颈型Infinitas™微种植体。使用0.6mm直径的不锈钢辅丝焊接在1mm直径的主丝上，弯制成"夹子"连接固定于微种植体头部的凹槽（图8.12i）。这种卵圆形的夹子设计也可以允许微种植体植入位点的微小变化及工作模型中头部的不完全复制造成的微小误差。
- 由于腭前部的黏膜相对较厚，微种植体的植入位点选在相对远中的部位。因此，需要调整远移装置的支架形状为推簧提供足够的长度（图8.12i）。
- 远移装置就位时暂不予加力，辅丝连接并固定于微种植体头部的凹槽。然后，在远移装置支架上使用Gurin锁激活推簧（图8.12j）。
- 在磨牙远移的同时左上前磨牙粘接固定矫治器，开始早期排齐。
- 随着磨牙远移的进行，粘接上颌剩余固定矫治器，仅第二磨牙除外。磨牙远移阶段持续9个月，两侧磨牙远移的量不对称，此时左侧为I类关系，右侧为1/4单位牙宽的II类关系（图8.12k~m）。在磨牙远移过程中，已用了左侧储备的大部分钢丝（图8.12n）。远移装置的支架前部周围有轻度的黏膜增生。
- 4个月后去除远移装置和微种植体，然后继续进行传统的固定矫治。左侧使用II类颌间牵引直至最后左侧II类关系和中线得到纠正（图8.12o~r）。

（2）**牵引式腭中区微种植体远移装置（图8.13）。**

- 患者16岁，男性，安氏III类，中度骨性III类，上颌双侧第二磨牙阻生。他的治疗方案包括了固定矫治排齐、部分去代偿以及上颌前徙骨切开术。手术中拔除了阻生的磨牙以避免二次手术，术后的即刻咬合设定为II类（图8.13a~c）。然后采用上颌远移磨牙的方法纠正II类关系。
- 正颌手术2个月后，植入2颗腭侧微种植体（2mm×6mm、长颈型Infinitas™微种植体），并放入牵引式远移装置（图8.13d）。使用镍钛拉簧牵引纠正双侧II类关系，右侧为1/4个单位牙宽的II类关系，左侧为1/2个单位牙宽的II类关系。第一磨牙上安置带环，并使用复合树脂固定微种植体头部与远移装置上的曲。
- 4个月后建立尖牙I类关系（图8.13e，f）。磨牙关系得到过矫治，并且上颌第一磨牙压低。去除右侧支架以允许咬合改善。而左侧支架则予以保留，用于上前牙内收时的支抗控制（图8.13g）。
- 6个月后取出远移装置和微种植体，在间隙关闭以及精调的最后阶段，出现了部分支抗丢失，但可以接受（图8.13h~j）。去除固定矫治器，压低且远中倾斜的上颌第一磨牙需要逐步调整咬合关系（图8.13k~n）。保持2年时的照片可见咬合关系改善（图8.13o，p）。

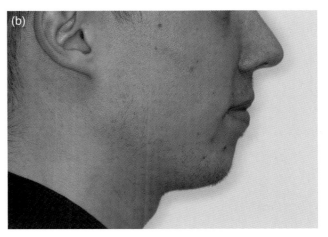
(a) (b)

图8.12 （a~f）照片显示患者为安氏II类2分类，轻度骨性II类。面下部轻度不对称，颏部和下颌中线偏左，双侧后牙为不对称II类关系：右侧1/4个单位牙宽的II类关系，左侧3/4个单位牙宽的II类关系。轻度牙列拥挤，第三磨牙已萌出。

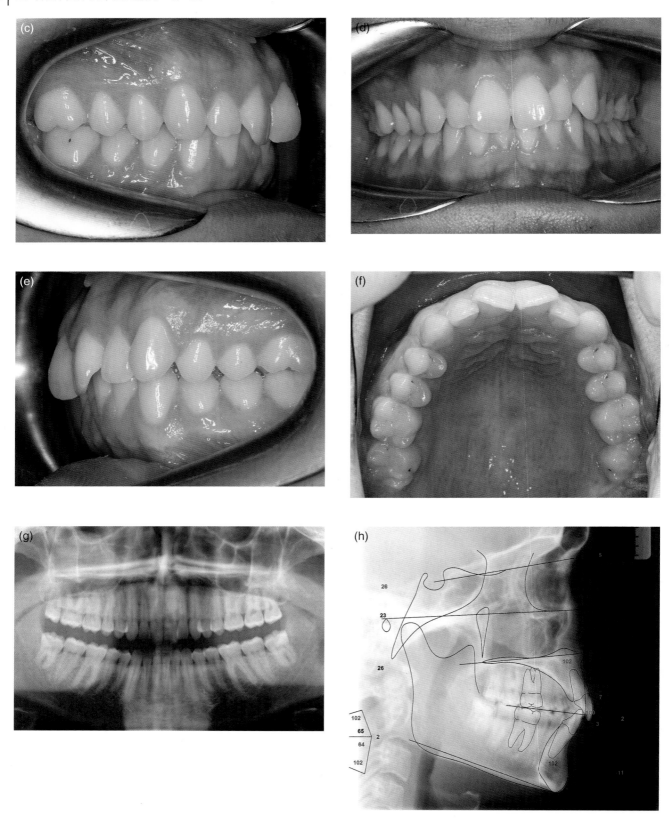

图8.12（续）　（g，h）治疗前X线片证实所有恒牙均存在以及呈现Ⅱ类畸形的特点。

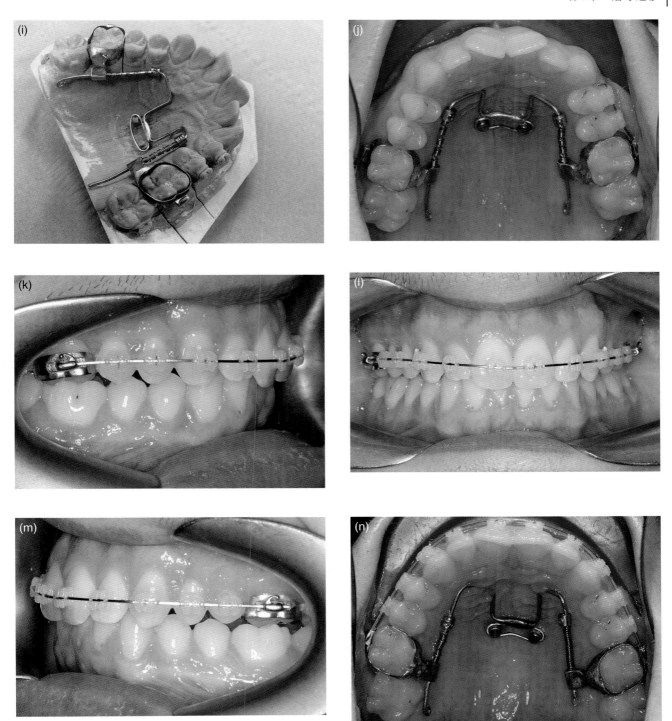

图8.12（续） （i）微种植体植入后制作的工作模型，体现了"腭夹"远移装置的设计特点。远移装置使用1mm不锈钢丝制作支架，并将0.6mm不锈钢辅丝焊接到其前部。将"飞行"口外弓管焊接到第一磨牙带环上，同时添加双侧推簧和Gurin锁。在套管的远中储备钢丝长度，在其末端弯制形成圆形环。（j）远移装置的辅丝"夹子"与微种植体头部的凹槽相夹持、固定。在远移装置的1mm支架上使用Gurin锁激活推簧。（k~n）磨牙远移结束阶段时拍摄的照片，此时上颌剩余固定矫治器已粘接。左侧后牙为Ⅰ类关系，右侧为1/4单位牙宽的Ⅱ类关系。远移装置的左侧几乎已用完所储存的钢丝。远移装置支架前方周围有轻度的黏膜增生。

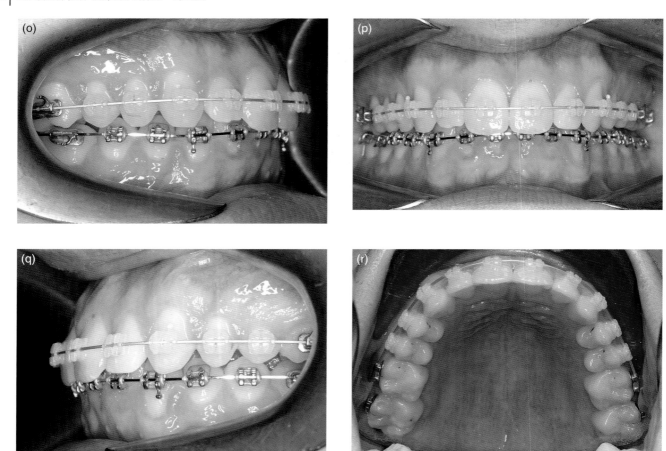

图8.12（续） （o~r）远移装置去除7个月后拍摄的照片，此时全口粘接固定矫治器。来源：该病例的图片由英国牛津 Lars Christensen医生慷慨提供。

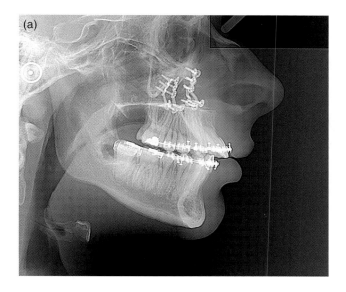

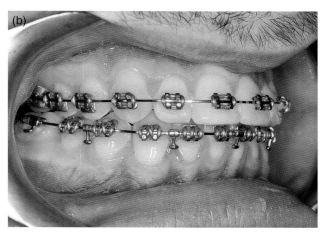

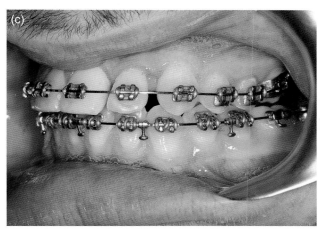

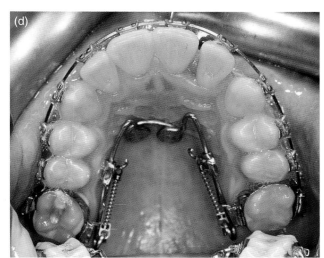

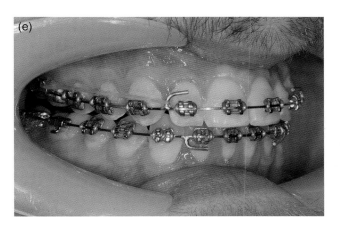

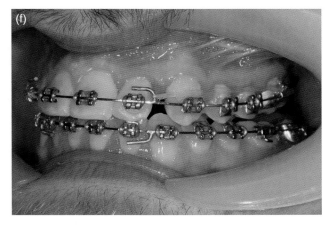

图8.13 （a~d）在上颌前徙骨切开术后达到过矫治的Ⅱ类磨牙关系，并于手术中拔除了阻生的双侧上颌第二磨牙，然后开始远移第一磨牙。（e，f）使用牵引式远移装置远移磨牙时发生了磨牙压低。同时，使用颌间弹力牵引来内收切牙，且移动中线向左。（g）拆除右侧的远移装置支架，左侧继续单侧远移牵引。（h~j）磨牙远移结束时，建立了Ⅰ类尖牙和切牙关系，且上中线得到纠正。取出远移装置和微种植体，上颌磨牙粘接颊面管以便进行垂直向精调。（k~m）固定矫治结束时的照片显示患者为Ⅰ类咬合，末端磨牙咬合接触不完全。（n）最后的头影侧位片显示为Ⅰ类关系，上颌磨牙成功远移。（o，p）保持2年后的照片显示上颌双侧第一磨牙的咬合关系已变稳定。

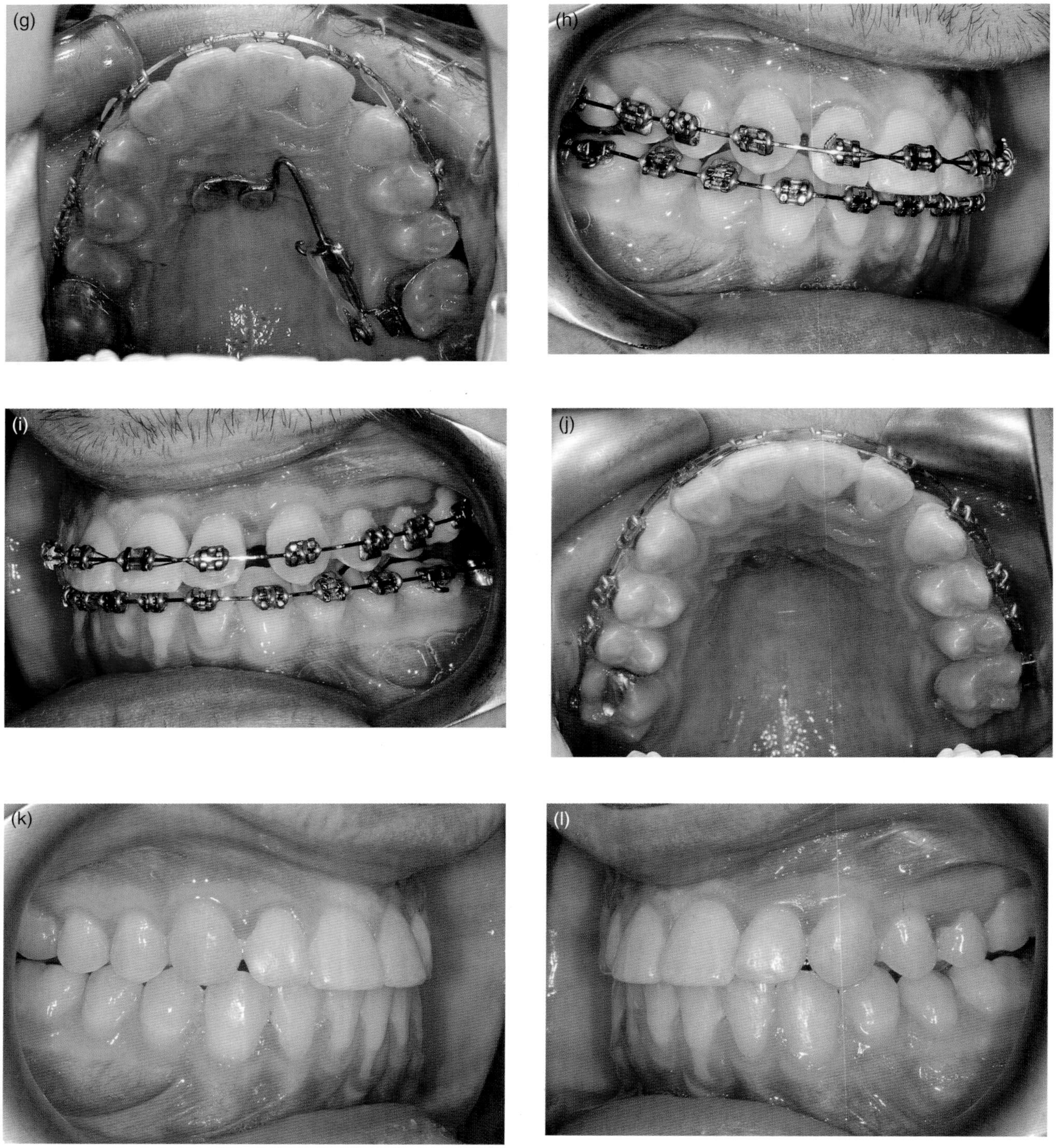

图8.13（续）

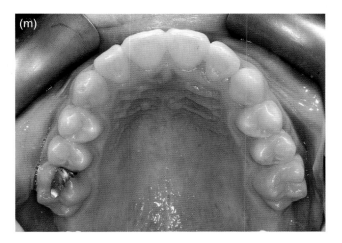

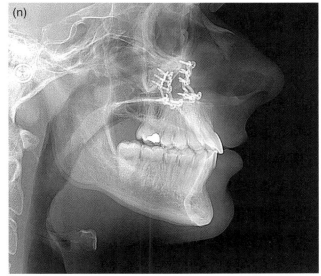

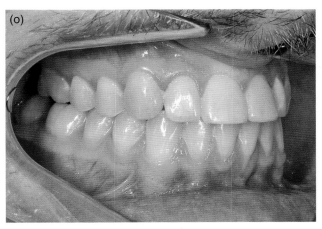

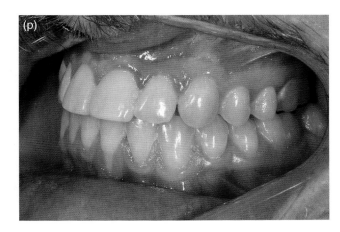

图8.13（续）

扫一扫即可浏览
参考文献

第9章

磨牙前移
Molar Protraction

对于先天缺牙或后牙过早缺失的患者来说，采用传统正畸方法实现间隙关闭，同时维持前牙段位置不动很困难。尤其在安氏Ⅱ类无拥挤、下颌后牙缺失的病例中，传统正畸治疗方式可能会加重Ⅱ类咬合和面型。相反，在这样的情形下，理想的关闭间隙方式应该是后牙近移（前移）。但是，在磨牙前移的过程中，加强前牙支抗的传统手段方式选择有限，在下牙列尤为困难。这是因为切牙的牙周膜面积较小，前牙区的支抗体系不够。因此，以往许多正畸医生不愿意尝试关闭过大的后牙缺牙间隙，尤其当存在滞留的乳磨牙低于殆平面（意味着垂直向牙槽骨量不足）或牙槽骨宽度缩窄的情况时。值得注意的是，上述骨量不足的情况也会给种植牙治疗造成困难，所以将这个难题丢给口腔修复医生对患者来说也不一定是个好的选择。

然而，现在微种植体支抗使很多这类患者在青少年时期就能通过正畸的方式改善问题，而不是需要等待至成年后行修复治疗。但是，也必须考虑到牙槽骨骨量不足带来的困难。因此，根据支抗要求和缺牙部位的解剖特点来评估每名患者的间隙关闭可行性是至关重要的。如果不采用外科牙槽嵴增高术，牙槽高度和宽度的大幅度降低可能会严重限制后牙的近移，特别是对于先天缺牙患者（此时牙槽骨发育不良）或者长期缺失牙区（此时牙槽骨可发生萎缩）。此外，需要记住，尽管现有生物力学解决方案可以促进整体移动，但是紧靠此类牙槽骨缺损远中端的磨牙很容易出现近中倾斜问题。尽管如此，生物力学的副作用有时可能是有益的，例如减少深覆殆。因此，本章旨在讲解根据不同的覆殆情况如何使微种植体生物力学在每个病例中发挥最佳作用。

> 根据支抗要求和缺牙部位的解剖特点来评估间隙关闭的可行性。

在下牙弓中用于磨牙前移的微种植体位置仅限于牙槽区的颊侧。然而，上颌磨牙前移有多种选择，可以利用颊侧或腭侧牙槽区的微种植体进行直接牵引或选择腭中区的直接支抗和间接支抗。因此，用于磨牙前移的支抗加强方法可分为以下几类。

- **直接颊侧支抗**：这包括从微种植体头部到磨牙颊面管的牵引钩（图9.1）或长臂牵引钩（图9.2a）的牵引。这在治疗的任何阶段使用都相对简单，并且可独立于其他固定矫治器的变化进行调整。当第二前磨牙存在时，斜向牵引直接挂到标准磨牙牵引钩可能会导致微小的垂直向副作用（图9.1），但是此类问题更常见于缺牙间隙紧邻于目标磨牙的近中时。这将在下面的生物力学部分详细讨论。此外，如果骨支抗位点需在尖牙近中时（例如，当尖牙远中有间隙需要关闭时），那么牵引可能会在越过尖牙隆起时压迫尖牙附近的软组织（图9.2a）。

- **间接颊侧支抗**：最简单的方法是将最近的尖牙或前磨牙使用结扎丝或粘接辅弓固定于微种植体上（图9.2b）。或者使用十字管（两个0.028英寸×0.025英寸矩形方管相互垂直焊接）将辅弓丝、微种植体和主弓丝连接起来（图9.2c），然后从该辅弓的垂直臂到磨牙牵引钩施加牵引，这在生物力学上与传统牵引相似。这种方法的优点是，当微种植体植入到相对靠近根尖水平位置时，也可以形成一个垂直的刚性结构连接到微种植体，当存在垂直向牙槽骨发育不全时，这种操作可能是必要的（图9.2d）。

但是，这种十字管设计使牵引期间很难调整固定矫治器的其他方面（例如，更换主弓丝）。

- **间接腭侧支抗**：使用腭中区骨支抗最简单的方法是用1颗或2颗腭中区微种植体固定前牙。这需要一根连接钢丝粘接切牙腭面和微种植体头部（图9.3）。但是，由于连接丝的变形或弯曲，旋转力矩可能会影响单颗微种植体，进而引起支抗丧失。

- **直接腭侧支抗**：这通常包括一个预制的腭中区磨牙前移装置，不需要涉及牙列中目标牙除外的其他牙齿（图9.4）。但是，也可以添加一个"T"形杆组件作为前伸部分，以接触和稳定上切牙的腭面[1]。一个作为直接支抗的近移装置需要1颗或2颗腭中区微种植体来固定。在这个阶段，它有不依赖于使用固定矫治器的好处，但是需要更多的准备步骤。

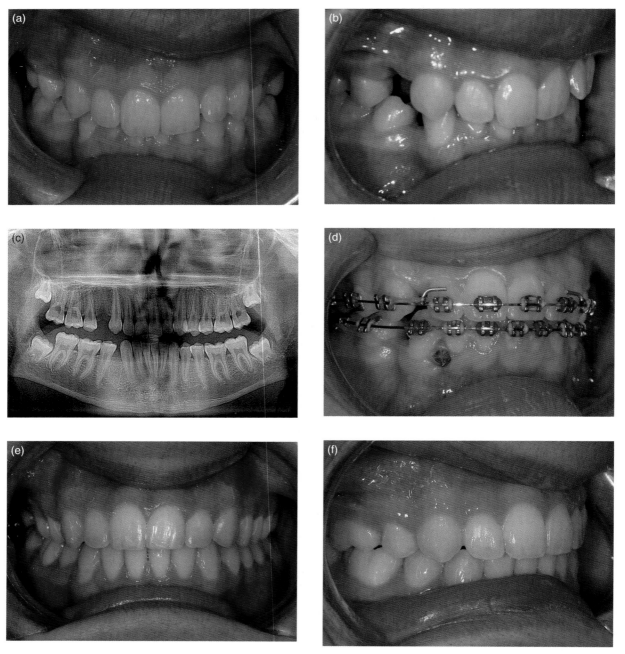

图9.1 （a~c）一名青少年患者治疗前资料显示，右侧上下颌第一前磨牙缺失。前牙深覆𬌗，下中线右偏，因此右下磨牙需要近移。（d）在尖牙近中植入微种植体，与第一磨牙的牵引钩之间挂斜向牵引。（e，f）间隙得到关闭，没有出现磨牙近中倾斜的副作用，可能因为右下第二前磨牙支撑了第一磨牙。

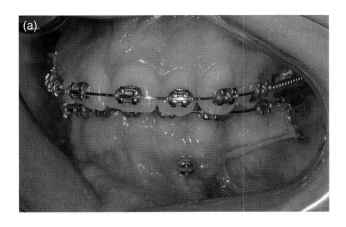
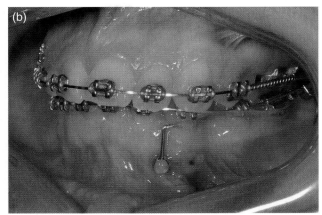
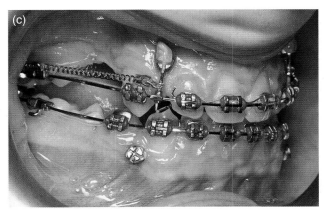
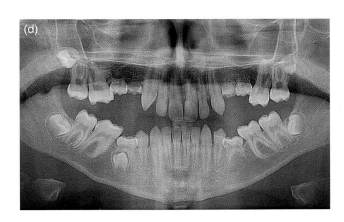

图9.2 （a）在该成年患者的左下尖牙近中植入微种植体，但是直接弹性牵引引起尖牙隆起附近黏膜出现创伤。（b）将支抗方式由直接支抗转换为间接支抗，使用0.019英寸×0.025英寸不锈钢方丝辅弓将微种植体与尖牙固定，将牵引力施加于尖牙托槽和磨牙牵引钩之间。（c）使用十字管将0.019英寸×0.025英寸不锈钢方丝辅弓与主弓丝连接在一起，辅弓垂直臂与磨牙牵引钩之间使用镍钛拉簧牵引。（d）图c患者治疗前的全景片显示患者先天缺牙，缺牙部位牙槽骨垂直向发育不良，因此微种植体需植入到相对靠近根尖方的水平。

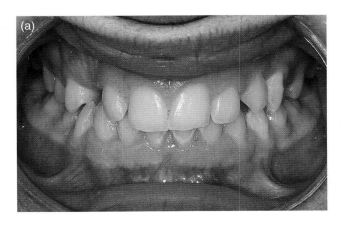
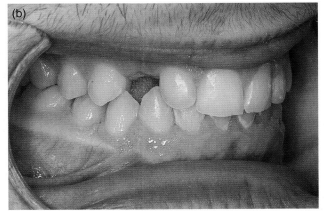

图9.3 （a，b）一名14岁患者治疗前的照片，安氏Ⅰ类，右上尖牙缺失，上中线稍右偏，右侧磨牙中性关系。（c，d）侧位片和临床照片显示患者腭中区植入了1颗6mm长的微种植体，使用0.019英寸×0.025英寸不锈钢方丝辅弓将微种植体和上切牙腭侧连接。（e，f）全口粘接固定矫治器，从左上第一磨牙到右上侧切牙之间采用结扎丝被动连扎，右上侧切牙与右上第一磨牙之间采用弹性牵引。（g，h）固定矫治结束时的照片显示右侧上颌间隙已完全关闭，右侧磨牙达完全远中关系，上中线轻微不齐维持不变。

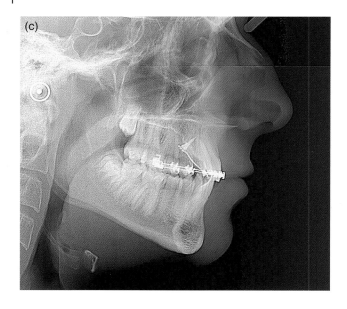
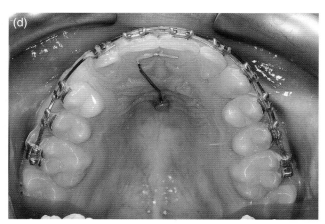
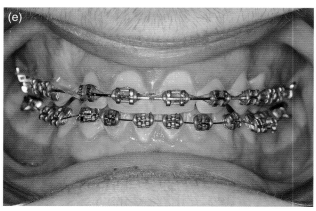
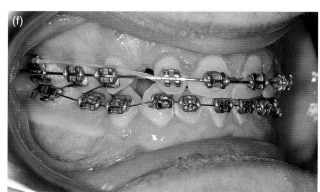
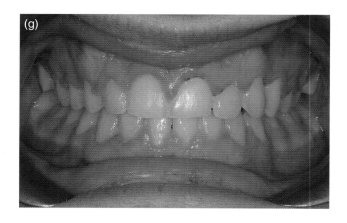
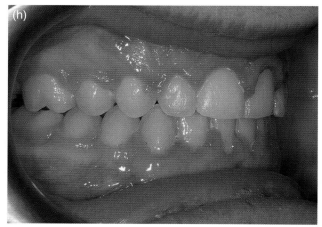

图9.3（续）

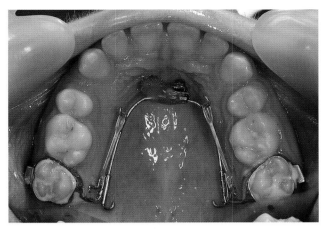

图9.4 直接腭侧支抗方式的骨支抗近移装置。该装置仅与腭中区的微种植体和目标磨牙连接。弹性牵引提供近中牵引力。

9.1 临床目标

- 在后牙前移关闭后牙间隙（例如，第二乳磨牙或恒磨牙间隙）过程中，防止前牙向远移。

9.2 治疗方案

- 上下牙列的颊侧微种植体支抗（直接或间接）。
- 腭侧微种植体（直接）支抗。
- 腭中区微种植体间接固定上切牙。
- 腭中区微种植体磨牙近移装置。
- 使用颊侧微种植体作间接支抗进行颌间牵引。
- 传统支抗，例如前牵引面具或颌间牵引。
- 通过正颌外科或功能矫形矫治器治疗改变骨性畸形，以抵消前牙支抗的丧失（切牙内收）。

9.3 制订治疗计划需考虑的关键要素

- 磨牙、切牙和中线关系。
- 缺牙间隙牙槽嵴的骨的体积与质量。如果存在乳牙滞留，是否有牙根–牙槽骨粘连，是否有感染或其他疾病引起的骨量丢失？
- 腭穹隆的深度和形状，因为腭盖高拱时很难在腭中区植入微种植体。
- 评估牙槽区拟植入微种植体位点的邻接点骨量，考虑近远中牙根之间的距离（牙根分离度）和颊舌

向牙槽骨的深度。两个维度上的限制意味着微种植体只能倾斜植入，且可能需要选择体部长度较短的微种植体型号。或者，正如德国正畸专家Björn Ludwig医生建议的那样，可以垂直于骨表面植入一颗长的微种植体，以达到双层骨皮质接触的目的。这一选择需要额外的舌侧麻醉，并且如果微种植体尖端超出舌侧组织，有可能刺激舌头，需要用复合树脂覆盖其尖端。双层骨皮质支抗除了支持力强的好处外[2]，其舌侧穿出的部分还可用于为磨牙舌侧提供支持性牵引，从而降低磨牙前移发生旋转的风险。然而，在实际操作中，很难做到双层骨皮质接触，这意味着它不是一个常规的选择。

- 所需的近移量以及双侧近移量是否相同。

9.4 生物力学原理

- 先天牙缺失病例可能在微种植体植入部位的牙槽骨宽度和/或高度有限。牙槽骨可能是垂直向发育不全（图9.2d）或狭窄，缺乏尖牙隆起（如果尖牙异位萌出）。
- 通过固定正畸分离牙根位置，以便植入微种植体，将弓丝换到硬的主弓丝，例如0.019英寸×0.025英寸不锈钢方丝，可开始关闭间隙。
- 如需较长时间排齐牙列，可考虑暂缓拔牙，尤其在乳磨牙存在牙根–牙槽骨粘连的情况下，直到牙弓已经可以立刻开始关闭间隙了。否则，拔牙部位将发生牙槽骨吸收，很快就会限制间隙的关闭。
- 前牙的间接支抗意味着，由于在牙冠水平（与传统牵引相似的情况下）应用牵引力，因此牵引力在对磨牙的整体移动的控制方面受到限制（图9.2b）。
- 在牙冠水平施加的牵引力易使磨牙在前移时易发生近中倾斜，尤其当磨牙近中存在牙槽骨垂直向缺失时（图9.5），如果没有第二磨牙或第二磨牙没有纳入矫治来帮助控制第一磨牙的排齐，这种情况会加剧。
- 磨牙的近中倾斜会导致颊面管内的这段弓丝变形、卡住，可引起整段牙弓前移、切牙唇倾和压低。临床上可见前牙覆𬌗、覆盖减小而察觉（图9.6）。可考虑给切牙添加传统内收牵引，以对抗这种副作

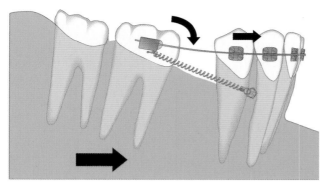

图9.5 示意图显示从前牙段微种植体直接挂斜向牵引到第一磨牙牵引钩的副作用，以及相邻牙槽骨高度减少。磨牙倾斜使弓丝变形、卡住和前移，导致前牙唇倾并压低。

用（图9.6c，d）。

- 使用后牙段长臂牵引钩，在根分叉水平施加牵引力，可帮助磨牙实现整体移动来前移关闭间隙（图9.7）[3]。长臂牵引钩可以提供磨牙整体移动控制的最佳形式，可以连接在磨牙颊面管上，也可直接粘

在磨牙牙冠上（图9.8）。前一种方法是在每个象限内至少一颗磨牙上放置一个双管，然后用一根硬弓丝（例如，0.019英寸×0.025英寸的不锈钢方丝）制作一个坚硬的长臂牵引钩。

- 对目标牙颊侧的牵引会导致磨牙旋转的副作用，因此会导致弓丝卡住，尽管这比近中倾斜问题要小。因此，如果通过添加舌侧扣，在磨牙牙冠的舌侧同时进行辅助牵引是比较理想的（图9.9）。一项有限元分析研究表明，舌侧力应大约为颊侧力大小的1/3[3]。笔者发现使用"弹力橡皮链"来达到这个目的是最容易的，它可以提供一个比颊侧弹性牵引力更小的力。

> 可考虑暂缓拔牙，尤其在乳磨牙存在牙根–牙槽骨粘连的情况下，直到牙弓已经可以立刻开始关闭间隙了。

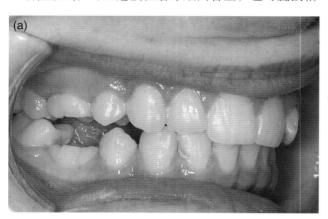

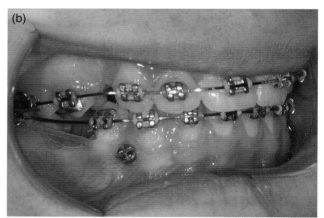

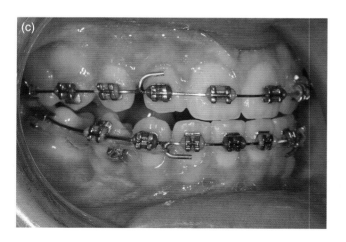

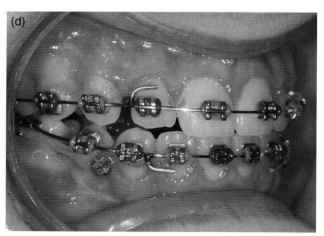

图9.6 （a）患者为青少年，女性，安氏Ⅱ类2分类，第二前磨牙缺失。（b）微种植体种植在下颌第一前磨牙近中，从下颌微种植体直接施加斜向弹性牵引至第一磨牙颊面管牵引钩。（c）这导致了下切牙前倾及压低，前牙覆𬌗、覆盖减小。然后在磨牙和弓丝的牵引钩之间增加弹性牵引力，以防止弓丝的近移。（d）在联合牵引8周后，已经实现了对切牙咬合关系的控制，并且在磨牙前移的整个过程中继续控制。（e）固定矫治结束时的咬合。（f）保持18个月得到调整的、稳定的咬合。

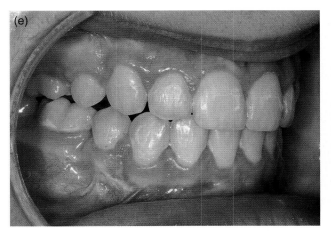

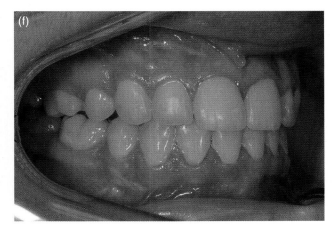

图9.6（续）

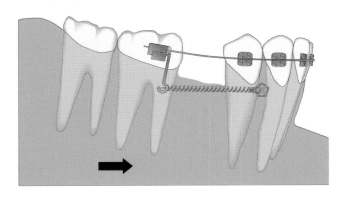

图9.7　示意图显示磨牙颊面管上连接长臂牵引钩，以便获得水平牵引力，使磨牙整体向前移动。

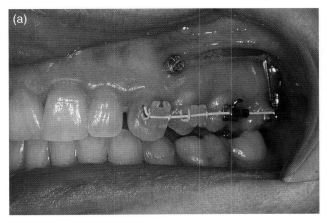

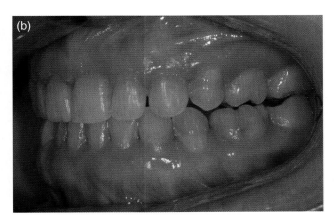

图9.8　（a）1名成年患者，左上第二磨牙上粘接双管颊面管。使用0.019英寸×0.025英寸的不锈钢方丝来制作长臂牵引钩，该钩与磨牙辅弓管接合，并与微种植体的垂直高度相匹配。（b）固定矫治结束照片显示左侧上颌牙列近移而没有垂直向副作用（例如，侧方开殆）。

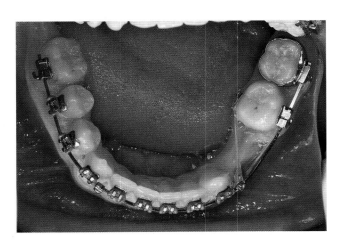

图9.9　辅助弹性牵引从颊侧弓丝上的牵引钩牵引至左下第一磨牙舌侧扣。

9.5　治疗中的问题和解决方法

- 在关闭间隙前，每颗第二磨牙粘接颊面管或带环，这样可以帮助控制第一磨牙近中倾斜，并且有助于磨牙之间间隙的直接关闭。

- 理想情况下，对颊侧长臂牵引钩施加牵引力，并施加舌侧牵引力以便平衡，以优化磨牙的整体运动。

- 颊侧前庭沟浅时可能会阻止初期安放长臂牵引钩，特别是对于末端磨牙而言。但是一旦磨牙已充分近移至颊侧前庭沟较深处时，则可以添加长臂牵引钩。

- 如果有不利的切牙压低迹象，则可在弓丝上加上加深咬合的曲线。

- 如果由于弓丝卡住导致切牙前移和前倾，则可在弓丝前段牵引钩或前牙被动连扎段上增加来自磨牙颊面钩的辅助牵引力（图9.2b，c）。

> 使用后牙段长臂牵引钩，在根分叉水平施加牵引力，可帮助磨牙实现整体移动来单向关闭间隙。

9.6　使用牙槽区微种植体支抗前移磨牙的临床步骤

9.6.1　植入前准备

（1）根据第二前磨牙是否存在，确定最佳的微种植体植入位置，例如第一前磨牙的近中或远中。最好避免在尖牙近中植入，因为此处的邻间隙有限，并且有可能牵引附件会伤到尖牙隆起处或牙弓转角处的软组织（图9.2a）。

（2）通过改变邻牙托槽的倾斜度来增加邻间隙；例如，对于在尖牙远中植入，可增加尖牙托槽的近中倾斜度，在初始排齐期间使牙根近移（远离植入位置）。

（3）在第一或第二磨牙上粘接双管颊面管。

（4）排齐整平牙列，放入0.019英寸×0.025英寸不锈钢方丝。

（5）安排拔除滞留的后牙，例如粘连的乳磨牙，立即开始关闭间隙（在发生牙槽骨吸收之前）。

要求拔牙时不要压迫拔牙窝的颊侧和舌侧（这是拔牙后通常的习惯），以免主动限制牙槽骨的宽度。

> 要求拔牙时不要压迫拔牙窝的颊侧和舌侧（这是拔牙后通常的习惯），以免主动限制牙槽骨的宽度。

9.6.2　微种植体的选择

（6）上颌：使用长的微种植体，尤其是如果植入部位的牙槽骨量似乎很小时，例如，1.5mm×9mm、短颈型Infinitas™微种植体。

（7）下颌：长度的选择取决于预期的骨皮层深度和密度。对于青春期患者或者如果需要倾斜植入（由于附着龈高度有限），选择体部较长的型号（9mm）。对于成人，如果有足够的附着龈高度和骨皮质密度可以使垂直于骨表面植入，则选择短的型号（例如，长度6mm的Infinitas™微种植体）就足够了。

9.6.3　植入

（8）植入部位局部麻醉。

（9）通过附着龈（不需要软组织打孔步骤），在第一前磨牙的近中或远中，确定理想的颊侧牙槽区植入位点。

（10）确定植入角度。所有微种植体均植入到牙根邻间隙，并在水平面上垂直于骨表面。在垂直向上，上颌微种植体可以垂直于表面或以一定倾斜角度（朝根尖方向最多30°）植入。下颌植入通常垂直于垂直平面，除非缺少附着龈高度，此时需要倾斜（向根尖方）植入。

（11）通常，在植入通道无明显限制时（例如，脸颊的牵拉限度），使用微种植体手柄手动植入即可。对于成人患者下颌颊侧部位，建议先进行骨皮质打孔。

（12）如果怀疑植入的微种植体接近牙根，可拍摄口内X线片。

（13）当微种植体的颈部已有部分植入且头部完全暴露时，植入完成。

9.6.4　植入后事项

（14）理想情况下，添加长臂牵引钩，可用0.019英寸×0.025英寸或0.021英寸×0.025英寸不锈钢方丝弯制，固定于磨牙辅弓管，长度适宜使牵引力方向水平（平行于𬌗平面）。但如颊侧前庭沟过浅，长臂牵引钩会引起不适，则不适用此方法。

（15）在前5~6周内，可使用轻微拉伸的橡皮链，即刻加载较小的力量（约50g）。之后可使用NiTi螺旋弹簧或弹力附件进行牵引。

（16）在目标磨牙的牙冠舌侧表面粘接舌侧扣（图9.9）。从此处施加轻的牵引力（例如，橡皮链）到固定矫治器的颊侧或同侧尖牙上的舌侧扣。这种辅助牵引力将减少弓丝的变形、卡住效应，并可促进磨牙的整体移动。

（17）如果发生切牙唇倾或压低等不良切牙关系的变化，则可辅助添加常规颊侧牵引和/或弓丝加上加深咬合的曲线。最简单的附加牵引方式是从弓丝上的牵引钩直接牵引至磨牙（图9.6b~d）。

（18）当间隙已关闭，前移牙齿已竖直时，可停止牵引，去除微种植体。

9.7　临床案例

（1）**直接支抗式磨牙前移：案例1（图9.10）。**

- 患者17岁，女性，安氏Ⅱ类2分类，左上第二前磨牙缺失，第二乳磨牙滞留。磨牙Ⅰ类关系，左侧尖牙Ⅱ类关系。上下中线相互对齐，但均左偏2mm（图9.10a~f）。上颌双侧第三磨牙均存在且未萌（图9.10g）。治疗方案包括拔除上颌滞留乳磨牙，通过磨牙前移关闭拔牙间隙（最终实现左侧完全远中关系，上下中线一致）。

- 使用固定矫治器排齐上下牙列，通过传统牵引方式将左上尖牙远移至尖牙中性关系，

上颌左侧拔牙间隙减小至1个单位牙宽（图9.10h~k）。此时在左上尖牙颊侧远中植入1颗微种植体（Infinitas™1.5mm×9mm型号），与常规磨牙牵引钩之间行斜向弹力牵引（图9.10j）。

- 当左上磨牙近移到3/4个单位牙宽的Ⅱ类关系时，取出微种植体，此时允许一部分支抗丧失。这是因为在斜向牵引产生的副作用导致了所有上颌左侧牙齿前移，上中线右偏，同时左侧上下牙列出现了局部开𬌗（图9.10k~o）。这种情况下可以使用传统关闭间隙的方式，同时配合右侧Ⅲ类牵引来纠正中线。

- 最终拔牙间隙关闭，实现安氏Ⅰ类关系，上下中线协调一致，拆除固定矫治器（图9.10p~t）。

- 将治疗前后上牙列的数字化模型进行重叠（治疗前棕色，治疗后绿色），结果显示上颌左侧磨牙近移了1个单位牙宽（图9.10u，v）。

（2）**直接支抗式磨牙前移：案例2（图9.11）。**

- 患者15岁，先天缺牙，安氏Ⅱ类2分类，轻度骨性Ⅱ类，下颌平面角偏小。她先天缺失了6颗恒牙：右上尖牙、左下第一前磨牙和所有第二前磨牙。滞留的下颌第二乳磨牙存在牙根–牙槽骨粘连（图9.11a~h）。治疗目标是实现双侧Ⅰ类咬合关系，关闭4个象限的前磨牙间隙。理想状况下，需要下颌磨牙前移来关闭间隙，而不是采用内收下切牙（否则会加重Ⅱ类畸形及加深前牙覆𬌗）。

- 采用固定矫治器排齐整平上下牙列（图9.11i~l）。深覆𬌗得到了过矫治，尽管部分归功于通过伸长前磨牙形成的早接触作用。

- 当下颌换丝到0.019英寸×0.025英寸不锈钢方丝后，拔除下颌2颗存在骨粘连的滞留乳磨牙，准备关闭间隙（图9.11k）。

- 双侧下颌尖牙远中颊侧植入微种植体（Infinitas™1.5mm×9mm型号），即刻加载轻力弹性牵引（图9.11i~m）。

- 从下磨牙颊侧牵引钩到弓丝上的牵引钩添加辅助牵引，以避免对下前牙产生过度唇倾和压低

的副作用。

- 对下颌第一磨牙舌侧牵引扣添加辅助牵引，这是为了平衡颊侧的主动牵引力量，从而实现磨牙的整体近移，并且避免了下切牙的舌侧移动，此由牵引1年后的口内像可见（图9.11n~p）。

- 随着下颌磨牙的舌侧扣到弓丝的牵引力量增加，下切牙被竖直，从而前牙覆𬌗加深（图9.11q，r）。

- 经过大约2年的磨牙近中牵引和咬合精调，治疗结束，实现了Ⅰ类咬合和面型。在右上尖牙和左下第一前磨牙牙位预留间隙以供修复。下颌磨牙整体近移了大于1个单位牙宽，且前牙深覆𬌗得到明显改善（图9.11t~x）。下颌双侧第三磨牙获得了足够的萌出间隙，自动近中漂移到了适宜的位置（图9.11s，x）。

（3）**直接支抗式磨牙前移：案例3（图9.12）。**

- 该案例展示了斜向牵引的副作用也可以充分利用的情况。患者女性，47岁，先天缺牙，曾做过正畸治疗关闭下颌第二乳磨牙间隙，但这导致了下前牙段内收而使覆盖变大，目前患者希望改善这一点。该患者为安氏Ⅱ类2分类，轻度骨性Ⅱ类，下颌平面角小。她缺失了右上第一前磨牙、右上第一磨牙和另外3个象限的第二前磨牙。前牙覆盖7mm，深覆𬌗，患者有下颌前伸习惯以掩饰覆盖大的问题（图9.12a~f）。

- 右上第一前磨牙区的种植牙修复给正畸治疗增加了难度。因此，上牙列将尽量不治疗，仅靠近移整个下牙列来改善过大的覆𬌗、覆盖。

- 采用固定矫治器排齐整平下牙列，然后通过推簧重新扩展出前磨牙间隙，直到切牙和尖牙达Ⅰ类关系。之后，对下尖牙托槽进行再定位，以分离尖牙和第一前磨牙牙根（图9.12g~i）。

- 在双侧下颌尖牙远中颊侧植入微种植体

（Infinitas™1.5mm×9mm型号），与下颌第一磨牙之间即刻加载斜向牵引力（图9.12j~l），之后再更换为第二磨牙颊侧牵引钩。此案例中未行舌侧或前牙段的辅助牵引。

- 下颌间隙关闭后，达到磨牙Ⅲ类关系。重新粘接下颌尖牙托槽，改善尖牙的轴倾度（图9.12m~o）。竖直尖牙后可实现尖牙Ⅰ类关系，3个月后患者拆除固定矫治器（图9.12p~r）。

（4）**直接支抗式磨牙前移：案例4（图9.13）。**

- 这个案例展示了当微种植体仅适合植入间隙关闭区的困难情况。患者男性，14岁，安氏Ⅰ类，双牙列略前突。下颌尖牙严重异位阻生（图9.13a），需手术拔除。下颌第二磨牙阻生，排齐需要间隙。下颌双侧尖牙拔除后，上颌可考虑拔除2颗第二前磨牙用于排齐和内收前牙来协调上下颌咬合关系（图9.13b~f）。

- 采用固定矫治器排齐整平上下牙列，上颌使用Nance托加强后牙支抗（图9.13g~j）。

- 双侧下颌侧切牙远中颊侧植入微种植体（Infinitas™1.5mm×9mm型号），与下颌第一磨牙牵引钩之间即刻施加轻力斜向牵引（图9.13k~o）。之后将磨牙颊面管换为双管，改为长臂牵引钩挂牵引（图9.13l~p）。

- 引入长臂牵引钩牵引方式后，主弓丝可以换为较细的NiTi丝，将阻生的第二磨牙纳入矫治系统（图9.13l~p）。

- 尽管使用了长臂牵引钩方式，在磨牙近移过程中，下切牙还是发生了唇倾。但是，这意味着移除微种植体后下颌剩余的间隙可以被最终关闭（图9.13q~u）。

- 拔牙间隙完全关闭，双侧磨牙、尖牙和切牙均为Ⅰ类关系（图9.13v~z）。下颌第二磨牙已完全排齐，尽管出乎意料的是第三磨牙又出现了阻生。

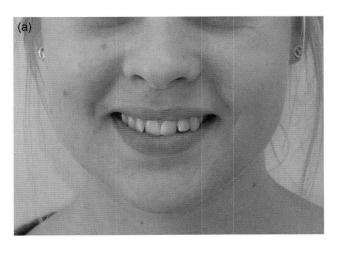
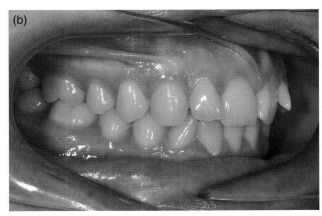
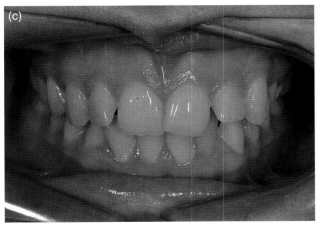
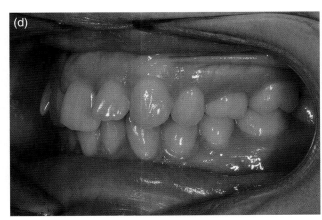
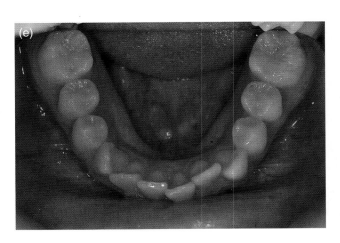
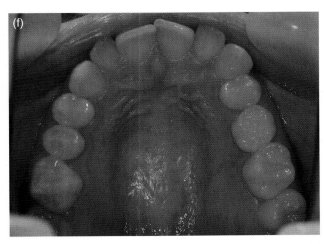

图9.10　（a~f）治疗前图片显示患者为安氏Ⅱ类2分类，前段轻度拥挤，左上第二乳磨牙滞留，左侧尖牙Ⅱ类关系，左侧磨牙为Ⅰ类关系。上下中线相互对齐，但均左偏2mm。（g）全景片显示左上第二前磨牙缺失，但上颌双侧第三磨牙存在。（h~k）使用固定矫治器排齐上下牙列，采用传统内收方式将拔牙间隙减至1个单位牙宽，左上尖牙调至Ⅰ类关系。（j）在左上尖牙颊侧远中植入1颗微种植体（Infinitas™ 1.5mm×9mm型号），由此施加斜向牵引力至常规磨牙牵引钩。（k~o）当左上磨牙近移至3/4个单位牙宽的Ⅱ类关系时取出微种植体。斜向牵引以及弓丝卡住导致上颌左侧牙齿全部前移、左侧出现局部开殆、上中线右偏。（p~t）去除固定矫治器时间隙全部关闭，达Ⅰ类咬合关系，上下中线协调一致。（u）分别是治疗前（棕色）、固定治疗结束时（绿色）的上牙列数字化模型，重叠图（v）显示左上磨牙近移了1个单位牙宽。

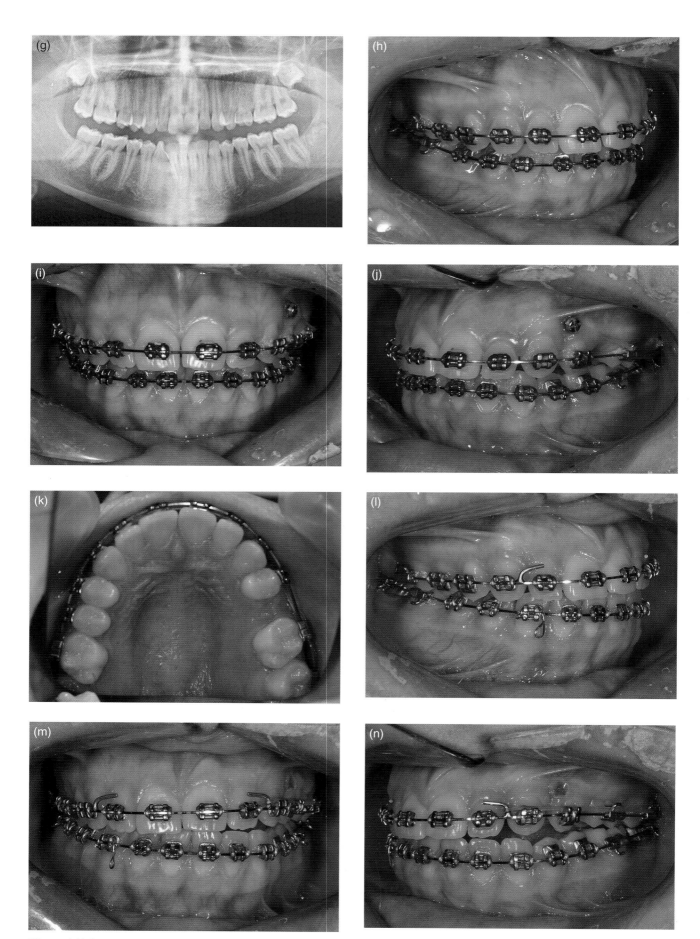

图9.10（续）

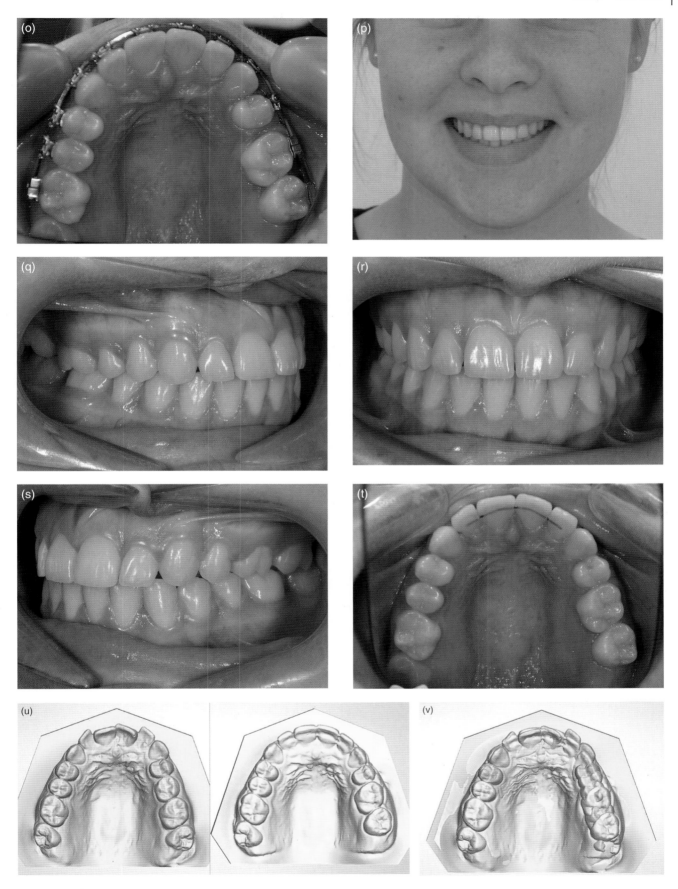

图9.10（续）

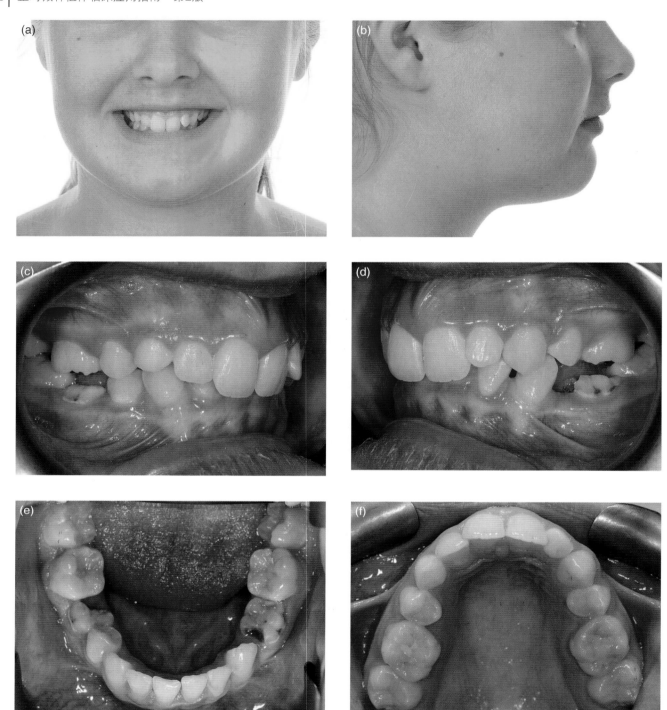

图9.11　（a~f）治疗前照片显示患者为安氏Ⅱ类2分类、轻度骨性Ⅱ类，下颌平面角偏小。右上乳尖牙和下颌双侧第二乳磨牙滞留，后者存在牙根–牙槽骨粘连。（g，h）治疗前X线片检查证实了这些临床特征，并缺失右上尖牙、左下第一前磨牙和全部的第二前磨牙，但是所有第三磨牙均存在。（i~m）拔除下颌双侧粘连的第二乳磨牙，并在下颌尖牙远中植入微种植体后拍摄的口内像和侧位片，微种植体和第一磨牙牵引钩之间施加轻力弹性牵引。（n~p）照片显示了下颌第一磨牙粘接了舌侧扣，并施加了两种形式的辅助牵引：从弓丝前段牵引钩分别至磨牙颊侧牵引钩和舌侧扣。（q，r）2个月后，患者的前牙覆𬌗、覆盖有所增加。（s）间隙关闭完成后，全景片显示下颌第一磨牙有轻度的近中倾斜，发育中的下颌第三磨牙的位置有了显著改善。（t~x）固定矫治结束时的照片显示患者的咬合和面型均为Ⅰ类。右上尖牙和左下第一前磨牙牙位预留间隙以供修复。

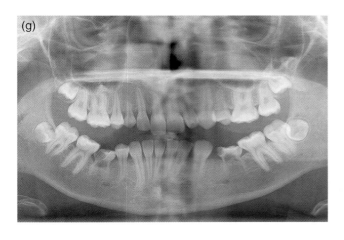
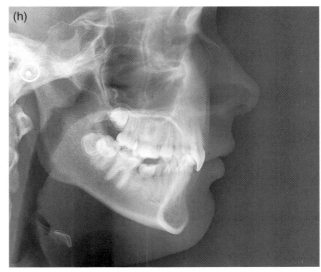
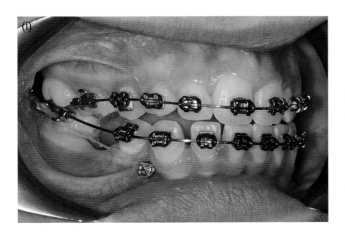
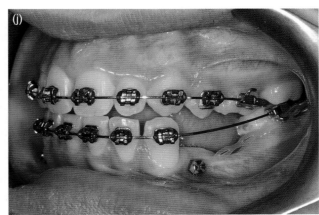
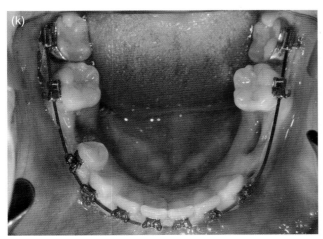
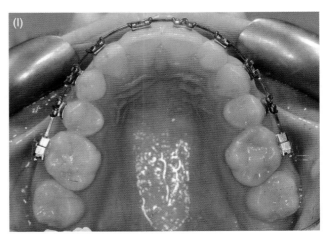

图9.11（续）

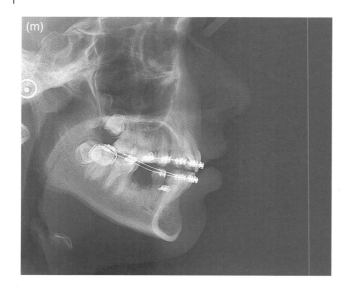
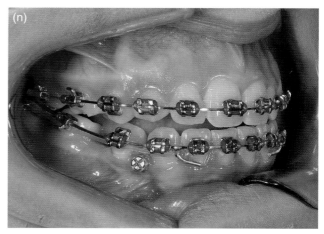
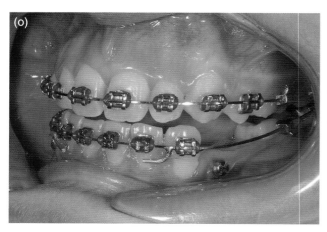
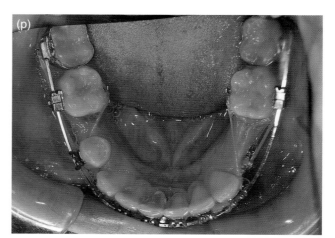
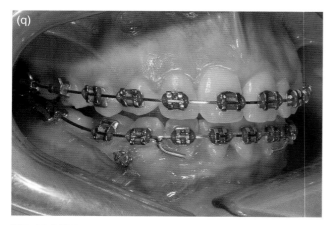
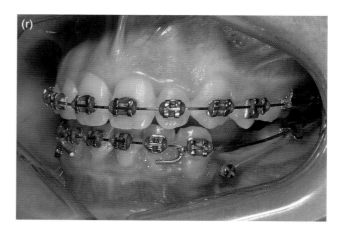

图9.11（续）

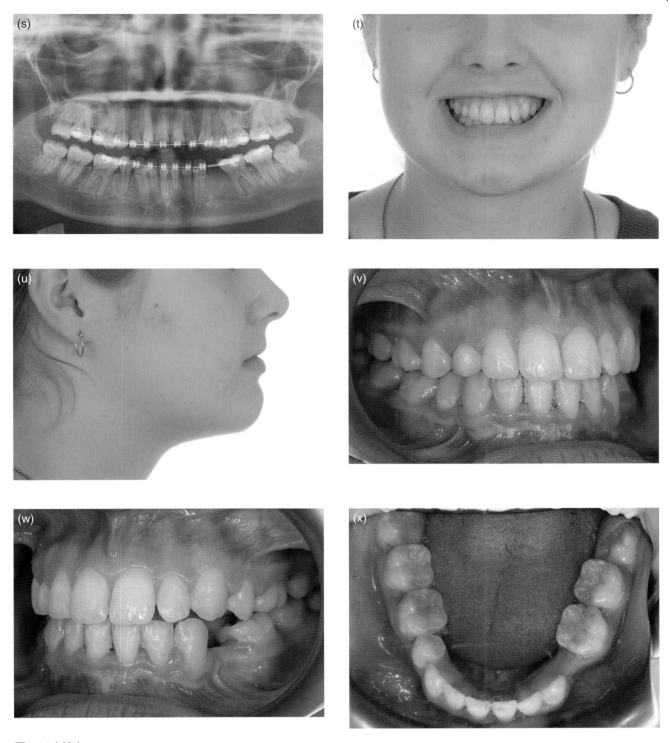

图9.11（续）

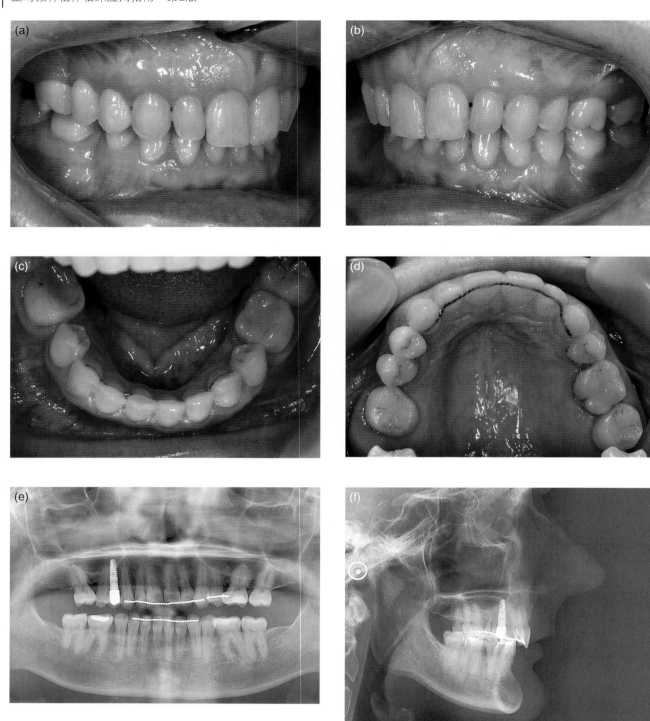

图9.12 （a~f）治疗前照片显示患者为安氏Ⅱ类2分类，轻度骨性Ⅱ类，下颌平面角小。前牙覆盖7mm，深覆𬌗。（e）治疗前全景片证实右上第一前磨牙、右上第一磨牙和另外3个象限的第二前磨牙均缺失。右上第一前磨牙牙位有种植牙修复。（g~i）采用固定矫治器排齐整平下牙列，重新扩展开前磨牙间隙。双侧尖牙已达Ⅰ类关系，下尖牙托槽已再定位，增加了近中倾斜度。（j~l）双侧下尖牙远中颊侧植入微种植体，与下颌第一磨牙之间做斜向牵引。（m~o）下颌间隙已关闭，再次重新粘接下颌尖牙托槽，改善尖牙的轴倾度。（p~r）固定矫治结束时，切牙和尖牙均为Ⅰ类关系。

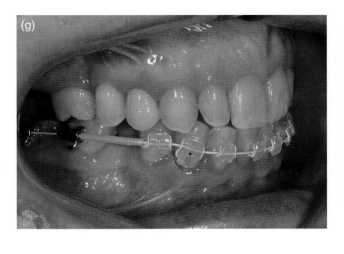

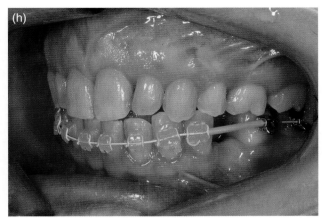

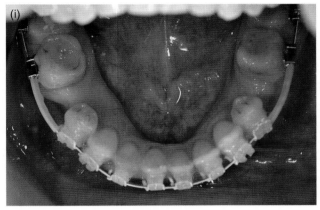

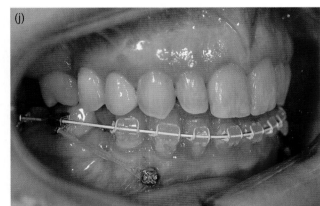

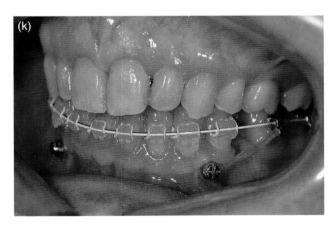

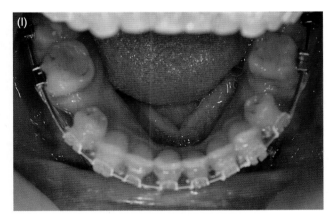

图9.12（续）

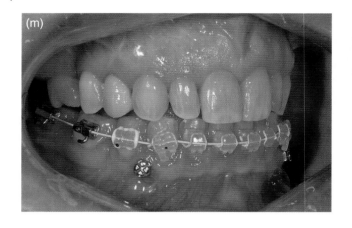
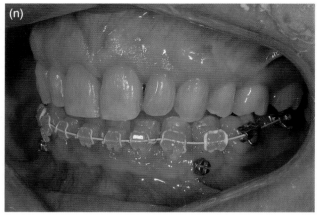
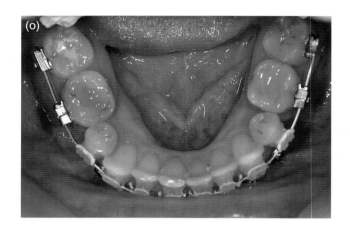
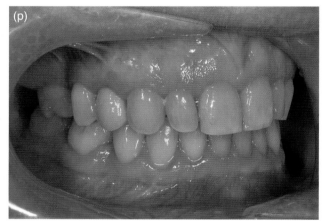
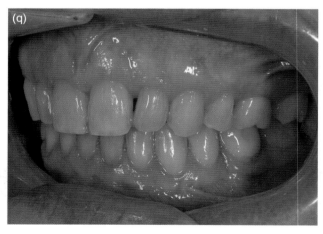
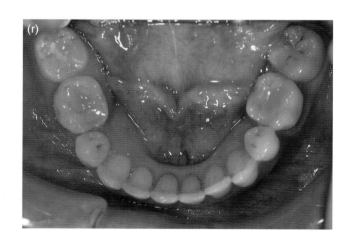

图9.12（续）

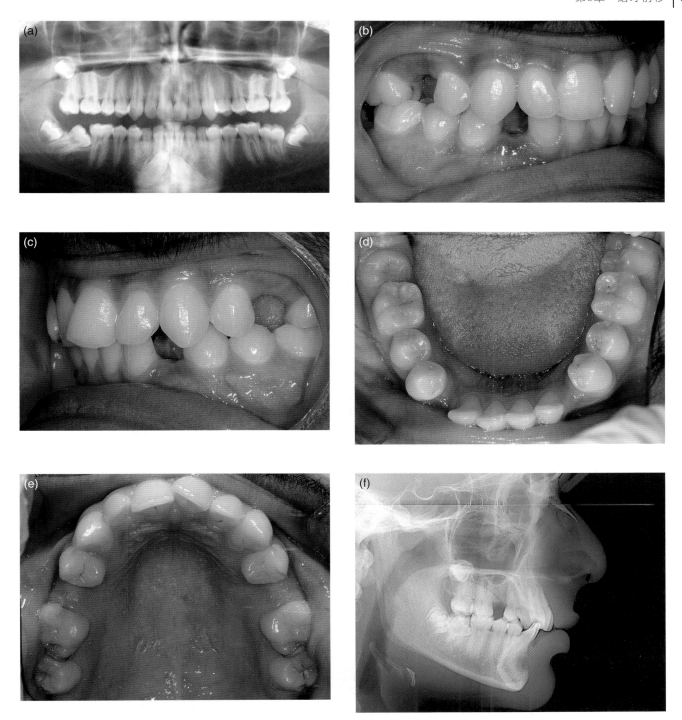

图9.13 （a）全景片显示该名14岁男性双侧下颌尖牙严重异位，双侧下颌第二磨牙阻生。（b~f）手术拔除下颌双侧尖牙，然后拔除下颌双侧乳尖牙和上颌双侧第二前磨牙后拍摄的口内像和侧位片，显示患者为安氏Ⅰ类，双牙列略前突。（g~j）使用固定矫治器排齐上下牙列，上颌使用了Nance托。双侧下颌侧切牙远中颊侧刚刚植入了微种植体，与下颌第一磨牙颊侧牵引钩之间即刻施加了轻力斜向牵引。（k）治疗中侧位片显示，在植入微种植体时，切牙为Ⅰ类关系，唇倾度正常。（l~p）9个月后，主弓丝换成0.018NiTi丝，将下颌第二磨牙纳入矫治系统。下颌第一磨牙颊面管换为双管，使用0.019英寸×0.025英寸不锈钢方丝弯制的长臂牵引钩施加弹性牵引。（q~u）使用微种植体12个月后，移除微种植体，此时切牙为Ⅲ类关系，上下前牙区留存有少量剩余间隙。（v~y）固定矫治结束时的照片显示，间隙已完全关闭，咬合关系为Ⅰ类，下颌双侧第二磨牙已充分萌出并排齐。（z）治疗后的全景片显示除第三磨牙外，所有牙齿的轴倾度均适宜。

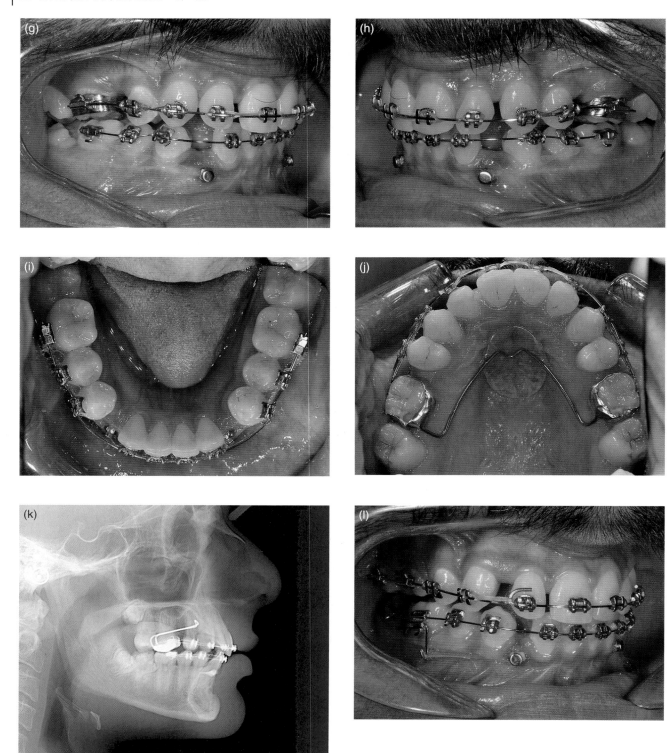

图9.13（续）

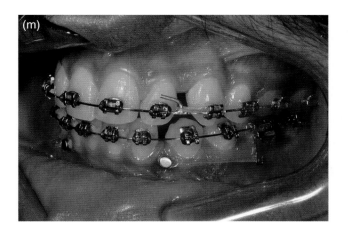

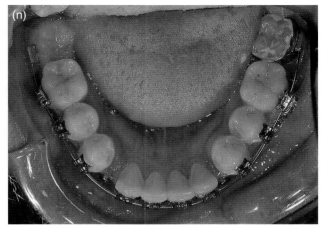

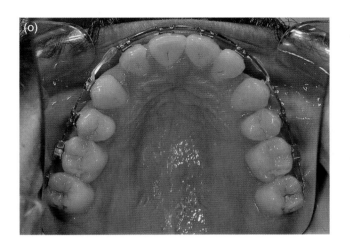

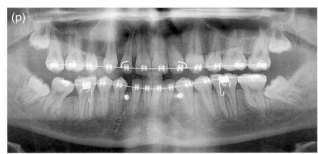

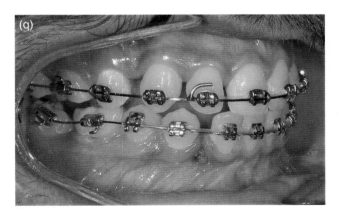

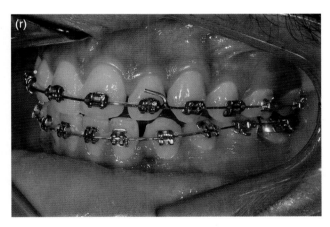

图9.13（续）

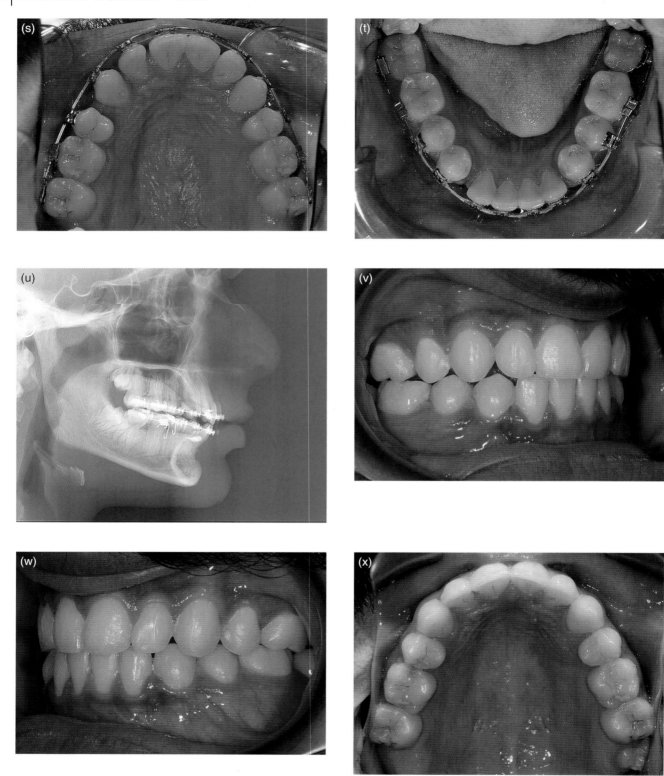

图9.13（续）

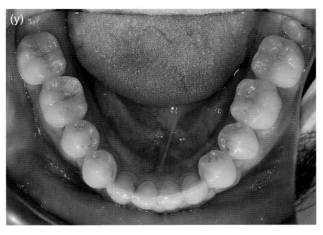
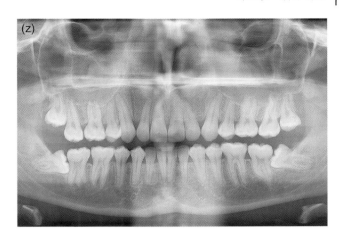

图9.13（续）

9.8 腭中区（间接）骨支抗的临床步骤

9.8.1 植入前准备

（1）排齐整平上牙列直至0.019英寸×0.025英寸不锈钢方丝可被动入槽。理想状况下，还可做一些精细调整，例如中切牙托槽再定位，以便于间接骨支抗与这些牙齿固定后直到治疗结束（或者甚至保持期），牙位不再改动。

（2）在侧位片或CBCT上评估腭前部的深度（图9.3）。

9.8.2 微种植体的选择

（3）如需双侧牵引，1颗微种植体则可提供足够的支抗以防止切牙段整体内收。但是，如果仅需单侧关闭间隙或单侧牵引，单颗微种植体可能因逆时针旋转的力矩作用，导致支抗丧失、中线偏移（图9.14a）。腭侧辅丝也可能在牵引过程中变形。在同一横向或纵向面增加1颗微种植体可以减轻这种旋转副作用（图9.14b）。

（4）考虑到腭部骨的厚度，可选择长度较短的微种植体，例如，2mm×6mm、长颈型Infinitas™微种植体（图9.3c）。

9.8.3 植入

（5）植入位点进行局部麻醉。

（6）植入位点的矢状向位置应在前磨牙位置水平，以提供足够的植入骨深度并且避开鼻腭管。

（7）与垂线向前鼻嵴方向成20°~30°角度植入，因为此区域既可以有最佳骨板厚度，又可在植入最后阶段避免弯头手机与切牙切端相碰[2]。植入时可考虑使用导板。

（8）可使用慢速弯头手机（例如，128：1减速比率）植入以克服植入通道受限的困难。

（9）如果附着黏膜过厚可行软组织切开，成人患者也可先做骨皮质打孔。

（10）当微种植体的颈部已部分植入黏膜，但其头部充分暴露，植入完成。需要注意，当患者的腭侧骨较薄，植入过程中鼻侧可能出现感觉，这时不要将微种植体全长度植入进去。

9.8.4 植入后事项

（11）使用被动辅助钢丝（例如，0.019英寸×0.025英寸不锈钢方丝），将微种植体头部和中切牙牙冠舌面粘接固定在一起。这根钢丝需要预弯一个台阶或者增加停止扣以防止从微种植体头部滑动，进而造成支抗丧失。同时钢丝的另一端应与切牙腭面被动贴合。最好在患者最新的石膏模型上预先完成弓丝的弯制（模型上要清楚体现微种植体的位置）。

（12）在前牙（支抗牙）和磨牙之间即刻加载牵引力。前5~6周加载约50g的轻力牵引，可使用轻轻牵拉开的链状橡皮圈。之后可使用NiTi拉簧或者弹力牵引。

(a)
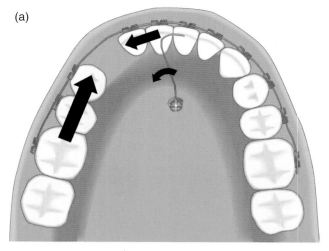

(b)
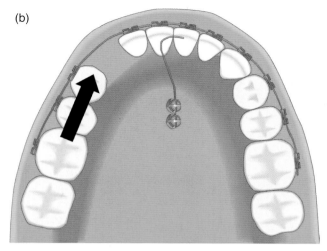

图9.14 （a）示意图显示使用腭中区间接骨支抗，右侧单侧牵引时发生的逆时针旋转副作用。逆时针力矩可使微种植体松动，导致切牙向右侧移动。牵引也可使辅助丝变形，加剧支抗丧失。（b）增加1颗微种植体可帮助第1颗微种植体对抗逆时针力矩，减少支抗丧失。

（13）当支抗需求完成后，可拆除辅助钢丝，微种植体也可移除。可能需要用到涡轮机修整微种植体头部以释放出辅丝，但是因为Infinitas™微种植体颈部可以直接与手柄接口匹配，拆卸起来就没有这么麻烦。

9.9 腭部直接骨支抗案例

- 患者13岁，男性，安氏Ⅰ类，先天缺失双侧上颌侧切牙。双侧上中切牙曾反复受外伤（图9.15a~d）。因此最佳方案为前移磨牙（而不是重新分配间隙以供侧切牙区种植修复），上中切牙尽量避免反复粘接托槽或施加矫治力。

- 在预制的导板辅助下，在腭中缝旁植入2颗微种植体（Infinitas™2mm×6mm型号）。同时，在同一工作模型上预先制作磨牙前移装置，该装置包括由1mm不锈钢丝弯制的"U"形支架，在相应位置弯制小圈包围微种植体，远端插入上颌第一磨牙舌侧

辅弓管。

- 将磨牙前移装置首先就位于双侧第一磨牙（可用玻璃离子粘接固定），然后被动放置在微种植体头部。微种植体头部和小圈之间使用复合树脂粘接填充间隙。在装置上的牵引钩与第一磨牙牵引钩之间可即刻加载轻力弹性牵引（图9.15e~g）。

- 通过磨牙前移，间隙明显缩小，前磨牙也随之发生前移，左侧滞留乳牙脱落（图9.15h~j）。

- 全口粘接固定矫治器，拆除磨牙前移装置，将上磨牙带环换为粘接式颊面管，在换到0.019英寸×0.025英寸不锈钢方丝后采用传统牵引方式关闭间隙（图9.15k~m）。

- 间隙关闭完成，治疗结束，切牙为Ⅰ类关系，尖牙为Ⅱ类关系（图9.15n~p），采用压膜保持器保持。

- 固定矫治器拆除后，上中切牙进行临时修复（图9.15q，r）。2年后重新修复上中切牙，侧切牙间隙没有复发（图9.15s，t）。

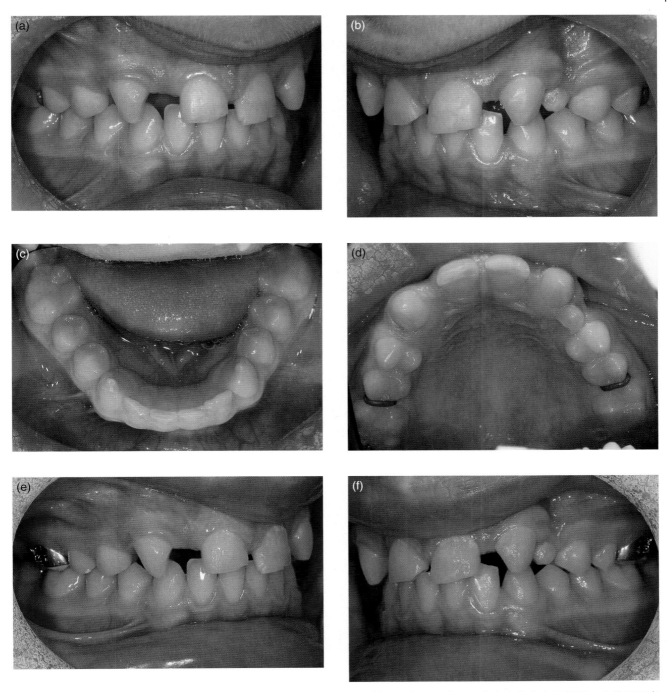

图9.15 （a～d）治疗前照片显示患者为安氏Ⅰ类，双侧上颌侧切牙缺失，在左上尖牙远中有左上乳尖牙滞留，上前牙区有散在间隙。上中切牙处于临时修复状态。（e～g）植入2颗腭侧微种植体以及安装磨牙前移装置后的照片，复合树脂覆盖微种植体头部，前段牵引钩和第一磨牙腭侧牵引钩之间进行弹性牵引。（h～j）上颌第一磨牙近移，间隙明显缩小，可见多余的支架钢丝在磨牙腭管远中伸出。伴随后牙前移，左上乳尖牙脱落。（k～m）移除磨牙前移装置，粘接全口固定矫治器，上颌带环更换为颊面管，采用传统牵引方式关闭少量残留间隙。（n～r）固定矫治结束时的照片。（s，t）保持2年后，上中切牙重新修复，侧切牙间隙未复发。

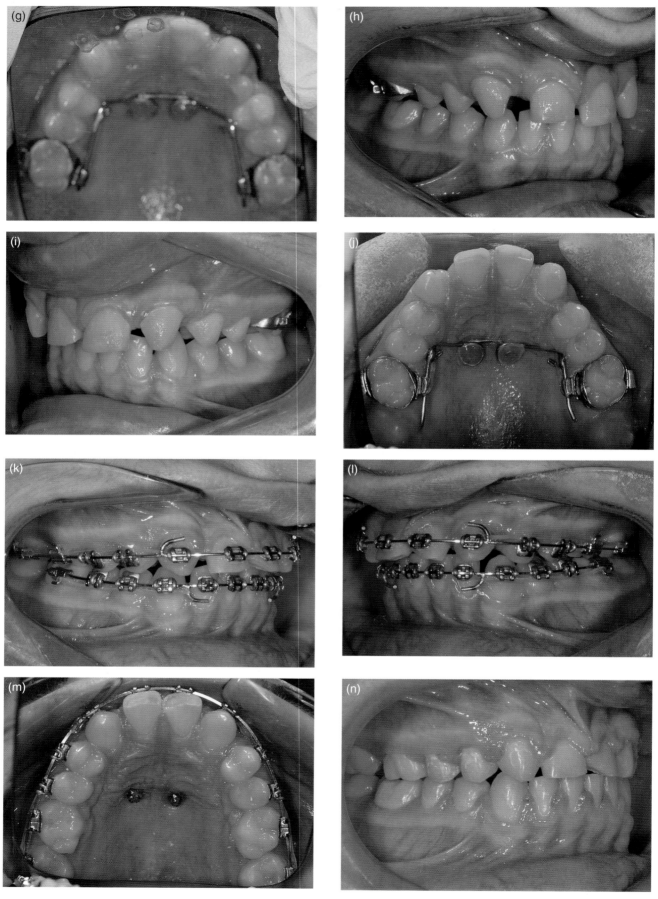

图9.15（续）

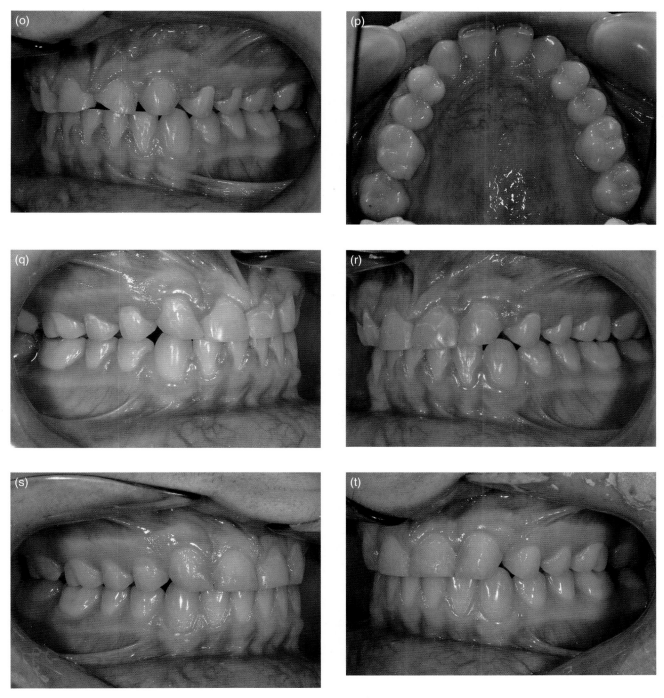

图9.15（续）

第10章

压低治疗和前牙开𬌗治疗
Intrusion and Anterior Openbite Treatments

牙列的垂直向控制一直是正畸治疗中最困难的问题之一。伸长牙齿相对较容易，即使有时并不想这么做，但无法预测其疗效稳定性。但是，在骨支抗出现之前，压低牙齿的难度更大。正畸学曾经的公认观点是，只有通过正颌外科手术才能有效地矫正过度的垂直向生长问题。

因此，有效压低牙齿以及避免支抗牙伸长是微种植体支抗最具革命性的应用之一。这是第一次能通过正畸实现压低单颗或多颗前牙和后牙，尽管需要注意牙周膜必须健康，以避免牙周袋加深。因此，现在许多正畸医生认为在非手术病例中压低磨牙是Ⅰ类和Ⅱ类患者前牙开𬌗（anterior openbite，AOB）的首选治疗方法。正如本章将在后续部分所述，治疗期望不仅在于矫正错𬌗畸形，还要显著改善面部侧貌、唇闭合以及软组织轮廓。笔者亲切地将后者称之为"正畸颜部提升"（图10.1）。Ⅲ类病例是例外的，因为下颌的逆时针旋转可加重切牙的Ⅲ类关系。但是，这些病例如选择正颌手术治疗，也可以通过压低磨牙获利，可使双颌骨手术方案改为更加保守的先压低磨牙以减少垂直向不调，再行下颌后退或者上颌前徙骨切开术。第14章将更详细地讨论压低和正颌手术联合治疗方法。

与上颌上抬骨切开术相比，磨牙压低有更多好处。对于仅需改善垂直向不调的前牙开𬌗患者，笔者从未见到他们会选择上颌手术，而不是磨牙压低。患者很容易理解磨牙压低是一个渐进的生物学过程，这相当于外科医生切除了一部分上颌骨，但却没有手术的并发症、费用及健康代价。此外，压低磨牙可以改善面下部的侧貌（图10.1），而不会因上颌上抬手术而引起鼻部的不良变化，例如鼻翼扩大和鼻尖上翻，

从而降低患者长期抱怨的可能。最后需要注意的是，无论采用正颌手术治疗还是正畸掩饰治疗，骨性前牙开𬌗仍具有相对较高的复发率[1-4]。

那么骨支抗是如何进行牙齿压低的？是否安全？Sugawara等较早就使用犬的颧部微钛板模型证实了磨牙压低的生物学机制[5-6]。首先，他们发现，牙槽骨在牙槽嵴顶和鼻底水平都发生了骨的改建，其中犬的鼻底相当于人类的上颌窦。另外他们发现，当切断嵴上牙周纤维时，磨牙会陷入牙槽骨中，但是当纤维完好时，牙槽骨高度会降低。严格来说，这表示实现了真正的牙槽骨改建，而不是单纯的牙齿压低。而且笔者一直都观察到，在50多个磨牙压低的临床案例中，临床牙冠高度仅有有限的暂时性下降，并且在治疗结束时能探查到正常的龈袋深度。因此，可能应该将此治疗效果称为牙槽骨改建（以及牙槽高度减小），但是"磨牙压低"一词在治疗前牙开𬌗已很常用，因此此处将延用该词。

其他重要的研究还发现磨牙压低不会导致牙髓活力丧失和临床出现明显的牙根吸收[7-11]。一项对人类磨牙的显微CT（micro-computed tomography）研究虽然观察到压低的牙根表面存在大范围的吸收陷窝，但这种牙根吸收程度在临床上是可忽略的[10]，甚至施加相对较重的力时也是如此[8,10]。因此，可以放心地得出结论，微种植体辅助牙齿压低在生物学上是可靠且安全的。最后，在人类受试者中也已证明，磨牙压低对颞下颌关节或咀嚼肌功能没有影响[12]。

> 在正常牙周组织存在的情况下，牙齿压低的机制包括牙槽骨改建，即牙槽骨高度的降低，而不是真正的牙齿"压低"。

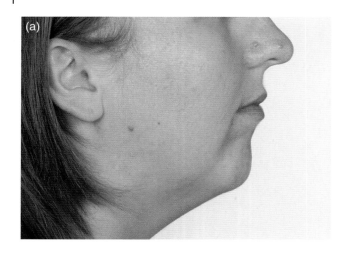
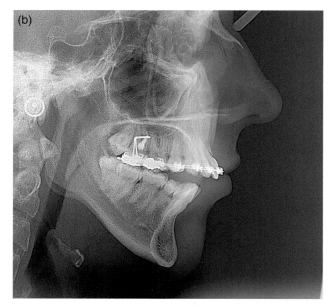
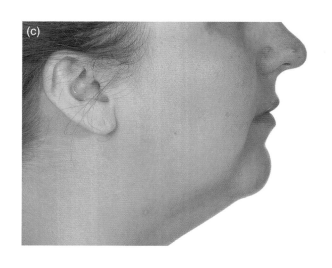
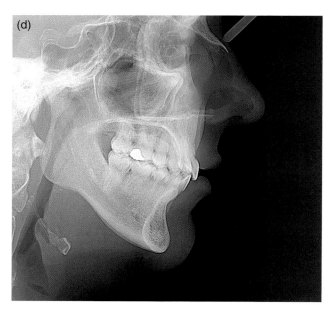

图10.1 （a）成年Ⅱ类错𬌗患者，伴有前牙开𬌗。治疗前的侧面像显示，前下面高增加，软组织颏前点较平。（b）开始压低上颌磨牙时拍摄的头影侧位片。（c，d）治疗结束2年后，患者的侧面像和头影侧位片显示了面部以及牙槽骨的侧面形态。进行"正畸颏部提升"后，下面高和颏部–颈部软组织形态得到改善，并且效果稳定。

10.1 单颗牙和前牙段的压低治疗

10.1.1 临床目标

- 压低单颗过度萌出牙。
- 或压低上下颌整体切牙段，矫正深覆𬌗，矫正切牙垂直向暴露过多或改善露龈笑。

10.1.2 治疗方案

- 传统方法，例如使用打开咬合的弓丝曲线（摇椅弓）或片段弓力学机制。
- 上颌上抬正颌手术，尤其是存在露龈笑和唇闭合不全的病例。

- 从唇侧或颊侧的微种植体向托槽或弓丝上进行直接压低牵引（图10.2）。对于下切牙的真正压低而不是唇倾，一项有限元分析建议，将微种植体植入尖牙牙根的远中，通过微种植体与侧切牙的近远中施加"V"形牵引[13]。
- 从第一磨牙近中颊侧微种植体至前段长臂牵引钩的悬臂式牵引。这已在第7章（图7.12）举例说明，尤其适用于需要关闭间隙的病例。
- 通过有弹性的弓丝从腭侧微种植体（植于腭中区中部）进行悬臂式牵引[14]。
- 使用磨牙的间接支抗，在磨牙的辅弓管上安装多用途压低辅弓或悬臂弓丝。
- 正畸隐形牙套治疗，尽管实际可实现的磨牙压低量很小，而且前牙开殆的纠正很大程度上是由于切牙舌倾和伸长。

10.1.3　相关临床细节

- 切牙关系和唇倾度。
- 根据患者的年龄，观察放松和微笑时上切牙的垂直向暴露量，即压低切牙是否有利于减少切牙的暴露量？或者切牙压低是否会导致患者显得过早变老？
- 存在垂直向面部不对称，表现为殆平面倾斜。
- 牙周情况，存在活动性牙周疾病（例如，出血或有牙周袋）时切勿压低牙齿。
- 压低目标牙周围的附着龈高度。如果附着龈高度有

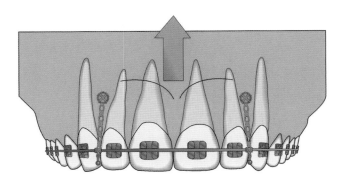

图10.2　切牙压低的力学示意图，从双侧尖牙近中的微种植体到弓丝或者附近的托槽施加垂直牵引力。

减小，将限制从微种植体进行直接牵引的压低范围，因为压低牙将朝微种植体移动。这种情况可优先选择后牙的间接支抗和使用压低辅弓。
- 植入位点相邻牙牙根之间的距离。

10.1.4　生物力学原理

- 唇/颊侧微种植体可能会使目标牙产生不利的倾斜度或转矩变化，因为施加于牙冠唇面的牵引力会使牙冠唇倾。在一些病例中，目标牙过度萌出、腭向倾斜时，这个副作用是可以接受的，但是正畸医生务必在临床中清楚这一副作用。通过使用头部突出度小的微种植体（在近龈方施加牵引力）、在尖牙远中植入微种植体压低切牙，和/或在弓丝上加额外转矩，可以减少这一潜在的副作用。传统治疗方法如压低弓也有相同的唇倾副作用。但是，传统治疗方法压低切牙还会对磨牙产生副作用，而使用微种植体压低则没有[15]。
- 如果切牙在压入过程中发生唇倾，则会出现前牙间隙。通过弓丝末端回弯或前牙加力牵引关闭间隙来避免这种情况。

10.1.5　临床技巧和技术要点

- 如果存在明显的唇系带，则应避免在中线植入微种植体，或进行系带切开术以防软组织干扰或软组织增生覆盖微种植体头部。
- 控制单颗牙齿压低的唇向倾斜：使用压膜式透明牙套控制牙冠，通过局部开窗切割以允许牙齿上的附件向根尖方移动。

10.1.6　临床步骤

10.1.6.1　植入前准备

（1）通过改变托槽的倾斜度，分离邻牙牙根。例如微种植体需植入尖牙牙根近中，则可将侧切牙托槽向近中倾斜及尖牙托槽向远中倾斜。
（2）使用全牙弓固定矫治器排齐整平牙弓，或者通过片段弓排齐需压低的牙齿。这取决于需压低牙齿和相邻牙齿之间的垂直向不调程度，如存在较大的差异，则使用片段弓技术比全牙弓固定矫治更有利。

10.1.6.2 微种植体的选择

（3）选择直径小的微种植体，例如1.5mm的 Infinitas™微种植体适用于牙根邻间隙部位。

（4）选择短颈型微种植体，使牵引力更接近牙冠表面，以减少牙冠唇倾的风险。

（5）如果附着龈有足够的高度，则微种植体植入时应垂直于骨表面，在这种情况下，推荐选择相对较短的微种植体，如长度为6mm的Infinitas™微种植体，以避免舌侧穿通的风险。但是，如果附着龈高度有限，需要倾斜植入，则选择较长的微型植体，例如体长9mm的型号。

10.1.6.3 植入

（6）在近膜龈联合处植入微种植体，以获得相对较大的邻牙间隙，并为牙移动提供足够的垂直距离。

（7）垂直于骨面、水平向植入微种植体，以便简单、安全地施加牵引力至微种植体头部。

（8）植入部位进行局部麻醉。

（9）理想情况下，在牙槽骨颊侧植入至少2颗微种植体，以便对单颗牙或多颗牙的两端施加压入力。

（10）如果临床上怀疑微种植体靠近牙根，拍摄口内X线片。

（11）当微种植体的颈部有部分埋入黏膜，完成植入。微种植体头部的突出度小，但应不妨碍加力。

10.1.6.4 植入后事项

（12）从微种植体向托槽或弓丝牵引钩施加牵引力。前4~6周内用链状橡皮圈施加约50g的牵引力。之后如需要压低一组牙，则增加到150g左右。

（13）复诊中监察治疗进度、记录临床变化，例如前牙覆盖、前牙开𬌗或覆𬌗、唇齿关系和后牙关系等。

（14）治疗中监察口腔卫生和压低牙齿的牙周状况，例如探诊深度。

（15）考虑对压低牙进行过矫治，以允许一定复发的可能。

（16）暂时保留微种植体，直到明确不再需要支抗为止。

（17）结束初始考虑加强保持，如前3个月全天佩戴全牙列的压膜保持器，防止压低的牙齿垂直向复发，但该方法不能防止伸长的牙齿复发。

10.1.7 临床案例

（1）**单颗牙的压低**（图10.3）。

- 患者45岁，女性，安氏Ⅱ类1分类（图10.3a），伴有下颌后缩，上下颌平面角非常小，牙列代偿，不适合进行全面的正畸治疗。该患者进行了下颌前徙骨切开术，并利用微种植体进行颌间固定，以纠正严重的创伤性深覆𬌗。然后进行有限的下后牙段的排齐和整平，并压低过度萌出的左上尖牙。

- 选择2颗1.5mm×6mm、短颈型Infinitas™微种植体分别植入左上尖牙颊侧近远中，施加弹性牵引至尖牙唇面的金属扣上（图10.3b，c）。16周后，尖牙在垂直向已经过矫治，且没有唇向倾斜。然后通过微种植体施加箱状牵引伸长下颌牙，使上下牙建立咬合（图10.3d，e），固定矫治结束6年后可见效果稳定（图10.3f）。

（2）**压低切牙**（图10.4）。

- 患者24岁，女性，安氏Ⅱ类2分类，右上第一前磨牙和左上尖牙缺失，并且有侵袭性青少年牙周炎既往史（图10.4a）。她需要在牙周炎情况稳定后，排齐、压低过度萌出的上切牙，并为粘接固定舌侧丝保持器提供咬合空间。

- 整平上牙弓，直到更换至0.019英寸×0.025英寸镍钛方丝。然后在双侧上颌侧切牙远中颊侧的膜龈联合处植入直径1.5mm×9mm、短颈型Infinitas™微种植体。轻力牵引6个月，先施力至侧切牙托槽，后施力至中切牙托槽（图10.4b，c）。后者的牵引力方向更倾向于限制牙冠唇倾。固定正畸结束后4年，牙周状态和咬合关系保持稳定（图10.4d）。

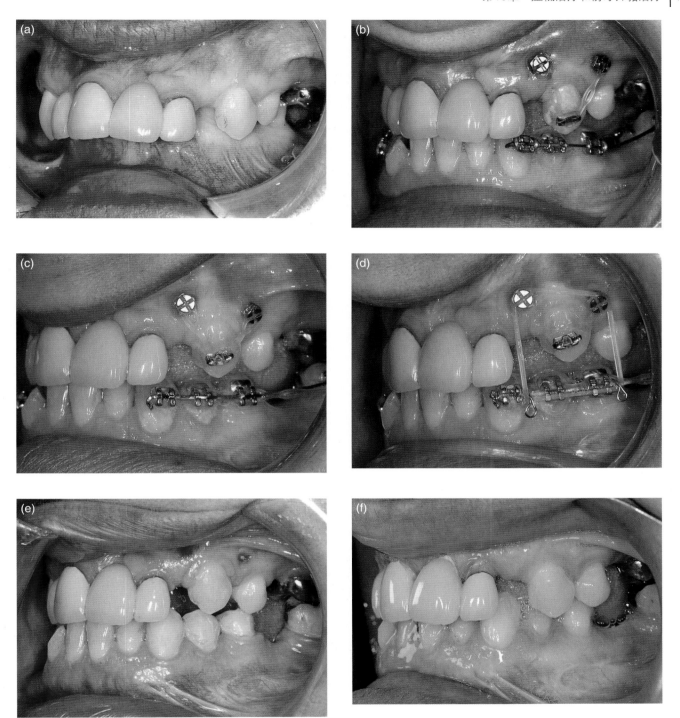

图10.3 （a）治疗前照片显示患者为严重的安氏Ⅱ类1分类，并伴有左上尖牙的过度萌出，没有咬合空间粘接固定矫治器。（b）下颌行前徙骨切开术纠正Ⅱ类畸形后，开始压低左上尖牙。从植于尖牙近远中的6mm长的微种植体向突出度小的尖牙金属扣施加牵引力。该压低作用有利于下颌牙齿的整平。（c）尖牙压低持续了8周。（d）16周后尖牙的压低已过矫治，且没有颊倾。然后进行垂直箱状牵引以伸长下颌牙齿。（e）固定矫治结束照片可见咬合关系欠佳。（f）固定矫治结束后6年，在重新修复切牙牙冠前的口内像。

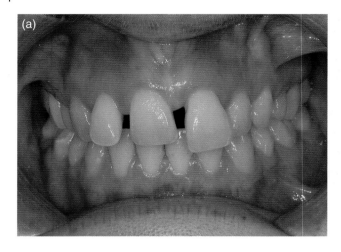
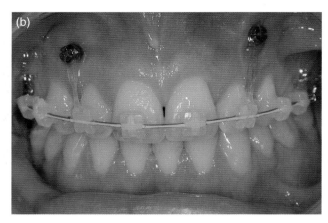
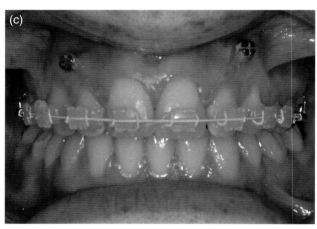
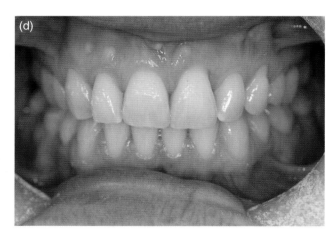

图10.4 （a）治疗前照片显示该成年患者左上尖牙过度萌出、缺失右上第一前磨牙和左侧尖牙，且前牙区存在间隙。（b）治疗中口内像为患者更换至0.019英寸×0.025英寸不锈钢方丝，从侧切牙托槽至双侧微种植体进行垂直牵引。（c）口内像显示牙齿排齐，改由微种植体至中切牙托槽施加牵引力，治疗中牙龈外形得到改善。（d）固定正畸结束4年后的口内像显示咬合稳定。

10.2 前牙开𬌗治疗

前牙开𬌗是非手术正畸治疗中最困难的错𬌗畸形之一。传统的正畸代偿治疗倾向于伸长切牙，但这有以下几个关键的缺点：有上切牙过度暴露和露龈笑的风险；不利的切牙舌倾；对鼻唇侧貌和微笑美学的不利影响；部分因为保持困难而复发率高[3-4,16]。前牙开𬌗病例更倾向于拔除前磨牙，目的是防止前牙唇倾继而导致垂直向上下切牙分开。此外，据称前磨牙拔除后能够使磨牙近移，从而减小上下颌平面角，但这并没有得到研究证据的支持[4]。因此，拔牙与否应取决于牙列拥挤度和中线偏斜等牙齿因素，而不是前牙开𬌗本身。另一种替代的方法是上颌后部上抬的外科手术，该方法是有效的，但手术也存在缺点，例如具有侵入性、价格昂贵，手术必须在面部生长完成后才能进行，有外科手术并发症和咬合不精确的风险，并可能导致不利的鼻部改变。用一种更有效且对患者更友好的方法来矫正前牙开𬌗和改善牙颌面美学岂不是更好？

目前，在Ⅰ类和Ⅱ类骨性前牙开𬌗病例中，微种植体压低磨牙是真正替代正颌外科手术的一种治疗方法，但需注意在骨性Ⅲ类患者中，下颌旋转会加重前后向关系。实际上，牙槽骨高度的降低会引起上颌𬌗平面的顺时针旋转，从而导致上下颌平面角减少和前牙开𬌗减轻[17-24]。这种治疗方法也是合乎逻辑的，因为前牙开𬌗患者的一个特征是后牙槽高度发育过度[25]。关键的是，压低治疗在成人和青少年中都是可行的，并且避免了上颌骨切开术相关的手术并发症和住院费用。过去几年中，笔者为可能需要正颌外科手术的前牙开𬌗患者提供讨论正畸-正颌手术联合治疗方案的机会，没有患者因其前牙开𬌗问题而选择手术，有些人强烈要求避免手术，甚至愿意接受不完美的Ⅱ类面部特征。这是真正的知情同意，需向此类患者详细说明各种治疗方法的利弊。以笔者的经验来看，没有人后悔采用非手术治疗方法。

本章前面已经概述了微种植体压低磨牙的生物学机制。但是，仍然需要考虑一些问题，例如最佳的操作技术、临床结果和长期稳定性等。由于磨牙压低是一种相对较新的治疗方式，迄今为止，此方面的长期研究结果很少。在短期内，有2项回顾性的头影测量研究发现了几乎相同的结果。尽管北卡罗来纳州的研究纳入了30例患者，其中包括微种植体和微钛板病例，异质性较高。Hart等研究[23]纳入了31例病例，仅使用了微种植体治疗[22-23]，样本异质性更小，其中有26例是由笔者仅采用腭部牙槽区微种植体支抗治疗的连续性病例[23]。在2项研究中，上颌第一磨牙的平均压入量为2.3mm，而笔者的病例中压低量最大达5mm，伴有上下颌平面角降低和前下面高减小，以及SNB角增大。令人惊讶的是，青春期患者表现出最大的下颌旋转效果，而成人更多的是𬌗平面角的倾斜。另外，两项研究均显示青少年患者有不利的下颌磨牙萌出。这提供了重要的信息，即从磨牙压低开始时就必须控制这些磨牙的垂直向位置。正确的临床应用方法将在本章后续内容中进行详细讨论，表10.1总结了一些关键的临床"技巧"。

一项影响深远的治疗后研究纳入30名成年女性，其治疗前平均前牙开𬌗为4.5mm，进行了2年的治疗后随访。她们被分为两组：一组拔除前磨牙，用头帽口外弓支抗和颌间牵引进行治疗；另一组用双颌颊侧微种植体治疗，上下颌的第一磨牙平均压低量分别为2.3mm和0.8mm。实际上，两组的咬合结果相似，结束后2年的咬合也稳定。但是，她们的面部变化显著不同：微种植体组的患者下颌逆时针旋转了3.6°，下面高降低了3.6mm，SNB增加了1.4°，唇闭合功能更好，切牙伸长量很小。而常规组则没有变化[26]。其他学者格外关注长期稳定性。例如，Baek等[20]对9名微种植体压低的成人患者进行了的3年随访[20]，结果发现覆𬌗1mm复发量的大部分都发生在第1年内。3年后，上颌第一磨牙的稳定性和前牙开𬌗的变化分别为77%和83%。一项对26名微钛板支抗患者进行了为期4年的研究结果也是类似的，这些患者

表10.1 临床上磨牙成功压低的10个技巧

临床技巧	优势
粘接上颌第二磨牙颊面管	由于这些牙冠可能在压入过程中龈向下沉，需要十分注意维持口腔卫生
上颌过度扩弓	考虑到腭侧牵引具有缩弓作用和Ⅱ类错𬌗改善后的横向效应
使用腭侧位点时，最好在第一磨牙远中	向牙弓的后段末端施加压入力，如此可在第二磨牙上直接牵引
触诊检查后牙牙槽黏膜厚度/活动度	避免第一磨牙远中黏膜活动度大使微种植体不稳定或黏膜过度增生的风险
使用横腭杆（TPA）或改良四眼圈簧	可分别控制或扩大磨牙间宽度和转矩
弓丝增加打开咬合的曲线	控制上切牙的垂直高度和转矩（由于后牙压入力对牙弓产生的旋转效应）
从压低开始时就稳定下颌磨牙	尽早纳入下颌全部磨牙或佩戴下颌全牙弓压膜保持器，以防止下颌磨牙过度萌出
增加下颌微种植体	如果下牙弓有明显的反Spee曲线或前牙开𬌗严重
前牙开𬌗过矫治	考虑到一些垂直向复发的风险，尤其是有一些前牙伸长效应时
前3个月全天佩戴保持器	提供磨牙压低效应

上颌第一磨牙平均压入量为3mm[27]。第1年和第4年的上颌第一磨牙的垂直向位置的复发率分别为10%和13%。同样，76%的复发发生在第1年内，因此需要强调保持的重要性。可以说，这些复发包括一些磨牙（开𬌗）过度矫正的重新建𬌗，因此将其全部视为复发可能是不公平的。

最后，一项对14例青少年前牙开𬌗病例的前瞻性研究显示，相对于对照组，上下颌第一磨牙的垂直位置、下颌平面角及下面高的平均减少量分别为5.6mm、2.8°和4.3mm。这主要因为牙槽骨的垂直向生长受到了被动抑制，以及对上磨牙主动牵引的适度效果[24]。这些变化在20多岁时及固定矫治结束后至少1年内能保持稳定。仅上切牙表现出少量复发。值得注意的是，他们的保持方法是6个月全天佩戴全牙列压膜保持器，之后改为仅晚上佩戴。

压低治疗在成人和青少年中都是可行的，并且避免了上颌骨切开术相关的手术并发症和住院费用。

笔者初期的病例都是在颊侧植入的微种植体（图10.5），近10年来笔者发现腭侧植入微种植体对于上颌磨牙的压入更有效，因为腭侧牙根邻间隙更大，有足够的骨皮质支持和垂直牵引范围[23,28]。值得注意的是，长面型患者的骨皮质厚度相对较薄，因此腭侧植入位点优于颊侧[29-31]。但是，对笔者而言，在腭侧植入微种植体时使用慢速手机和导板才是"游戏规则"改变的原因。因此，下面概述的临床步骤主要描述腭侧微种植体联合使用压低型横腭杆（TPA）或改良四簧圈簧的经验总结。

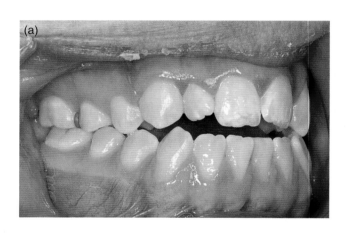
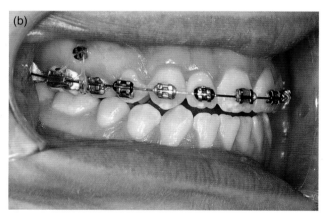
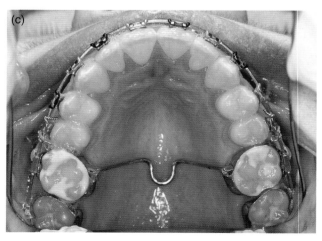
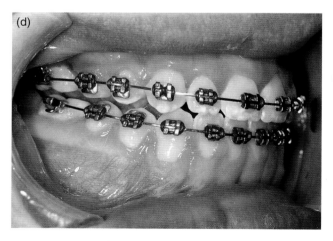

图10.5　（a）15岁男性治疗前的口内像显示其为安氏Ⅱ类错𬌗，伴前牙开𬌗。（b，c）口内像显示上颌安置了固定矫治器和TPA。从双侧第一磨牙近中颊侧微种植体施加"V"形弹性牵引至矫治器上用于压低。（d）牵引9个月后，当后牙出现开𬌗并且磨牙已靠近微种植体时，取出微种植体和TPA。（e，f）固定矫治结束和固定矫治结束15个月后的口内像，显示为Ⅰ类关系，覆𬌗长期有轻微复发。

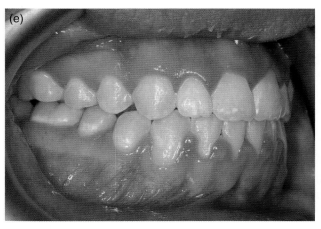
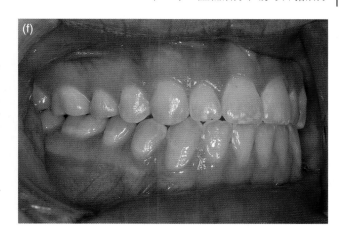

图10.5（续）

10.2.1 临床目标

- 压低上颌磨牙以及可能下颌磨牙，矫正前牙开殆和Ⅱ类畸形（如果存在）。
- 逆时针旋转下颌。

10.2.2 治疗方案

- 使用微种植体支抗压低磨牙。
- 使用头帽口外弓限制上颌牙槽的垂直向生长。
- 功能矫治器或后牙殆垫。
- 拔除前磨牙或磨牙以内收切牙。
- 弓丝上加关闭咬合的曲线和使用颌间牵引。
- 上颌上抬骨切开术。
- 隐形矫治的轻微的磨牙压低效应。

10.2.3 相关临床细节

- 切牙关系（包括前牙覆盖、开殆）以及后牙关系。
- 放松和微笑时上切牙垂直向暴露量。
- 是否存在面部垂直向不对称和殆平面倾斜。
- 前后牙之间是否存在垂直向台阶，和/或腭向错位的牙齿是否造成潜在的殆干扰。
- 第二磨牙和第三磨牙的萌出状态。
- 腭侧牙槽黏膜的厚度和活动度，尤其是第一磨牙远中。
- 磨牙的横向关系，即下颌逆时针旋转会引起后牙反殆吗？

10.2.4 生物力学原理

- 若治疗前附着龈高度有限，以及需要磨牙朝根尖向移动时，颊侧植入微种植体的压入范围是很有限的。
- 后牙腭侧牙槽区植入微种植体与颊侧植入相比有3个优势：更宽的附着龈高度、骨皮质厚度和邻牙牙根之间的骨量。
- 颊侧或腭侧的压入力会产生横向副作用，即牙冠颊倾或牙弓缩窄。因此，可通过改良的硬TPA（图10.6）、改良四眼圈簧或同时植入颊、腭侧微种植体以控制横向牙弓宽度和磨牙转矩。
- 在第二磨牙上施加牵引力压低磨牙时，可能会导致整个牙弓以其旋转中心顺时针旋转倾斜，从而无意中导致前牙伸长（图10.7）。这一问题可通过使用前后不连续片段弓或不锈钢连续弓丝上增加摇椅弓来解决。

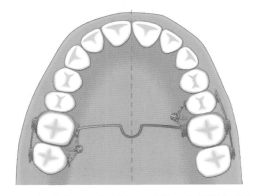

图10.6 示意图中显示分别在双侧第一磨牙腭根的近中和远中植入腭侧微种植体，牵引至TPA和腭侧附件。

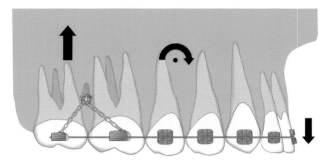

图10.7　示意图显示了后牙压低的生物力学副作用，其中整个上牙弓的旋转导致了切牙的伸长。

10.2.5　临床技巧和技术要点

- 考虑在正畸前拔除已萌出的第三磨牙，防止相邻磨牙压低后引起殆干扰。

- 考虑到下颌旋转和对抗腭侧牵引的缩弓效应，治疗初期先增加上颌磨牙间和尖牙间宽度。例如不确定，可先过度扩弓，因为在治疗后期可以很容易解决这个问题。但是治疗后期精细调整阶段同时压低和扩宽磨牙相对困难（此时使用较细的弓丝效果会更理想）。笔者经常使用可摘式四眼圈簧，通过一些简单的修改，使后面的曲位于微种植体近中（此时微种植体植于第一磨牙远中），并远离腭部（图10.8a）。在压低阶段可以使用同一个四眼圈簧。另外，在该阶段也可以佩戴TPA，尤其适用于微种植体植于第一磨牙近中的病例（图10.8b）。但是，应根据所需压低的量，患者的年龄和正畸医生的偏好来确定扩弓方式。因此，如果需要，可以使用上颌快速扩弓（rapid maxillary expansion，RME）或骨支抗式RME（见第13章）矫治器来实现较大量的扩弓（图10.9）。

- 粘接上颌第二磨牙颊面管，而不是使用带环。这样更有利于口腔卫生，尤其如果磨牙出现暂时性龈向压入时。

- 第一磨牙近中的植入位点操作较简单，适用于第二磨牙萌出不全或未萌的青少年。从该位点施加的牵引力基本不会产生上牙弓的顺时针旋转（图10.8b）。另外，在成人以及一些青少年患者也可以植于第一磨牙的远中，利于直接压低和控制第

二磨牙的转矩（图10.10a），但是它会产生顺时针旋转力矩，作用于整个牙弓，导致前牙伸长（图10.7）。通过将前牙或前磨牙弓丝与磨牙弓丝分离，可以部分消除这一问题（图10.10b）。

- 常规触诊检查植入部位的黏膜，检查其附着是否牢固，而不要活动度大或黏弹性过大。这常发生在青春期患者，如果腭侧牙槽后段的软组织未紧密附着于骨膜或者它能跟随软腭移动，这种情况可将微种植体植于第一磨牙近中（图10.8b）。

- 在治疗初期阶段，设计选择磨牙片段弓（图10.8a）或者全牙弓固定矫治。笔者倾向于初期使用后牙片段弓进行扩弓和压低治疗，当纠正了前牙开殆或出现前牙殆干扰时再纳入其余的牙齿（图10.10b）。由于压低后牙与切牙移动无关，这种方法更易于监控前牙覆殆和覆盖的变化。出于美观和卫生的考虑，患者也倾向于这种方法。但是，如尖牙或侧切牙腭侧异位或过度萌出，则应在压低前对整个牙弓进行粘接矫治器和初步排齐，以避免纠正前牙开殆过程中发生殆干扰。

- 由于腭侧磨牙区植入空间受限，笔者建议联合使用减速弯头手机和导板用于腭侧牙槽区微种植体植入。

- 如果开始压低时不急于粘接下牙弓，则下颌可一开始就佩戴压膜保持器，以防止下颌磨牙的过度萌出（因为上颌磨牙已压低）。如果粘接了下牙弓，则应尽早纳入第二磨牙以稳定其垂直向位置。同时，第二磨牙颊面管粘接时需比第一磨牙更靠近殆方，使下颌磨牙之间产生有利的垂直向台阶。

- 如果需要拆除TPA，以完全排齐和整平（第一磨牙粘接颊面管），例如第一磨牙和相邻牙间存在台阶，则第一磨牙可能发生垂直向复发。这可以在第一磨牙腭面粘接附件，通过从微种植体至第一磨牙腭侧施加轻力牵引或被动结扎来进行垂直向保持。但是，如果有后牙反殆的倾向时（由于上颌磨牙牙弓缩窄），不建议常规加力。

> 考虑到下颌旋转的横向效应和对抗腭侧牵引的缩弓效应，治疗初期应常规扩大上牙弓。

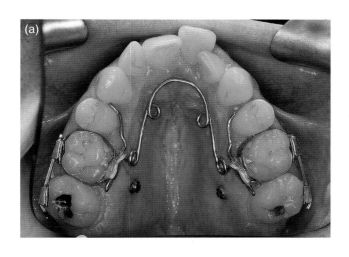
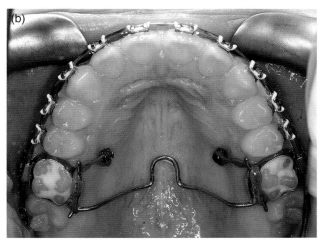

图10.8 （a）上颌殆面口内像显示，"压入式"四眼圈簧就位于第一磨牙，用于上颌扩弓。该四眼圈簧的远端曲比一般的四眼圈簧更靠前些，并与腭黏膜的距离也更大。使用了后段片段弓，第二磨牙颊面粘接颊面管。（b）"压入式"TPA的腭杆位于微种植体的远中，并远离腭部（在腭中缝处远离腭部5mm）。微种植体位于双侧第一磨牙近中。

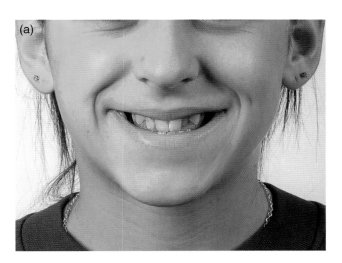
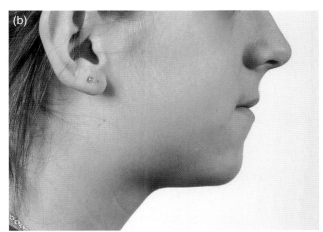

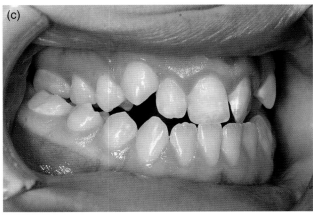
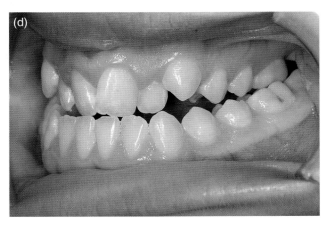

图10.9 （a~e）15岁女性的治疗前照片显示为安氏Ⅲ类，骨性Ⅰ类，下面高增加。伴有部分前侧方开殆和双侧后牙反殆。（f）治疗前的头影侧位片显示为骨性Ⅰ类，高角，上下牙列内倾。（g，h）RME加力阶段结束时的照片。（i~k）开始压低后牙。上颌已进行全牙弓固定矫治，且佩戴"压入式"TPA。微种植体植于第一磨牙近中，使用弹性牵引连接微种植体至TPA。（l）开始压低时拍摄的头影侧位片。（m~o）压低15个月后和下牙弓排齐时的口内像。（p）开始压低和压低完成时的头影测量重叠图，表明上颌磨牙压低，下颌旋转和上下前牙唇倾度增加。（q~u）固定治疗结束时的照片。（v）治疗结束时的头影侧位片。

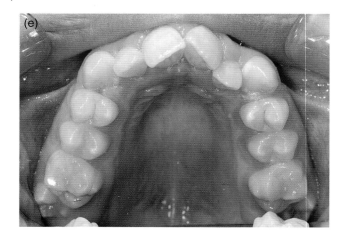

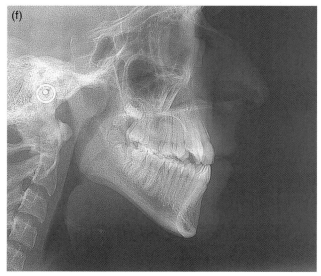

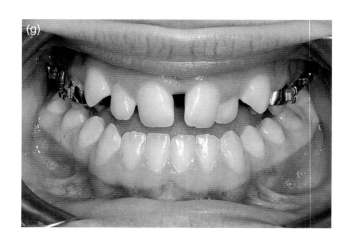

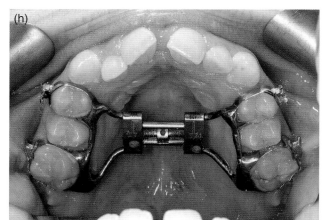

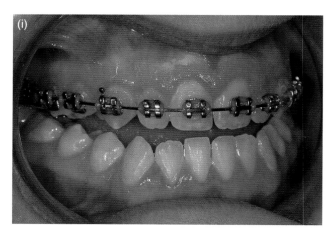

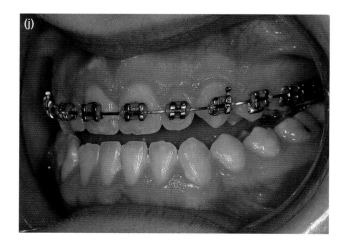

图10.9（续）

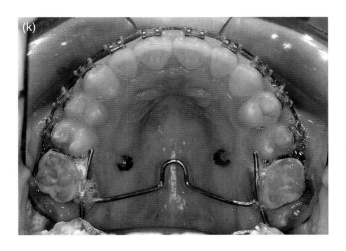

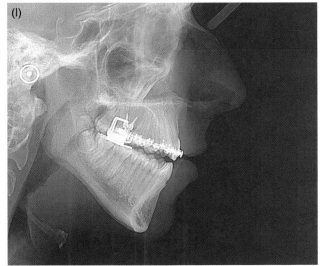

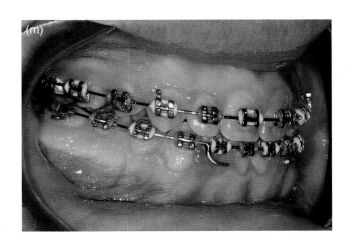

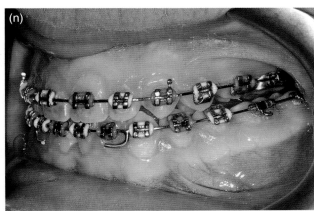

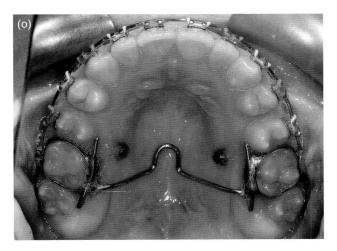

图10.9（续）

(p)

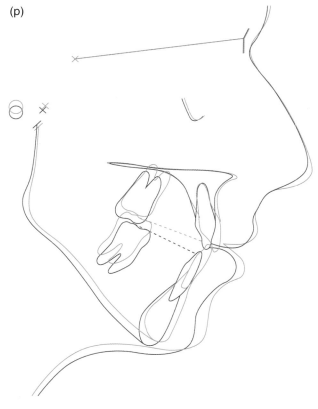

骨骼			软组织		
SNA	°	0.0	Lip Sep	mm	0.5
SNB	°	1.5	Exp UI	mm	1.5
ANB	°	−1.0	LS-E	mm	−2.0
SN/MxP	°	1.5	LI-E	mm	−1.5
MxP/MnP	°	−3.0	NLA	°	−17.5
LAFH	mm	−2.5	LLA	°	6.5
UAFH	mm	1.0	Holdaway	°	−1.0
LAFH/TAFH	%	−1.5			
LPFH	mm	−2.0	鼻突度		
UPFH	mm	0.5			
PFH	mm	0.5	Nose tip	mm	1.0
Wits	mm	1.0	Nose angle	°	−1.0

牙齿			颏突度		
覆盖	mm	2.0	Chin tip	mm	3.0
覆𬌗	mm	3.5	B-NPo	mm	0.0
UI/MxP	°	9.0	LADH	mm	1.5
LI/MnP	°	1.5			
IIangle	°	−7.5			
LI-APo	mm	0.5			
LI-NPo	mm	0.5			

(q)

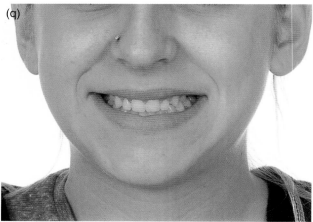

(r)

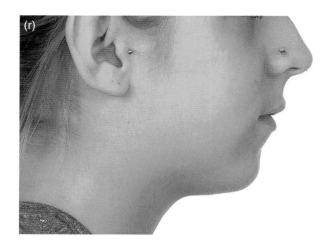

(s)

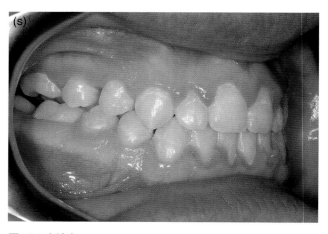

(t)

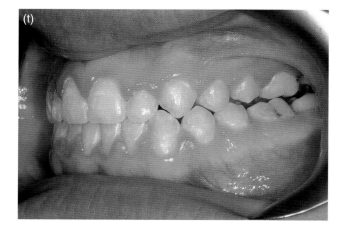

图10.9（续）

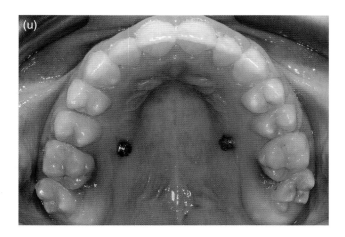

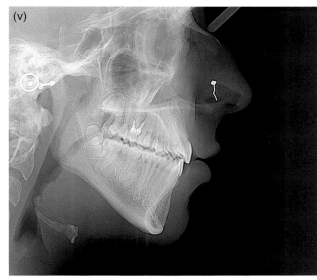

图10.9（续）

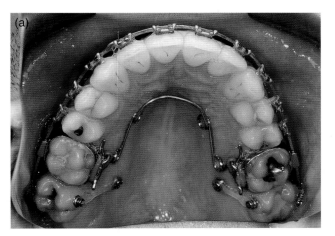

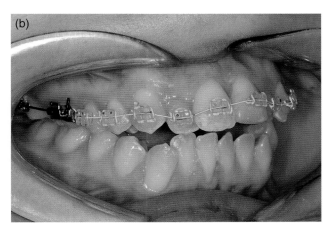

图10.10 （a）上颌口内殆面像显示使用四眼圈簧压低磨牙。从第二磨牙腭面至微种植体（植于第一磨牙远中）直接施加弹性牵引力。（b）刚刚粘接上前牙和前磨牙托槽，使用美学镍钛丝连接陶瓷托槽，但是在磨牙区域保留了预先存在的方丝，以使磨牙的压低与其余上颌牙的排齐分开。

10.2.6 同时压低下颌磨牙

对于大多数前牙开𬌗患者，上颌牙槽垂直高度过大是主要病因[25,31,33]，因此聚焦于压低上颌具有解剖学的合理性。来自成人的压低研究结果也显示，下颌磨牙压低比上颌压低更难实现，如压低量仅为上颌磨牙1/3[26]。但是，对于前牙开𬌗量大，以及下牙列存在反Spee曲线的成年患者，压低下颌磨牙也是有帮助的（图10.11）。美国贝勒大学Peter Buschang教授研究组最近的研究结果显示，对于青春期前牙开𬌗患者，额外的下颌骨支抗在限制磨牙垂直向生长方面具有长期的优势[24]。

尽管被动式骨支抗（例如，结扎或粘接片段弓）几乎没有横向副作用，但下颌骨的主动式压低仍然需要横向控制以避免磨牙的颊向旋转。这可以通过使用舌弓来实现，操作步骤如下：

- 准备：于两邻牙间隙处植入微种植体时，首先增加第二前磨牙托槽的近中倾斜度，以分离相邻的牙根。
- 取模或口扫，拍摄下颌磨牙的根尖X线片或CBCT，并在磨牙间放置分牙圈。
- 制作一个双侧第一磨牙的舌弓，以控制磨牙牙弓宽度和磨牙转矩。
- 于双侧下颌第一磨牙的近中或远中植入1.5mm×6mm或1.5mm×9mm、短颈型微种植体，尽量靠近膜龈联合处。或者，于颊棚区使用直径2mm、长度9mm的微种植体，成年患者必要时先进行骨皮质穿孔。
- 与上颌压低的原理相同，使用"V"形弹性牵引力，施加至邻近的牵引钩或托槽上。

10.2.7 压低上颌磨牙的临床步骤

10.2.7.1 植入前准备

（1）触诊检查第一磨牙远中的黏膜，检查其活动性、黏膜厚度，判断是否需要在第一磨牙近中植入。

（2）扩大上牙弓，以利于未来牙弓宽度的协调。建议扩弓过矫治，因为治疗后期缩弓相对容易，而扩弓相对较难。

（3）首先粘接上颌第一磨牙带环。如果计划后期由扩弓装置转换为使用"压入式"TPA，可以记录带环的大小。选择合适的带环大小，带环能完全就位并对牙龈没有压迫，且允许TPA制作过程中带环可有一定的缩窄。这样可以与第二磨牙颊面管形成有利的垂直向台阶。

（4）在完全萌出的上颌第二磨牙上粘接颊面管。避免使用磨牙带环将有助于牙龈健康。此时，牙冠高度可能会暂时降低，并且牙刷的使用受到很大程度的限制，这一点很关键。

（5）如果青春期患者第二磨牙未完全萌出，则在排齐时暂不纳入。可以将微种植体植入第一磨牙近中。如果植入空间有限，可增加前磨牙托槽的近中倾斜度，分离第二前磨牙和第一磨牙牙根。虽然排齐过程中前磨牙牙根会移向近中，但这在治疗后期精调阶段很容易纠正。

（6）使用后牙片段弓矫治技术或上颌全牙弓固定矫治进行排齐、整平。根据前后牙之间的垂直向差异决定使用哪种方法。其中，有较大的台阶可选择片段弓矫治技术，而前牙异位有咬合干扰的风险时，则需要全牙弓排齐。

（7）如果更换至0.019英寸×0.025英寸的片段弓或全牙弓NiTi方丝（假定使用0.022英寸槽沟的托槽），则需预约两次复诊。

（8）在准备阶段的复诊过程中，取藻酸盐印模或口扫，制作"压入式"TPA和导板。不取出口内带环，印模上放置新的磨牙带环用于TPA的制作。

（9）最好用根尖片或CBCT评估磨牙腭根在牙齿模型上的位置。

10.2.7.2 "压入式"TPA的制作

（10）制作两个工作模型。一个用于制作TPA，需要在第一磨牙上就位带环。另一个模型用于制作导板。

（11）用直径为1mm的不锈钢丝以确保TPA具有足够的硬度。两侧末端向后弯曲，形成一个短钩，向磨牙带环远端延伸3mm（图10.12a）。将钢丝焊接到第一磨牙带环的腭侧近中，而不是标准的中间位置。这样便于TPA与微种植体头部施力。

（12）相反，如果在第一磨牙的近中植入微种植

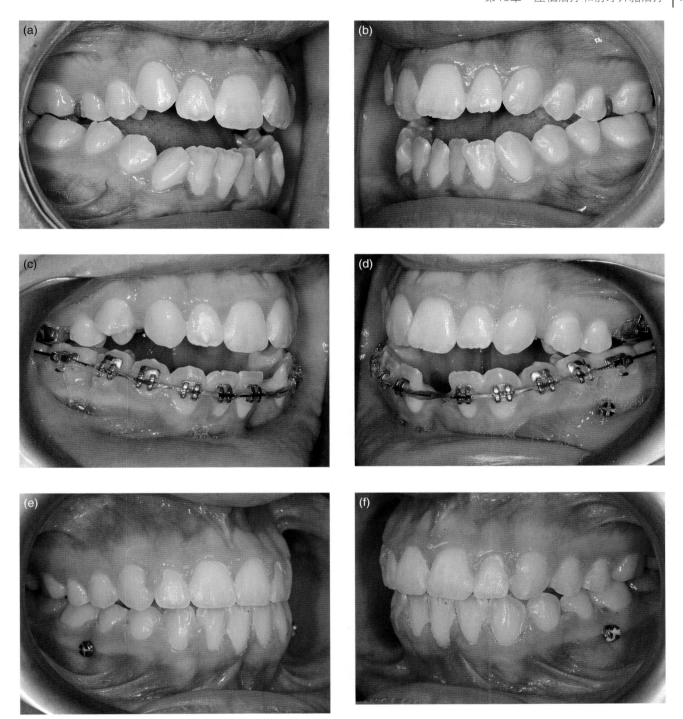

图10.11 （a，b）成年女性患者治疗前照片，可见前牙开𬌗和下牙弓有明显的反Spee曲线。（c，d）上颌进行了扩弓，下颌拔除了1颗下切牙，并使用固定矫治器排齐了下牙列。之后在上颌腭侧牙槽区和下颌颊侧植入微种植体，在下颌第一磨牙、微种植体和第二前磨牙之间进行弹性牵引。（e，f）固定矫治结束时的照片显示前牙开𬌗已通过上颌磨牙压低和下颌Spee曲线整平而得到纠正。

体，则将改变TPA末端钩的近远中位置（图10.8b）。

（13）双侧用1mm不锈钢丝弯制约3mm的前方短牵引钩，焊接到双侧磨牙带环的腭侧近中（图10.12b）。

（14）腭弓需与腭部有一定距离。如在腭中部远离5mm，以允许其在治疗过程中逐渐垂直向移位。同时侧方距离腭部牙槽组织也需有足够的间隙（图10.12b）。

（15）腭中部的曲应比通常的更宽，以提供更大的舌接触面积，从而减少组织的不适。

10.2.7.3 微种植体的选择

（16）上颌：使用长颈型微种植体，以适合相对较厚的黏膜组织，例如，1.5mm×9mm、长颈型Infinitas™微种植体。如果腭组织特别厚，或有海绵状的质感，或患者仍有较大的生长潜力，那么可能需要2mm直径的型号，以提供最大的稳定性，因为此时是不能全长度植入骨内的。

（17）下颌：体部长度的选择取决于预期骨皮质的厚度和密度。对于骨皮质支持较弱的青春期患者，可选择较长的长度（例如，9mm）。如是骨皮质支持强且能垂直向植入的成人，则使用1.5mm×6mm、短颈型Infinitas™微种植体。

10.2.7.4 植入

（18）进行植入位点的局部麻醉，使第一和第二磨牙间的组织变白。可以在局部麻醉之前先进行表面麻醉，但是这对于较厚的软组织来说可能效果不佳。

（19）安装导板（如果适用）。

（20）用黏膜打孔器去除一圈厚的龈组织。在佩戴导板、标记组织后，暂时取出导板，以便能垂直、彻底地切除黏膜。如有必要，可使用蚊式钳或米氏修整器（Mitchell's trimmer）移除黏膜组织。

（21）成年患者可使用骨皮质打孔器穿通相对较厚且致密的腭侧骨皮质。

（22）用减速弯头手机（例如，128∶1比率），以低于100r/min的速度于双侧腭部牙槽区植入微种植体。

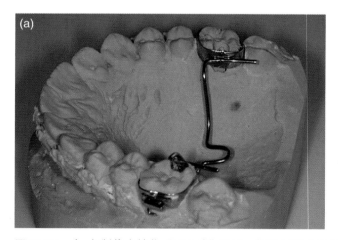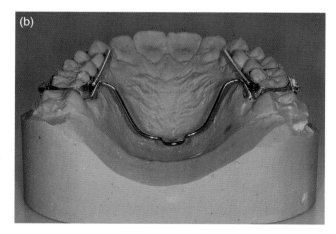

图10.12 （a）制作个性化"压入式"TPA，钢丝与红色标记的微种植体位点需要有一定距离。（b）TPA中段与腭部距离5mm，在腭侧牙槽区添加了TPA侧翼。

（23）临床上如果怀疑与相邻牙根距离过近，尤其是邻牙叩诊疼痛时，则应拍摄口内X线片。

（24）当微种植体颈部已部分埋入但头部完全暴露时，完成植入。

10.2.7.5 植入后事项

（25）将"压入式"TPA粘接于第一磨牙。

（26）从微种植体向TPA施加"L"或"V"形牵引力（图10.13）。使用"V"形牵引不易产生咬合干扰，但需经过TPA的下方，操作较困难。

（27）前4~6周内使用链状橡皮圈对TPA施加约50g的牵引力，对于青春期患者该段时间需要更长。之后使用更强的弹力牵引（150~200g）或NiTi拉簧进行施力。

（28）压低阶段复诊期间需要监察以下几个方面：前牙覆盖，前牙开𬌗/覆𬌗，尖牙关系，放松和微笑时的上切牙暴露量，磨牙开𬌗以及TPA与腭部的距离。

（29）监察末端磨牙的牙周状况（例如，探诊深度）。

（30）如果合适，在0.019英寸×0.025英寸不锈钢方丝上加摇椅弓，以减小上颌𬌗平面顺时针旋转时所导致的前牙伸长效应。

（31）对于较大的前牙开𬌗患者，当治疗中TPA接触到腭黏膜时，必要时更换新的TPA，尽管根据笔者的经验，即使接触腭黏膜，患者也不会感到疼痛。

（32）前牙开𬌗需要过矫治，防止可能出现的磨牙复发。

（33）压低完成后，可切断TPA，或将TPA完全去除并粘接磨牙颊面管。可选择双管颊面管，增加辅弓丝（例如，0.019英寸×0.025英寸不锈钢方丝），以便进行磨牙扩弓（图10.10）。此方法尤适用于需用弹性NiTi主弓丝排齐牙列，或者有时患者一开始就对TPA不能耐受，腭侧牙龈组织容易产生增生反应（图10.10）。

（34）暂不取出微种植体，直到不再需要支抗。如果后期需要进行垂直向控制，可以通过粘接舌侧扣进行牵引（图10.9b）。值得注意的是，缩弓的副作用可通过扩弓来补偿，因此使用双管颊面管具有优势。

（35）考虑固定矫治结束初期加强保持，例如前3个月全天佩戴全牙弓压膜保持器，防止结束早期磨牙伸长。

> 如果合适，在0.019英寸×0.025英寸不锈钢方丝上加摇椅弓，以减小上颌𬌗平面顺时针旋转时所导致的前牙伸长效应。

10.2.8 临床案例

（1）**磨牙压低：青少年患者**（图10.14）。

- 患者16岁，女性，安氏Ⅱ类1分类，中度骨性Ⅱ类，上下颌平面角38°（图10.14a~h）。双唇闭合不全，闭唇时颏肌紧张。前牙覆盖8mm，前牙开𬌗5mm，上切牙暴露量减少。上牙弓狭窄，伴有左侧后牙反𬌗和下颌功能性左偏。

- 上牙弓使用改良的可摘式四眼圈簧扩弓，并用

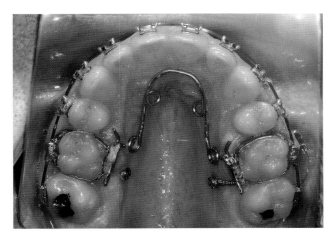

图10.13 口内像显示从微种植体施加"L"形牵引，镍钛螺旋拉簧经过"压低式"四眼圈簧的远中端连接至近中的牵引钩上。

固定矫治器排齐，结果前牙开𬌗减小2mm并增加了上切牙的暴露量。

- 在第一磨牙远中植入微种植体，并施加弹性牵引力至四眼圈簧（图10.14i~l）。
- 从压低开始至下颌粘接托槽前，下颌一直佩戴全牙弓透明保持器。
- 上颌的0.019英寸×0.025英寸不锈钢方丝加摇椅弓，以对抗后牙压低时对整体牙弓的旋转效应，同时也有助于切牙转矩的改善。通过监察休息位和微笑位的上切牙的暴露水平来判断所加摇椅弓的大小。
- 当前牙建立足够覆𬌗时，去除四眼圈簧，重新粘接颊面管完成矫治（图10.14m~t）。
- 治疗结束时建立切牙美学暴露，降低了面下高，改善了唇闭合功能以及面下部软组织轮廓（图10.14u~x）。这些变化主要是通过上颌磨牙的压低和下颌骨的逆时针旋转而实现的（图10.14p）。
- 佩戴压膜可摘保持器，其中前3个月需全天佩戴，之后晚上佩戴。

（2）**磨牙压低：成人患者（图10.15）。**

- 患者27岁，女性，有正畸治疗史，右上侧切牙缺失，左上、右下、左下第一前磨牙均缺失，所有第三磨牙也缺失。安氏Ⅱ类错𬌗，中度骨性Ⅱ类，上下颌平面角增大（图10.15a~g）。患者的颏-颈距离短，但上切牙垂直暴露量正常。前牙覆盖9mm，前牙开𬌗3mm。
- 上颌第二前磨牙和磨牙使用片段弓固定矫治。由于前磨牙腭尖有潜在的𬌗干扰而纳入。使用改良的"压入式"四眼圈簧进行扩弓，弓丝更换至0.019英寸×0.025英寸不锈钢方丝。
- 将微种植体植于上颌第一磨牙远中，并施加弹性牵引力至四眼圈簧（图10.15h~k）。
- 下颌进行固定矫治。压低10个月后，前牙出现咬合接触，此时粘接其余上颌牙（图10.15l~p）。
- 继续治疗12个月，未进行颌间牵引。
- 固定治疗结束时佩戴压膜透明可摘保持器（图10.15q~v），嘱咐患者前3个月需全天佩戴，

然后晚上佩戴。

- 患者的主诉是改善Ⅱ类错𬌗和前牙开𬌗，可以接受治疗后的轻度Ⅱ类面型，因此拒绝了颏成形术。
- 保持18个月后（图10.15u~x）以及结束6年后（图10.15y，z）复查效果稳定，没有复发的迹象。

（3）**磨牙压低：拔除前磨牙（图10.16）。**

- 患者19岁，男性，安氏Ⅰ类，骨性Ⅰ类，下颌平面角增大（图10.16a~j）。右上侧切牙缺失，上下切牙牙根短。前牙覆盖3mm，前牙开𬌗4mm，上切牙暴露量正常。上下中线分别向右侧和左侧偏斜（图10.16d，e）。
- 考虑到下颌旋转对前牙覆盖以及后牙关系的影响，待前牙开𬌗减小后才决定拔牙方式。
- 使用片段弓固定矫治器和四眼圈簧排齐、整平并扩大上颌后段牙弓。
- 在第一磨牙远中植入微种植体，并安装"压入式"TPA（图10.16k，l）。当TPA接触腭中部黏膜时没有引起疼痛，及时替换了新的TPA（图10.16m，n）。
- 当切牙覆盖为-2mm、前牙开𬌗为1mm时，停止压低（图10.16o~q）。停止牵引后，拔除左上第二前磨牙和右下第一前磨牙，覆𬌗有轻微复发。拔牙间隙为纠正Ⅲ类切牙关系和中线偏移提供了空间。
- 从事后看来，应在压低治疗早期纳入下颌第二磨牙，以便完全控制磨牙，而不是在关闭间隙时将其忽视（图10.16o，r）。
- 常规固定矫治关闭间隙，右侧进行Ⅲ类颌间牵引，最后8周使用后牙箱状牵引。
- 治疗结束时建立了切牙美学暴露，面下高减小，改善了唇闭合功能以及颏部软组织轮廓（图10.16s~x）。这些变化主要是通过压低上颌磨牙、下颌骨旋转以及切牙舌倾而实现（图10.16y）。
- 固定矫治结束2年后复查，虽然保持器间断佩戴，但仍维持了正常覆𬌗和覆盖（图10.16z）。

（4）**磨牙压低：拔除下切牙进行Ⅱ类代偿治疗（图 10.17）。**

- 患者17岁，男性，安氏Ⅱ类1分类，中度骨性Ⅱ类，下颌平面角正常。前牙覆盖13mm，覆殆浅。下前牙段中度拥挤，采用非拔牙治疗有唇侧牙龈退缩的风险（图10.17a~i）。在后退接触位置上前牙覆殆正常。但是，行下颌前徙骨切开术以纠正Ⅱ类畸形时，下颌向前下移动，会导致前牙开殆。

- 因此，计划拔除右下侧切牙，压低上颌磨牙以降低前牙开殆风险，并施行下颌前徙骨切开术。

- 治疗开始时安装"压入式"四眼圈簧和双侧片段弓固定矫治器。3个月后，微种植体植于第

一磨牙的腭侧远中，并通过四眼圈簧将弹性牵引力施加到第一磨牙（图10.17j~m）。

- 2个月后粘接上颌其余牙齿（图10.17n~p）。

- 第二磨牙的腭侧粘接舌侧扣，并且从微种植体向磨牙施加"V"形牵引力（图10.17q）。

- 11个月后磨牙压低基本完成（图10.17r~u）。此时咬合变深，注意到Ⅱ类牙性和骨性畸形有明显的改善。全景片可见上颌磨牙根尖更靠近腭平面。该阶段取消了下颌骨切开术。

- 疗程一共26个月（图10.17v~z），纠正了安氏Ⅱ类错殆和前牙开殆。此外，下牙弓已排齐，且没有增加覆盖。佩戴压膜透明保持器，前3个月全天佩戴，之后改为晚上佩戴。

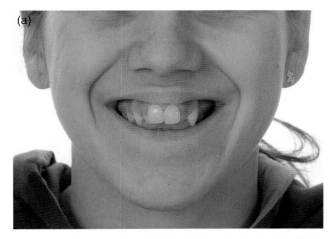
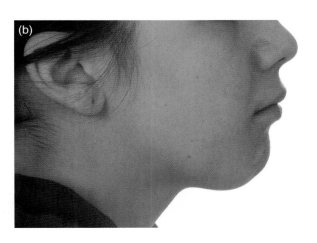

图10.14 （a~e）治疗前照片显示患者为安氏Ⅱ类1分类，中度骨性Ⅱ类，上下颌平面角增加。该患者双唇闭合不全，闭唇时颏肌紧张。前牙覆盖8mm，前牙开殆5mm，放松状态时上切牙暴露量小。上牙弓狭窄，伴有左侧后牙反殆和下颌功能性左偏。在上颌双侧第一磨牙的近远中分别放置分牙圈。（f，g）治疗前的X线片，可见所有的恒牙均存在。（h）治疗前的头影侧位片描图证实了Ⅱ类畸形和垂直骨面型，并有下切牙舌倾。（i~l）治疗7个月后，腭侧植入微种植体，下颌佩戴透明保持器。上颌纳入全牙弓固定矫治，其中第二磨牙粘接颊面管。此阶段已更换为0.019英寸×0.025英寸的不锈钢方丝。（m，n）压低开始时和压低完成时拍摄的头影侧位片。（o）头影侧位片描图显示了压低完成的牙和骨特征。（p）头影侧位片重叠图显示了13个月磨牙压低期间的变化。主要变化有上颌磨牙压低、上牙弓的一些顺时针旋转、上切牙的相对伸长以及下颌骨的逆时针旋转。（q~s）压低阶段结束时拍摄的照片，已拆除四眼圈簧。（t）压低阶段结束后拍摄的全景片与治疗前全景片相比，上颌磨牙牙根更靠近上颌窦底。（u~x）固定治疗结束时的照片显示面部侧貌轮廓改善，建立了上牙列的美学暴露以及Ⅰ类咬合。

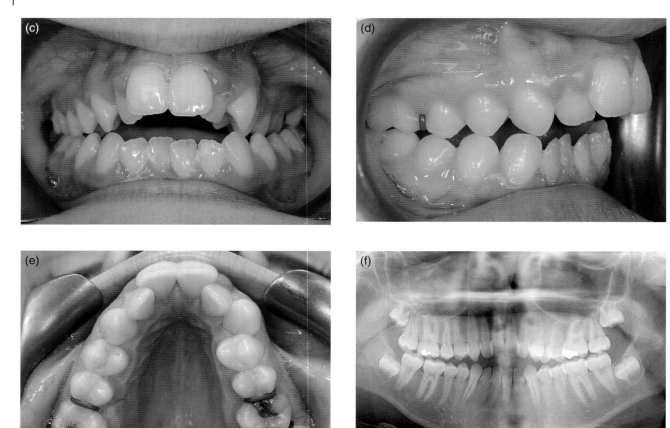

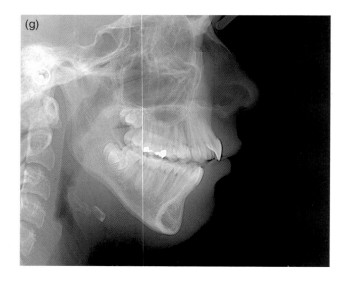

图10.14（续）

(h)

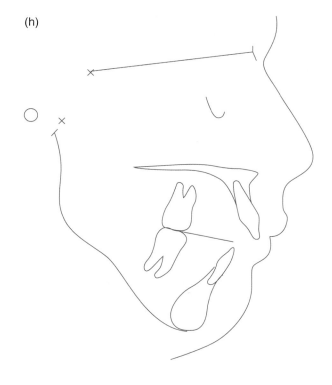

骨骼			软组织		
SNA	°	81.5	Lip Sep	mm	−0.0
SNB	°	73.5	Exp UI	mm	1.5
ANB	°	8.0	LS-E	mm	1.5
SN/MxP	°	10.0	LI-E	mm	−0.5
MxP/MnP	°	38.5	NLA	°	149.5
LAFH	mm	65.0	LLA	°	138.5
UAFH	mm	49.0	Holdaway	°	22.0
LAFH/TAFH	%	57.0			
LPFH	mm	34.5	鼻突度		
UPFH	mm	42.5			
PFH	mm	61.0	Nose tip	mm	19.5
Wits	mm	6.5	Nose angle	°	27.0

牙齿			颏突度		
覆盖	mm	8.0	Chin tip	mm	−5.5
覆殆	mm	−5.0	B-NPo	mm	0.0
UI/MxP	°	112.5	LADH	mm	34.0
LI/MnP	°	83.5			
IIangle	°	125.5			
LI-APo	mm	2.0			
LI-NPo	mm	6.5			

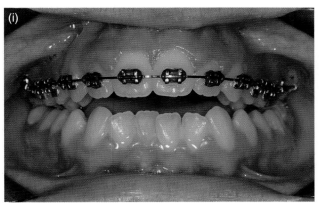

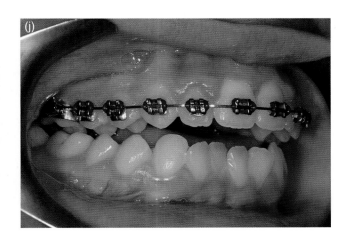

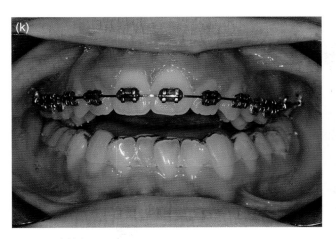

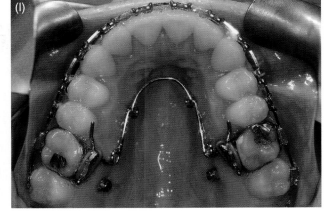

图10.14（续）

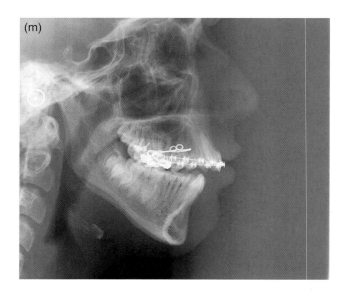

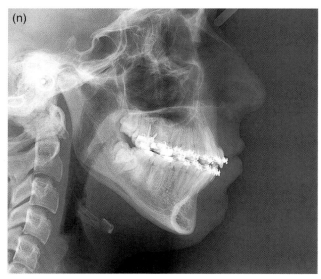

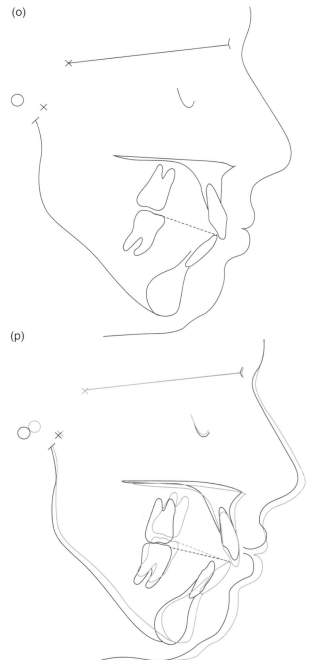

(o)

骨骼			软组织		
SNA	°	80.5	Lip Sep	mm	0.0
SNB	°	73.0	Exp UI	mm	5.5
ANB	°	7.0	LS-E	mm	−1.0
SN/MxP	°	12.0	LI-E	mm	1.5
MxP/MnP	°	37.0	NLA	°	139.5
LAFH	mm	66.0	LLA	°	137.0
UAFH	mm	51.5	Holdaway	°	19.0
LAFH/TAFH	%	56.0			
LPFH	mm	35.5	鼻突度		
UPFH	mm	43.5			
PFH	mm	62.0	Nose tip	mm	20.5
Wits	mm	0.0	Nose angle	°	26.0
牙齿			颏突度		
覆盖	mm	2.5	Chin tip	mm	−7.5
覆𬌗	mm	1.5	B-NPo	mm	1.0
UI/MxP	°	108.0	LADH	mm	34.5
LI/MnP	°	92.0			
IIangle	°	123.0			
LI-APo	mm	5.5			
LI-NPo	mm	10.5			

(p)

骨骼			软组织		
SNA	°	1.5	Lip Sep	mm	−2.0
SNB	°	1.5	Exp UI	mm	−0.0
ANB	°	−0.0	LS-E	mm	−0.0
SN/MxP	°	0.5	LI-E	mm	1.0
MxP/MnP	°	−2.5	NLA	°	10.5
LAFH	mm	−2.0	LLA	°	−9.5
UAFH	mm	1.0	Holdaway	°	−1.0
LAFH/TAFH	%	−1.0			
LPFH	mm	0.0	鼻突度		
UPFH	mm	2.0			
PFH	mm	−1.0	Nose tip	mm	2.0
Wits	mm	−6.0	Nose angle	°	3.5
牙齿			颏突度		
覆盖	mm	−5.5	Chin tip	mm	3.0
覆𬌗	mm	4.0	B-NPo	mm	0.5
UI/MxP	°	−1.5	LADH	mm	−0.5
LI/MnP	°	11.5			
IIangle	°	−7.5			
LI-APo	mm	3.5			
LI-NPo	mm	4.0			

图10.14（续）

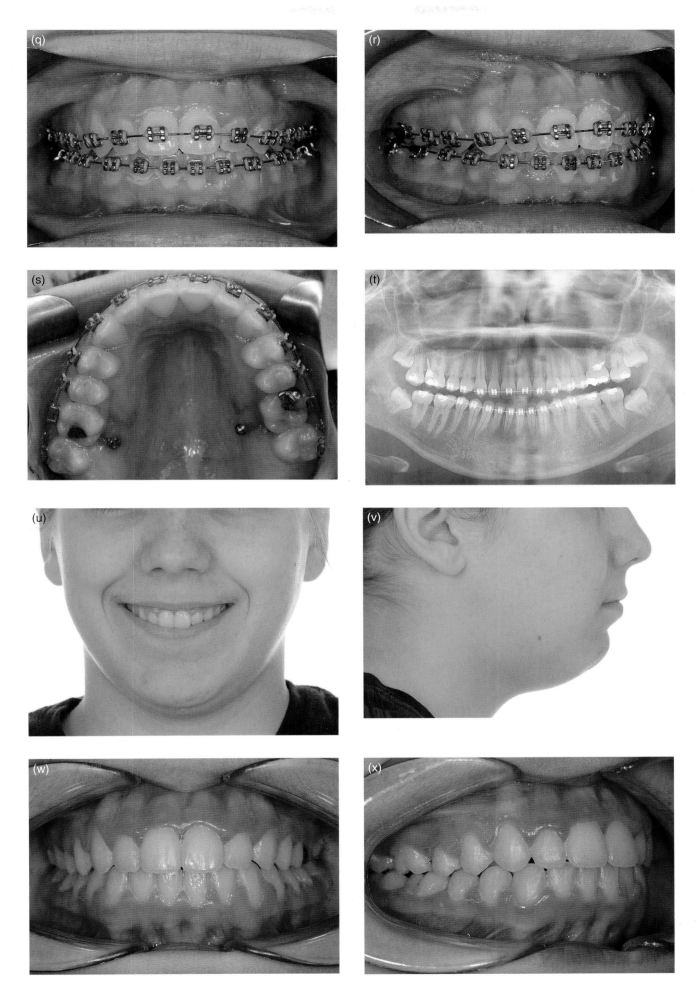

图10.14（续）

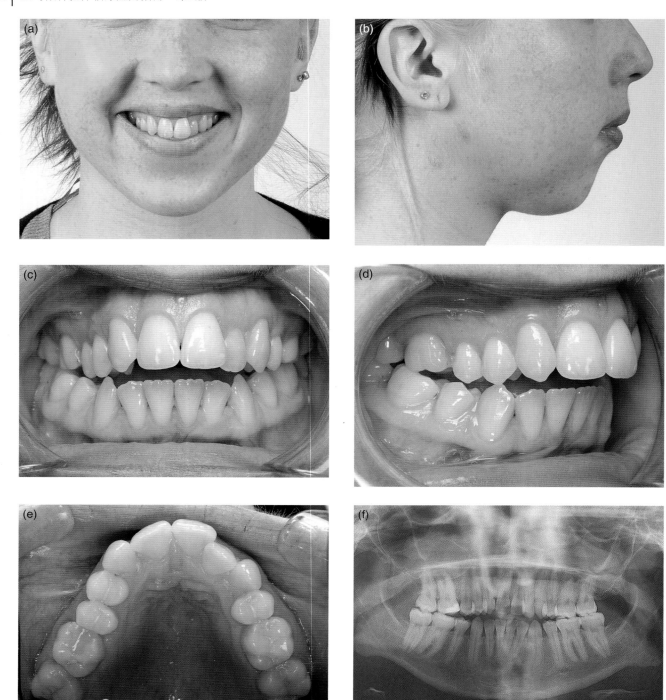

图10.15 （a～e）治疗前照片显示患者为安氏Ⅱ类1分类，中度骨性Ⅱ类，上下颌平面角增大。前牙覆盖9mm，前牙开𬌗3mm，上切牙垂直暴露量正常。右上侧切牙缺失，左上、左下、右下第一个前磨牙也缺失。（f，g）治疗前的影像学检查证实了右上侧切牙、3颗第一前磨牙和所有第三磨牙均缺失。头影侧位片也证实了Ⅱ类畸形和垂直骨面型。（h～j）第一磨牙远中腭侧植入微种植体。上颌已粘接片段弓固定矫治器，换至0.019英寸×0.025英寸不锈钢方丝。（k）开始压低磨牙时拍摄的头影侧位片。（l～n）压低10个月后，前牙有咬合接触，刚刚粘接了上前牙托槽。（o，p）压低17个月后拍摄的头影侧位片和全景片，与治疗前相比，上颌磨牙牙根更靠近上颌窦底。虽然下颌平面角仍然增加，但切牙关系已得到纠正。（q～t）固定矫治结束时的照片显示面部轮廓改善，建立了满意的上牙列美学暴露以及Ⅰ类咬合关系。（u，v）保持18个月后的口内像。（w，x）保持18个月后的头影侧位片以及与开始压低时的侧位片重叠描图分析，结果显示上颌磨牙压低和下颌逆时针旋转的治疗效果稳定。上颌磨牙的牙根明显突出于腭平面上方。（y，z）固定矫治结束6年后的照片，显示美学微笑，上切牙暴露量正常，Ⅰ类咬合关系和前牙覆𬌗稳定。

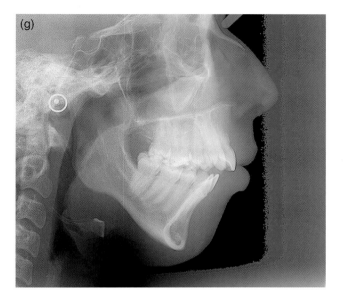

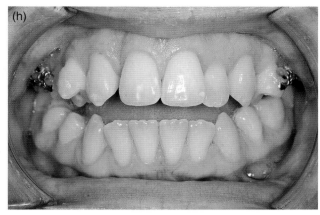

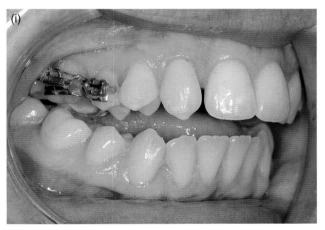

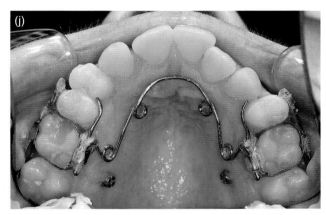

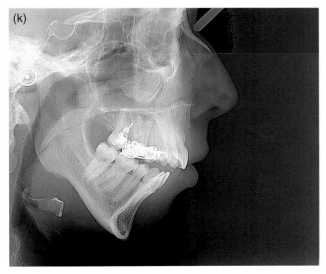

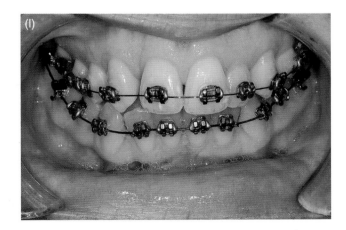

图10.15（续）

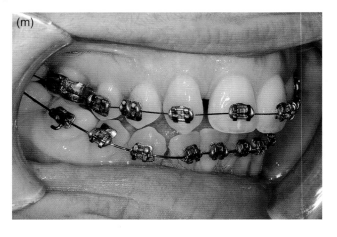

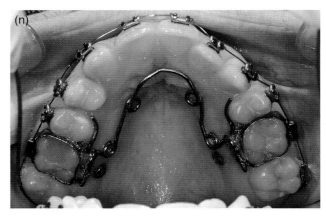

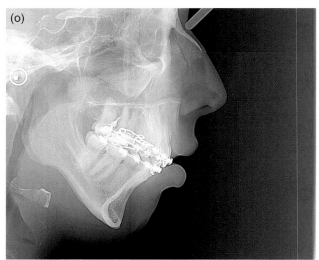

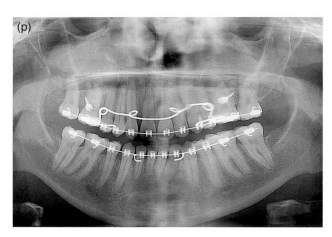

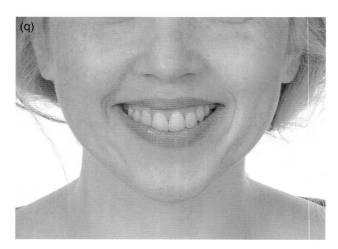

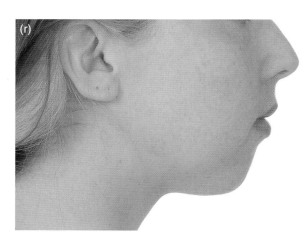

图10.15（续）

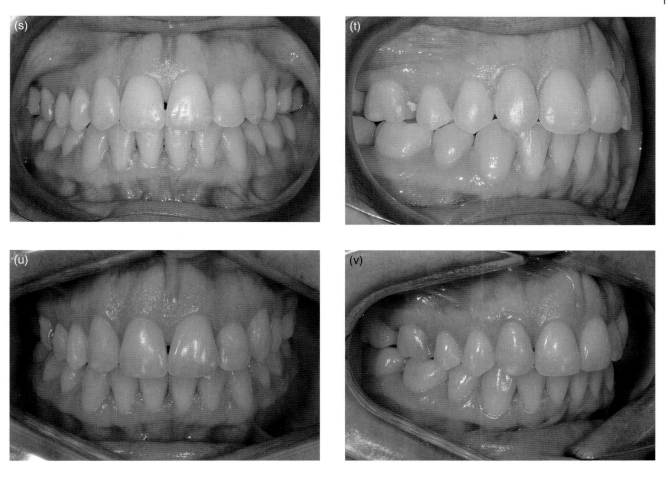

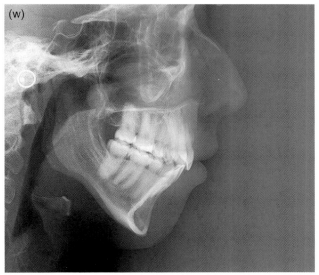

图10.15（续）

(x)

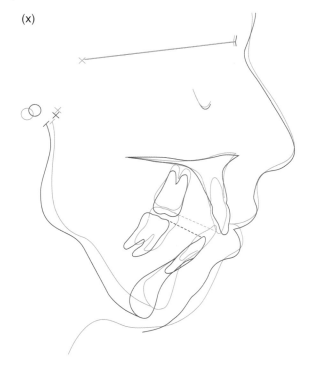

骨骼			软组织		
SNA	°	1.4	Lip Sep	mm	−0.3
SNB	°	3.4	Exp UI	mm	1.9
ANB	°	−2.0	LS-E	mm	−2.1
SN/MxP	°	−1.0	LI-E	mm	−3.5
MxP/MnP	°	−2.7	NLA	°	6.0
LAFH	mm	−3.8	LLA	°	1.3
UAFH	mm	−0.6	Holdaway	°	−2.8
LAFH/TAFH	%	−1.1			
LPFH	mm	−4.3	鼻突度		
UPFH	mm	0.2			
PFH	mm	−0.3	Nose tip	mm	−1.1
Wits	mm	−0.1	Nose angle	°	−2.0

牙齿			颏突度		
覆盖	mm	−3.7	Chin tip	mm	6.1
覆𬌗	mm	6.9	B-NPo	mm	0.9
UI/MxP	°	−6.7	LADH	mm	0.6
LI/MnP	°	1.2			
IIangle	°	8.2			
LI-APo	mm	−0.4			
LI-NPo	mm	−0.3			

(y)

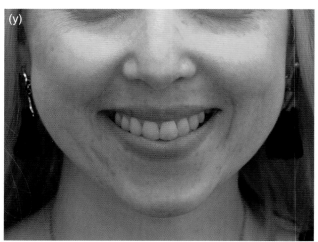

(z)

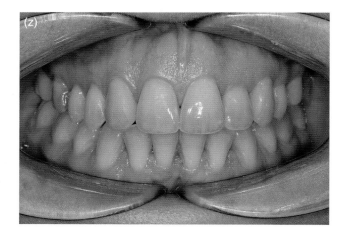

图10.15（续）

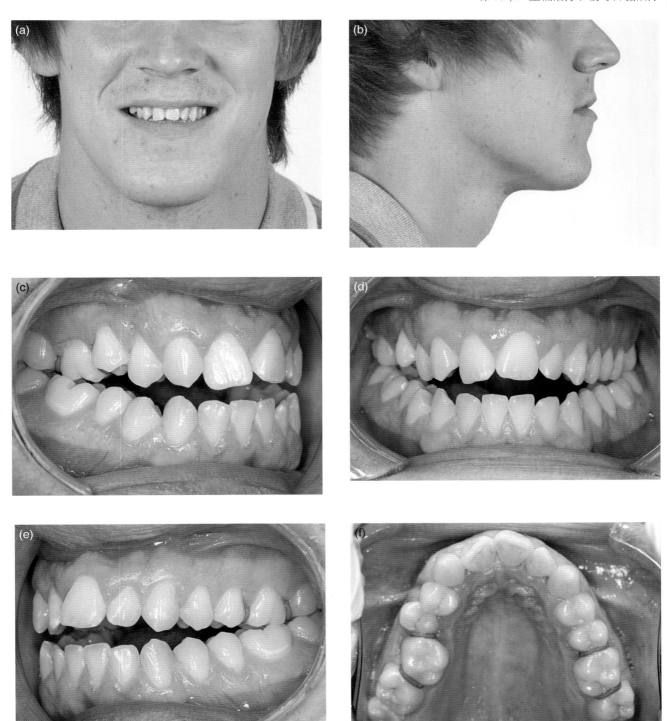

图10.16　（a~g）治疗前照片显示患者为安氏Ⅰ类，边缘性Ⅲ类面型，前牙开𬌗4mm，右上侧切牙缺失，中线偏斜。（h，i）治疗前的影像学检查和（j）治疗前的头影侧位片描图。（k，l）在前磨牙和磨牙排齐、整平后，于第一磨牙腭侧远中植入微种植体，佩戴"压入式"TPA，开始压低磨牙。（m，n）粘接上颌全牙弓托槽，计划拔除的左上第二前磨牙除外。（o~q）开始关闭下牙弓间隙、内收切牙，此时切牙的Ⅲ类关系加剧。（r）治疗后期去除TPA后拍摄的全景片。（s~x）固定矫治结束时的照片显示前牙开𬌗、Ⅲ类畸形和中线已得到纠正。磨牙压低的过矫治效果得到保持。（y）头影侧位片重叠图显示了总的治疗变化，例如上颌磨牙的压低、下颌的旋转和切牙的舌倾。（z）保持2年后的口内像。

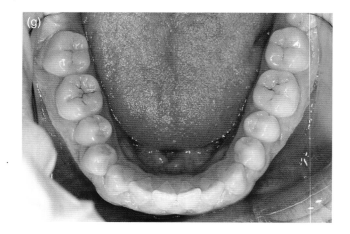

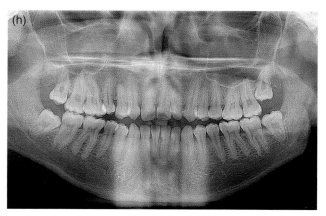

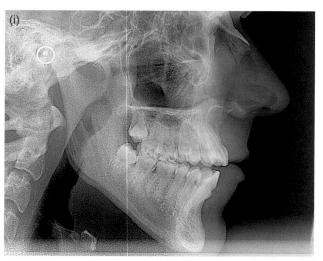

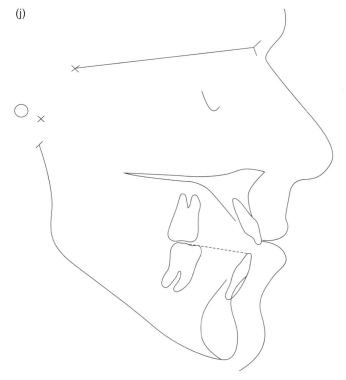

骨骼			软组织		
SNA	°	81.0	Lip Sep	mm	1.0
SNB	°	78.5	Exp UI	mm	2.0
ANB	°	2.5	LS-E	mm	−6.0
SN/MxP	°	6.0	LI-E	mm	−3.5
MxP/MnP	°	35.5	NLA	°	150.5
LAFH	mm	75.0	LLA	°	139.0
UAFH	mm	50.0	Holdaway	°	12.5
LAFH/TAFH	%	60.0			
LPFH	mm	39.5	鼻突度		
UPFH	mm	47.0			
PFH	mm	72.0	Nose tip	mm	26.5
Wits	mm	−2.0	Nose angle	°	34.0
牙齿			颏突度		
覆盖	mm	3.0	Chin tip	mm	0.5
覆𬌗	mm	−4.0	B-NPo	mm	−3.5
UI/MxP	°	118.5	LADH	mm	43.0
LI/MnP	°	82.5			
IIangle	°	123.5			
LI-APo	mm	2.5			
LI-NPo	mm	3.0			

图10.16（续）

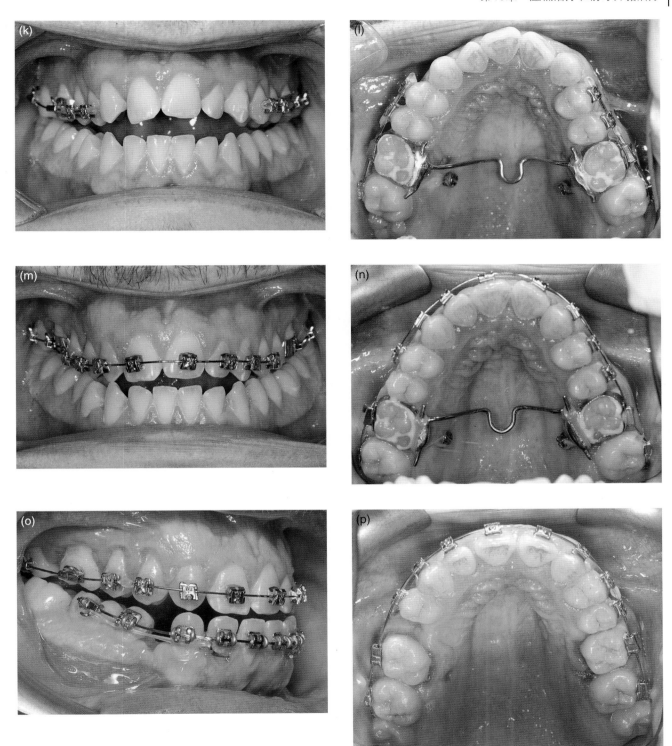

图10.16（续）

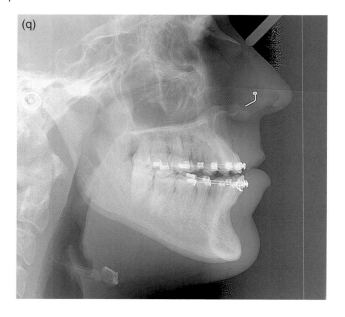
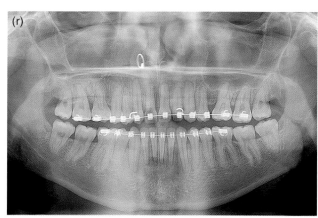
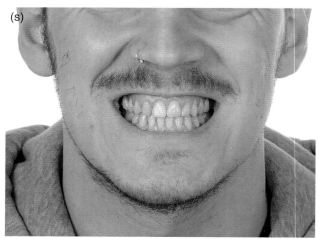
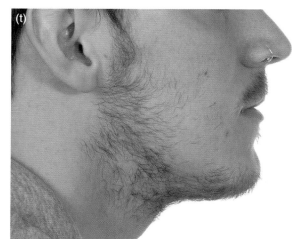
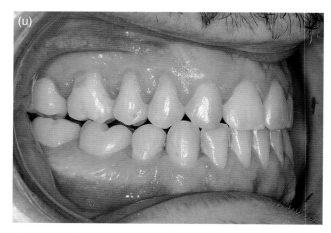
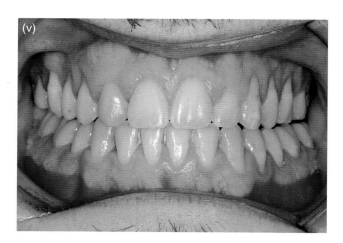

图10.16（续）

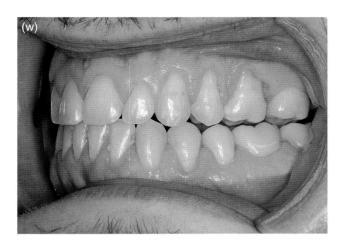

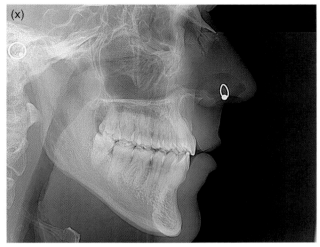

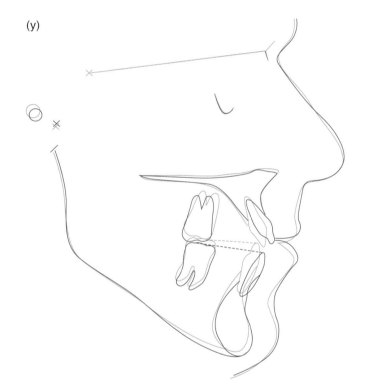

骨骼			软组织		
SNA	°	0.5	Lip Sep	mm	−1.0
SNB	°	−0.5	Exp UI	mm	−0.5
ANB	°	1.0	LS-E	mm	−2.0
SN/MxP	°	−2.0	LI-E	mm	−1.0
MxP/MnP	°	2.0	NLA	°	3.0
LAFH	mm	−1.5	LLA	°	−5.0
UAFH	mm	−1.0	Holdaway	°	−2.0
LAFH/TAFH	%	0.0			
LPFH	mm	0.5	鼻突度		
UPFH	mm	1.5			
PFH	mm	0.0	Nose tip	mm	−0.5
Wits	mm	4.0	Nose angle	°	−2.5
牙齿			颏突度		
覆盖	mm	−0.5	Chin tip	mm	−2.0
覆殆	mm	5.5	B-NPo	mm	0.0
UI/MxP	°	−12.5	LADH	mm	1.5
LI/MnP	°	−6.5			
IIangle	°	17.0			
LI-APo	mm	−2.5			
LI-NPo	mm	−1.5			

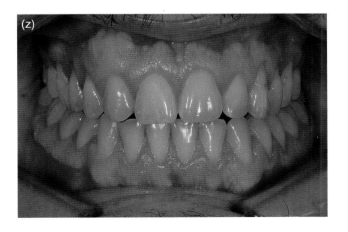

图10.16（续）

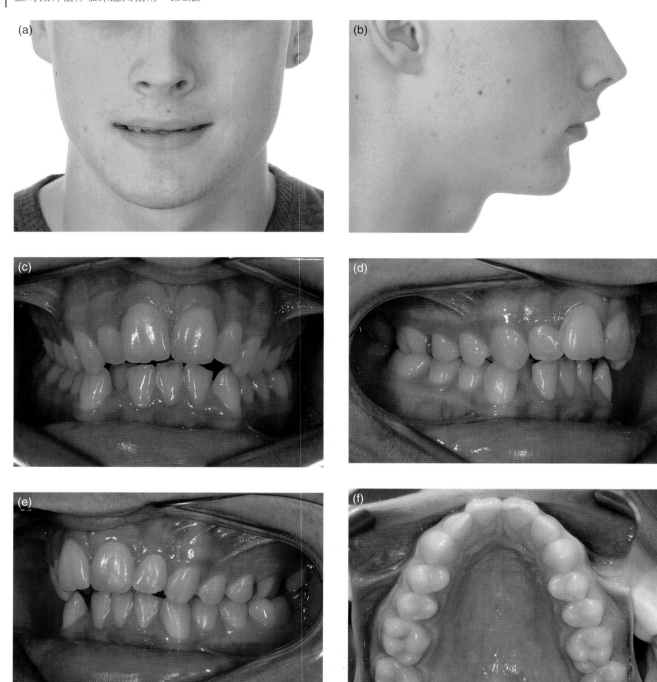

图10.17 （a~g）治疗前的照片显示患者为安氏Ⅱ类，Ⅱ类面型，轻微的前牙开殆，下牙列中度拥挤，右下侧切牙舌侧异位，以及下中线偏斜。（h，i）治疗前的影像学检查可见除右上第三磨牙缺失，其余恒牙均存在，患者有骨性Ⅱ类特征，且上颌窦底低。（j~l）上颌先使用改良的四眼圈簧扩弓，然后进行磨牙压低。双侧微种植体植于第一磨牙腭侧远中，并施加弹性牵引。（m）微种植体植入时拍摄的头影侧位片。（n~p）磨牙压低2个月后，粘接上颌其余牙齿。（q）粘接4个月后的口内像显示上颌双侧第二磨牙腭侧粘接了舌侧扣，用于直接牵引压低第二磨牙的腭尖并改变其转矩。（r，s）压低11个月时的口内像显示前牙覆殆明显加深。腭侧垂直牵引使上颌第二磨牙的垂直向和横向位置得到改善。（t，u）压低15个月后，压低阶段结束，此时的影像学检查显示Ⅱ类面型显著改善，且上颌磨牙牙根与上颌窦的距离更加接近。（v~z）固定矫治结束时的照片显示前牙开殆、Ⅱ类错殆和下中线均得到矫正。

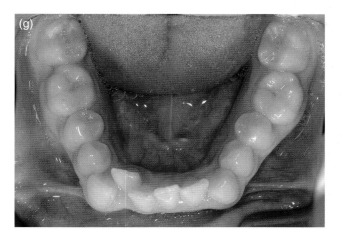

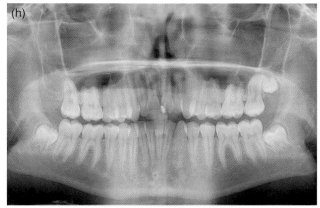

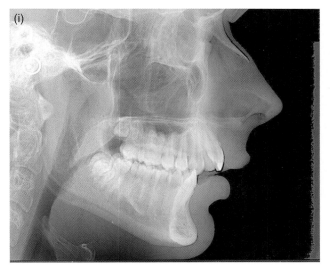

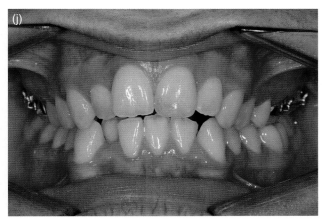

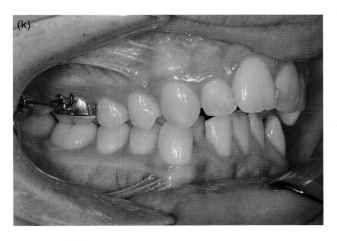

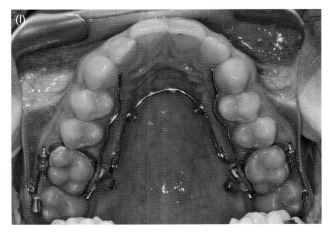

图10.17（续）

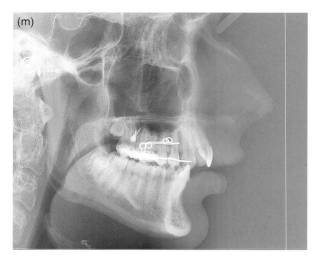

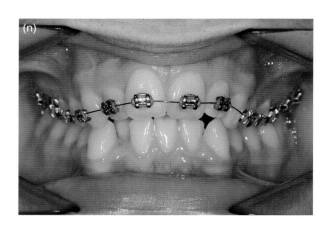

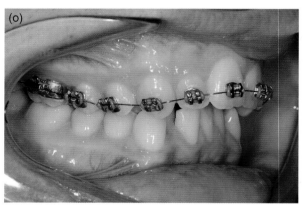

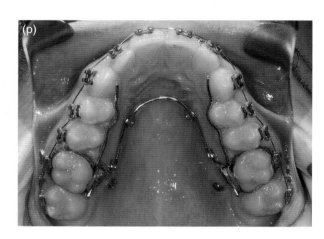

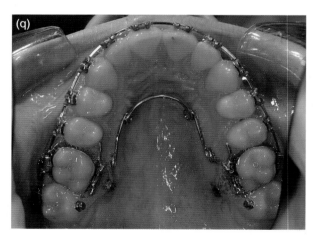

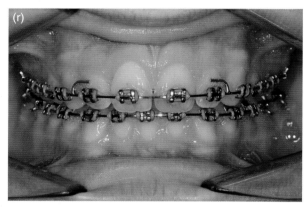

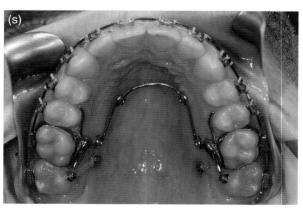

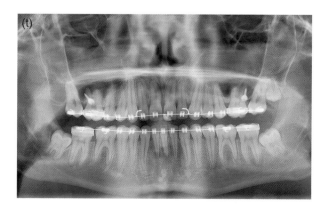

图10.17（续）

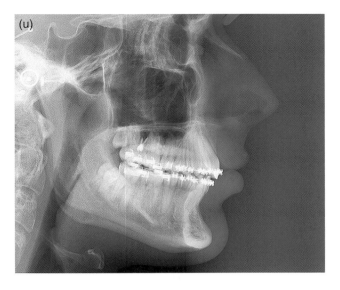

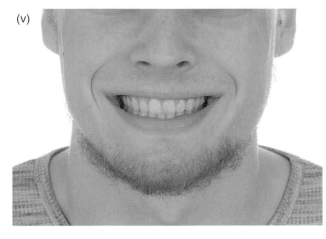

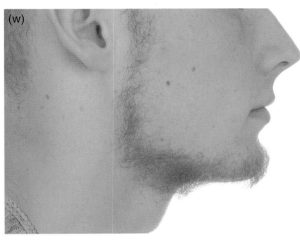

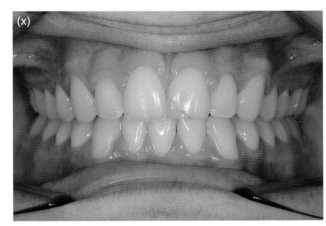

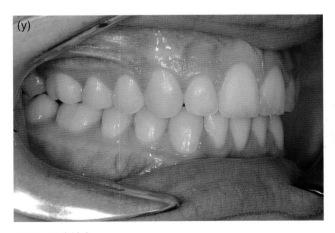

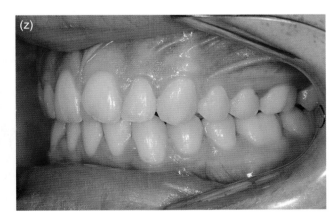

图10.17（续）

扫一扫即可浏览
参考文献

第11章

水平向和不对称畸形的纠正
Transverse and Asymmetry Corrections

11.1 不对称问题

无论在正畸病例还是正颌手术病例中,微种植体支抗在改善三维方向上的严重不对称均很有价值。不对称支抗的加强最常用于改正很明显的中线不协调,但值得注意的是,微种植体也可用于常规正畸治疗甚至可能需手术的病例中改正垂直向不对称。这包含了不对称的磨牙压低,通常情况是先以此改正上颌𬌗平面倾斜,紧接着是采用正畸或者正颌手术方式整平下颌𬌗平面。有关后者的更多细节将在第14章讨论正颌手术应用时进行阐述。

传统的加强矢状向支抗方式包括将双侧牙弓连接在一起(例如,横腭杆),但是当每个象限内牙移动要求不同时,这样做可能是没有必要甚至是禁用的。相比之下,使用微种植体加强支抗意味着仅在特定的象限内、特定的方向上加强支抗,更有利于实现最佳治疗效果。这可能涉及加强后牙段支抗以控制切牙做不对称移动(图11.1),或加强前牙段支抗使磨牙近移,以改正中线(图11.2)。例如,当牙列中线相对于面中线向右明显偏斜时,需要在左上第一磨牙近中植入微种植体。除了可以提供最大支抗外,单侧种植支抗可帮助目标牙实现整体移动(通过使用长臂牵引钩),并且可同时进行多颗牙移动任务以提高治疗效率。有关后者的一个实例是一方面排齐腭侧错位的侧切牙,同时整体内收对侧尖牙(图11.3)或在对侧象限内关闭拔牙间隙。本章将介绍在以下情况中使用单侧微种植体:

- 中线(水平向)纠正。
- 单侧压低(垂直向不对称的纠正)。

> 使用微种植体加强支抗意味着仅在特定的象限内、特定的方向上加强支抗,更有利于实现最佳治疗效果。

11.2 牙列中线的纠正

11.2.1 临床目标

不对称加强支抗以便于切牙单侧内收或者单侧磨牙近移。

11.2.2 治疗方案

- 单侧微种植体直接支抗和长臂牵引钩联合使用。
- 间接微种植体支抗:使用微种植体稳定支抗牙,之后使用常规牵引方式进行。
- 间接腭侧微种植体支抗:腭侧微种植体与TPA或Nance托连接在一起,这样可以从磨牙带环上挂单侧牵引(即第7章描述的双侧牵引技术的单侧形式)。这种方式尤其适用于上颌牙槽骨还未发育成熟的青少年患者。
- 腭中区微种植体支抗支持的单侧远移或者单侧前移装置,或者是近移与远移装置的联合使用(图11.4)。
- 常规支抗:口内双侧加强支抗,或使用不对称头帽口外弓。
- 不对称颌间牵引:容易导致不利的继发性牙弓中线偏斜。
- 不对称加力的功能矫治器。

11.2.3 相关临床细节

- 许多患者的不对称问题体现在不止一个维度上，尽管可能以某一个维度上的问题为主。因此，在诊断阶段就应该确认水平向及垂直向不对称的程度和原因，以及各自在整个不对称畸形中所占的比重。特别要明确以下问题：是整个面部的还是局部的不对称？不对称是牙性还是骨性？是否存在下颌功能性偏斜因素？通过拍摄正位片、头侧位片或者CBCT可以获得有用的信息。
- 切牙关系（覆𬌗、覆盖）和尖牙关系。
- 上下中线与面中线的关系，以及下中线与下颌中线的关系。

11.2.4 生物力学原理

- 植入微种植体前应确定好理想的牵引方向。例如如果附着龈宽度足够，微种植体应该尽量植于相对偏根尖方的位置（高位牵引）。这个位置可以提供额外的压入力量，尽管有时需要使用长臂牵引钩，以防止前后向斜向牵引带来的不需要的垂直向副作用。相反地，若附着龈宽度狭窄，微种植体只能植于偏冠方的水平，这将使牵引力的作用方向靠近弓丝水平，牵引力方向相对较水平，但压低的效果很小。
- 腭中区间接骨支抗与TPA或Nance托连用时，牵引力从磨牙颊侧牵引钩施加，这与常规直丝弓正畸治疗的牵引生物力学效果类似。
- 水平向中线纠正涉及切牙段的整体移动，需在硬丝（0.019英寸×0.025英寸不锈钢方丝）上进行，或者尖牙使用长臂牵引钩则可在更细的弓丝（例如，0.018英寸圆丝）上移动（图11.3）。

11.2.5 临床技巧和技术要点

- 生长发育期的患者上颌骨骨支持力不足（因骨皮质板的密度和厚度不足），因此最好使用腭侧间接支抗，因为青少年患者的腭中区骨皮质可提供足够的稳定性。

11.2.6 治疗中的问题和解决方法

- 垂直向副作用，例如侧方开𬌗、切牙过度内倾。
  - 避免在弹性较大的弓丝或主弓丝（例如，0.019英寸×0.025英寸不锈钢方丝）还未完全整平牙列时做牵引。
  - 侧方开𬌗可暂时不予处理，直到不再需要微种植体支抗。移除微种植体，在受影响的象限粘接第二磨牙，换弹性弓丝，再次整平牙列。一般情况下，停止牵引和更换弓丝后，侧方开𬌗就会改善，必要情况下也可以增加垂直向弹力牵引。
  - 磨牙前移时最好添加垂直向弹力牵引，以对抗因弓丝在磨牙颊面管中卡住导致前牙唇倾或压低。可同时在主弓丝牵引侧单侧添加反Spee曲线，或对前牙段或弓丝上牵引钩增加牵引力，且最好由磨牙舌侧扣施加该牵引力。有关这方面的更多细节在第9章中已详细描述。

11.2.7 纠正中线的临床步骤

11.2.7.1 植入前准备

（1）改变微种植体植入位点相邻牙的托槽倾斜度，增加相邻牙根之间的距离。如拟在第二前磨牙远中植入时，可将第二前磨牙托槽向近中倾斜，这样可以使该牙牙根在排齐阶段近移。

（2）如果纠正中线前需要内收尖牙，则先基本排齐牙列（若有切牙明显移位的可暂不处理），使用0.018英寸不锈钢圆丝作为主弓丝，在尖牙上添加长臂牵引钩做牵引。否则，若要切牙段整体移动，则应排齐整平全牙弓，换丝到0.019英寸×0.025英寸不锈钢方丝后，此时长臂牵引钩可以夹在主弓丝上。

（3）若有需要，可采用导板辅助微种植体植入，可在植入前1~2周取模制作导板。在制作工作模时，应保持植入位点附近的托槽和颊侧前庭沟形态不变形，并在记录膜龈联合的位置高度。

11.2.7.2 微种植体的选择

（4）上颌：选择直径小，体部长，短颈型的微种植体（例如，1.5mm×9mm、短颈型Infinitas™微种植体）。

（5）下颌：选择直径小、颈部短的微种植体（例如，1.5mm×6mm或1.5mm×9mm Infinitas™微种植体）。微种植体长度的选择很大程度取决于植入位点的附着龈高度和牙槽骨宽度。例如，当上述1~2个因素条件有限制，需要倾斜植入时，选择9mm长度较适宜。

11.2.7.3　植入

（6）在颊侧牙槽区附着龈范围确定理想的植入位点（附着龈区不需要软组织打孔）。

（7）植入位点进行局部麻醉。

（8）决定植入角度。所有微种植体应植于牙根之间，垂直于水平面内的骨表面。整个上颌和下颌后段均应以90°角度（垂直于表面）植入，或者手柄朝向根尖方向，最大成30°角倾斜植入。下颌前段则需考虑到牙槽骨外形，植入角度与表面应成80°~90°。

（9）当进入植入位点的通道足够时（患者的脸颊可被轻易拉开），推荐使用手动植入方式。否则，使用弯头手机辅助植入，但这会导致手的触感控制消失。

（10）在下颌后段牙槽区和颊棚区植入时，推荐首先做骨皮质打孔。青少年患者因骨皮质密度较低除外。

（11）当微种植体颈部已有部分埋入，而头部充分暴露时，植入完毕。植入过程尽量缓慢，拧最后几圈时应间断取下手柄，以避免植入过深。

（12）对微种植体邻近的牙齿行叩诊，以判断微种植体与牙根的距离，如果怀疑有问题，可以拍摄X线片判定。

11.2.7.4　植入后事项

（13）尖牙内收开始时，从微种植体头部至尖牙托槽/长臂牵引钩做直接牵引（图11.3）。

（14）整体内收前牙段时，在尖牙托槽近中的弓丝上加长臂牵引钩（图11.1）。如有必要，调整长臂牵引钩上牵引力的高度，使牵引方向水平（与殆平面平行）。

（15）前5~6周微种植体可即刻加载轻力，例如使用轻轻拉开的链状橡皮圈。之后可换用镍钛拉簧或者弹力牵引施加正常力量范围内的牵引力。

（16）当支抗要求已经达到后，如尖牙达中性关系，中线已纠正，则停止牵引，可能需要取出微种植体。

（17）如果去除微种植体后，存在侧方开殆，可粘接该象限内的第二磨牙，使用弹性镍钛丝整平牙列。也可配合使用垂直或者箱状牵引进一步精调后牙咬合。

11.2.8　临床案例

（1）**纠正中线伴内收切牙（图11.1）。**

- 患者22岁，女性，安氏Ⅱ类2分类，轻度骨性Ⅱ类（图11.1a~g）。患者缺失右上2颗前磨牙及其他3个象限内的1颗前磨牙。除了右上第三磨牙外，其余第三磨牙均存在但未萌（图11.1f）。上中线明显右偏，左侧尖牙远中关系。

- 第一磨牙腭侧近中牙槽骨存在明显凹陷（图11.1e）。因此，该位置不是直接骨支抗的理想位点。因此考虑使用腭中区骨支抗配合其他装置，但是这种支抗方式只能使用常规牵引，后者对于内倾的上切牙和深覆殆来说并不是最优选择（图11.1h）。因此，联合使用颊侧直接微种植体支抗和前段长臂牵引钩对于此案例最为合适，尽管左上第一磨牙近中的牙根邻间隙有限。

- 排齐整平上牙列，直到0.019英寸×0.025英寸不锈钢方丝就位。

- 在左上第一磨牙近中颊侧植入9mm长的微种植体，行不对称牵引（图11.1i~n），由左上侧切牙远中弓丝上的长臂牵引钩直接弹力牵引至微种植体。

- 使用微种植体牵引10个月，初期使上切牙向左上象限的间隙移动，之后远移整个左上牙列。

从X线片上可得到印证，左上第二磨牙相对于后牙区上颌窦壁实现了远移（图11.1o）。

- 在不对称牵引阶段，上切牙控根移动得到实现，体现在牙根的腭侧移动以及压入移动（图11.1p，q）。考虑到对长臂牵引钩的牵引是单侧的，这个结果是意外的惊喜。

- 4个月后患者固定矫治结束，总体治疗时间2年（图11.1r~v）。

（2）**中线纠正伴磨牙前移（图11.2）**。

- 患者27岁，女性，安氏Ⅱ类2分类，轻度骨性Ⅱ类（图11.2a~h）。患者存在骨性左右不对称的问题，颏点向左偏（不伴有功能性偏斜因素），伴轻度垂直向不对称问题（𬌗平面倾斜，左侧𬌗平面稍高）。上中切牙–上唇关系符合美学标准。右上尖牙和其他3个象限的第一前磨牙缺失。上下中线分别向右和向左偏斜。双侧牙弓中后段呈现类似的不对称，包括左侧尖牙呈3/4个单位牙宽的Ⅱ类关系。

- 排齐整平上下牙列。使用推簧扩出左下第一前磨牙间隙，初步改善左侧尖牙Ⅱ类关系、深覆𬌗和下中线问题。这意味着左下尖牙近中处应加强支抗。

- 分别在左下尖牙近中和左上第一磨牙近中植入6mm和9mm长的微种植体，不对称加强支抗（图11.2i~n）。在上颌采用微种植体直接牵引拉上切牙向左移动。而在下颌使用间接支抗，因为植入位点在尖牙的近中。使用0.019英寸×0.025英寸不锈钢方丝辅弓和十字管将微种植体与主弓丝相连接，通过弹性牵引拉左下磨牙近移。

- 患者拒绝改善垂直向不对称问题，因此当左侧磨牙关系得到过矫治时，去除微种植体，进行最后的精调排齐（图11.2o~t）。之后再行不对称牵引，主要是右侧行Ⅲ类牵引，尽管最终仍有少量中线不齐，但属于可接受范围内，这是因为牙齿宽度不调造成的（图11.2u~z）。

（3）**使用长臂牵引钩纠正中线（图11.3）**。

- 患者23岁，男性，安氏Ⅲ类，骨性Ⅲ类，需做正颌手术。右上侧切牙腭向错位。上中线明显右偏（图11.3a~f）。

- 治疗方案为拔除左上第一前磨牙，以提供间隙解除拥挤以及正颌手术前改正上中线。上前牙向左移动需要加强支抗。

- 排齐整平上牙列，直到换丝至0.019英寸×0.025英寸不锈钢方丝。在左上第一磨牙近中颊侧植入微种植体（1.5mm×9mm，短颈型），在左上侧切牙远中的弓丝上加长臂牵引钩做弹性牵引。在右上侧切牙处使用推簧施加轻力开辟间隙（图11.3g~j）。

- 8周后右上侧切牙粘接托槽，使用0.012英寸镍钛圆丝辅弓排齐该牙，主弓丝换为0.018英寸不锈钢圆丝。因此夹紧式长臂牵引钩换为粘接在左上尖牙的单牙长臂牵引钩（图11.3k~n）。

- 在排齐右上侧切牙阶段对左尖牙长臂牵引钩的牵引持续进行，继续纠正上中线。长臂牵引钩牵引能使在镍钛丝排齐阶段也可实现控制性尖牙远移（图11.3o~r）。

- 8个月后，上中线得到轻微过矫治，去除微种植体和长臂牵引钩，此时患者可行双颌正颌手术（图11.3s~z）。

（4）**中线纠正伴一侧磨牙远移和另一侧磨牙前移（图11.4）**。

- 患者10岁，男性，左上中切牙缺失，左上尖牙异位萌出于中切牙间隙位置（图11.4a）。患者骨性Ⅰ类，上中线左偏，右侧后牙Ⅱ类关系，左侧后牙Ⅲ类关系（图11.4b~f）。

- 治疗方案拟接受左上尖牙替代中切牙，关闭左上尖牙牙位区间隙。为实现该目标以及纠正上中线，需要右上磨牙远移以及左上磨牙前移。后者实现的难度较大，因为左上尖牙缺牙区的牙槽骨骨量不足、严重狭窄。

- 首先排齐上牙列，置推簧于右上中切牙和左上侧切牙之间，为左上尖牙的萌出创造足够的间隙。在腭中缝旁植入2颗微种植体，戴入磨牙近移–磨牙远移联合装置，使之与微种植体及双侧第一磨牙带环固定或连接（图11.4g~j）。装置的1mm钢丝支架右侧添加推簧，推磨牙向远中。左侧使用弹性牵引拉磨牙和前磨牙向近中。

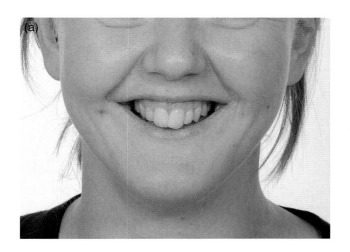
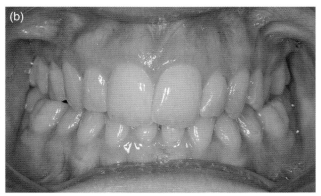
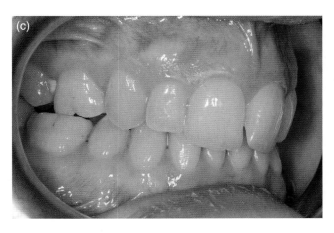
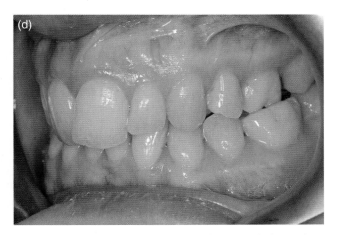

图11.1 （a~e）治疗前照片显示患者为安氏Ⅱ类2分类，缺失5颗前磨牙，包括右上2颗前磨牙，上中线明显右偏。上切牙过度萌出，露龈笑明显。（f）治疗前全景片显示患者缺失右上2颗前磨牙，其他3个象限均缺失1颗前磨牙，3颗第三磨牙存在。（g，h）治疗前头影测量片及其描图显示轻度骨性Ⅱ类关系，上下牙列内倾。（i~l）在左上第一磨牙近中颊侧植入微种植体，在0.019英寸×0.025英寸不锈钢方丝上安置了长臂牵引钩。在左上侧切牙远中出现了少量间隙，微种植体植入时尽量靠近第一磨牙近中，以便有一定的空间允许相邻前磨牙远移。（m，n）牵引9个月后，上中线基本已纠正。因为弹性牵引压迫，部分区域黏膜有炎症，这可能和长臂牵引钩过于靠近内侧有关。（o，p）治疗中X线片显示左上磨牙相对于上颌窦边缘实现了远移，切牙达Ⅰ类关系，切牙唇倾度正常。（q）治疗前和治疗中的头影重叠图显示上切牙根舌向转矩改善了11°，并发生压低移动。一些上磨牙发生了明显的远移，下切牙唇倾。（r~v）固定矫治结束时的照片显示为Ⅰ类咬合，上中线明显改善，露龈笑程度减轻。

- 当左侧后牙近移基本关闭左上尖牙间隙，右侧磨牙远移到位提供足够间隙以供前牙排齐时，磨牙近移-磨牙远移联合装置治疗阶段结束（图11.4k~o）。

- 左上尖牙临时修复成中切牙外形。此时患者的上中线已纠正，但下中线右偏。因此，接下来使用不对称牵引改正下中线，并继续关闭上牙列剩余间隙（图11.4p~r）。

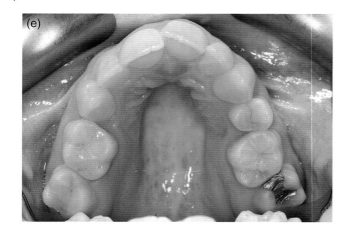

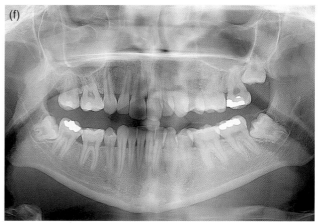

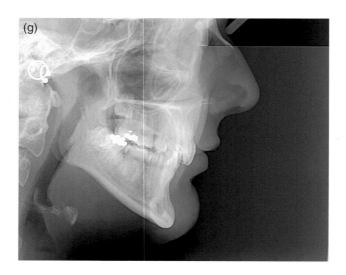

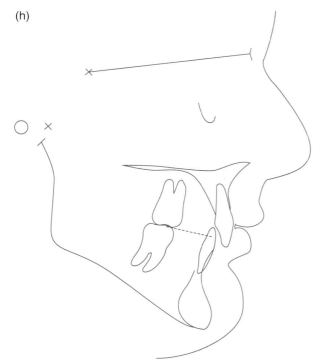

骨骼			软组织		
SNA	°	74.5	Lip Sep	mm	0.5
SNB	°	72.0	Exp UI	mm	8.0
ANB	°	3.0	LS-E	mm	−7.0
SN/MxP	°	5.5	LI-E	mm	−7.5
MxP/MnP	°	33.0	NLA	°	138.5
LAFH	mm	67.0	LLA	°	114.5
UAFH	mm	44.5	Holdaway	°	8.0
LAFH/TAFH	%	60.0			
LPFH	mm	40.5	鼻突度		
UPFH	mm	40.5			
PFH	mm	70.5	Nose tip	mm	19.0
Wits	mm	2.0	Nose angle	°	28.0
牙齿			颏突度		
覆盖	mm	6.0	Chin tip	mm	−7.5
覆𬌗	mm	6.5	B-NPo	mm	−5.5
UI/MxP	°	94.5	LADH	mm	41.0
LI/MnP	°	77.0			
IIangle	°	155.5			
LI-APo	mm	−3.5			
LI-NPo	mm	−3.5			

图11.1（续）

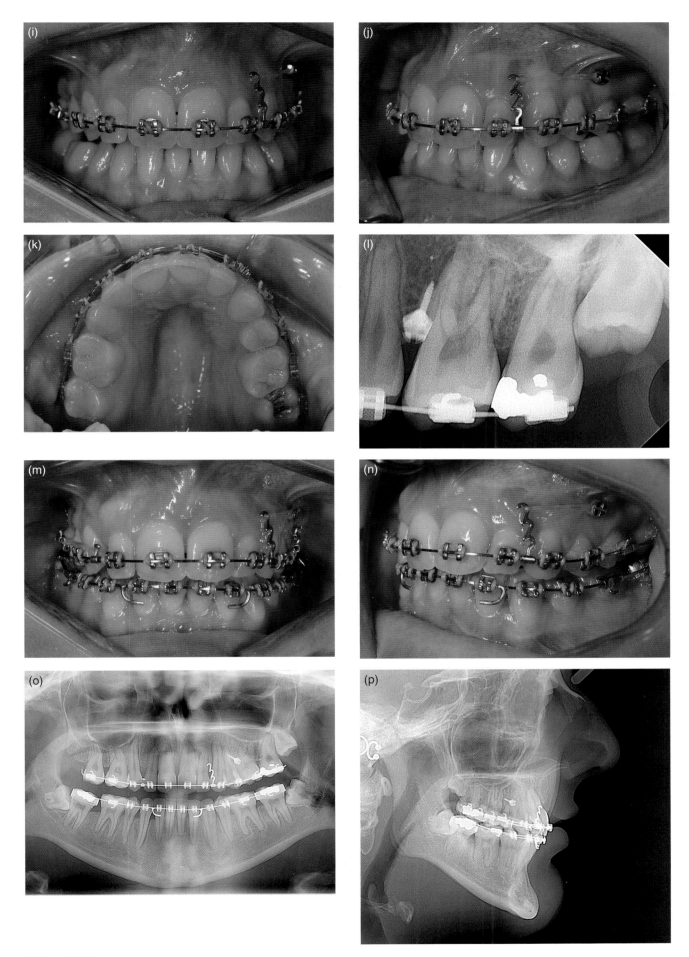

图11.1（续）

(q)

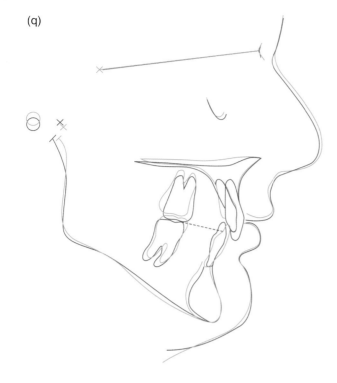

骨骼			软组织		
SNA	°	1.0	Lip Sep	mm	2.0
SNB	°	−0.5	Exp UI	mm	−2.0
ANB	°	1.5	LS-E	mm	−1.0
SN/MxP	°	1.0	LI-E	mm	1.0
MxP/MnP	°	1.0	NLA	°	−10.0
LAFH	mm	0.0	LLA	°	−2.5
UAFH	mm	−0.5	Holdaway	°	−1.0
LAFH/TAFH	%	0.0			
LPFH	mm	1.5	鼻突度		
UPFH	mm	0.0			
PFH	mm	−2.0	Nose tip	mm	0.0
Wits	mm	−3.0	Nose angle	°	−0.5
牙齿			颏突度		
覆盖	mm	−4.0	Chin tip	mm	−5.0
覆𬌗	mm	−4.5	B-NPo	mm	−1.0
UI/MxP	°	11.0	LADH	mm	−1.5
LI/MnP	°	10.0			
IIangle	°	−21.5			
LI-APo	mm	2.0			
LI-NPo	mm	2.5			

(r)

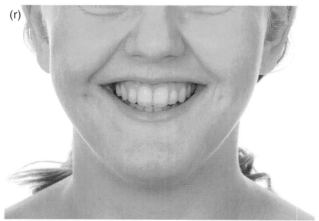

(s)

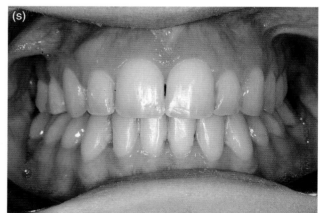

(t)

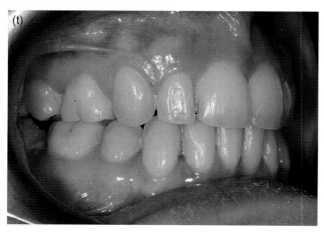

(u)

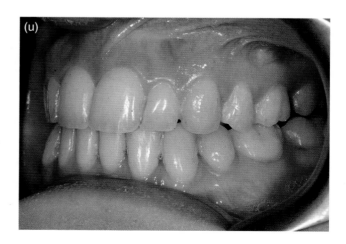

图11.1（续）

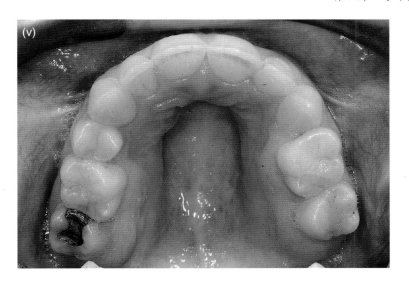

图11.1（续）

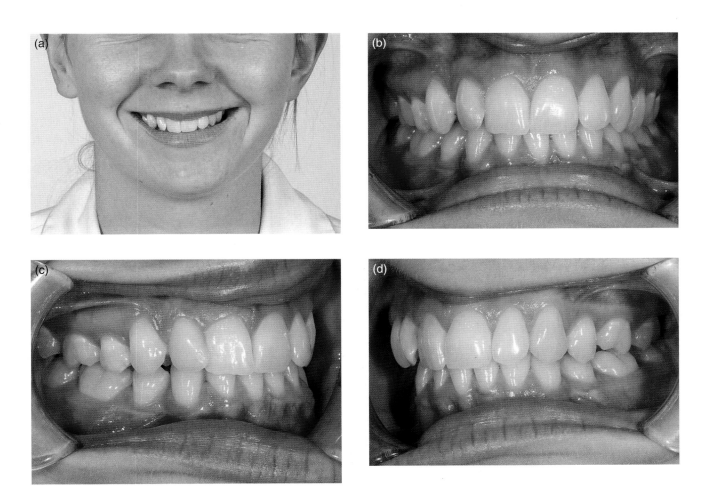

图11.2 （a~g）治疗前照片显示患者为安氏Ⅱ类2分类，右上尖牙及其他3个象限的第一前磨牙均缺失，双侧后牙咬合关系不对称，中线不齐（上中线右偏，下中线左偏）。（h~n）在下牙列排齐过程中，左下前磨牙间隙被扩展出，且下中线有改善。在上颌后段以及下颌前段植入微种植体，并分别用于上前牙直接牵引及下磨牙前移。后者采用间接支抗形式，通过0.019英寸×0.025英寸不锈钢方丝辅弓和十字管将微种植体连接至主弓丝。从辅弓垂直臂到左下磨牙牵引钩之间挂水平向弹力牵引。（o）去除微种植体之前拍摄的全景片。（p~t）治疗末期排齐阶段，已去除微种植体，将使用不对称牵引进行咬合精调。（u~z）固定矫治结束时的照片。

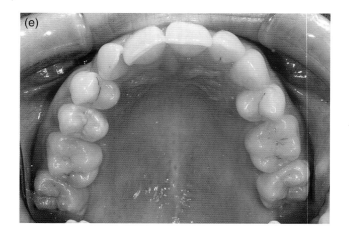

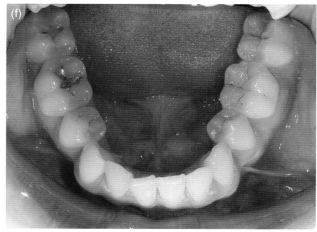

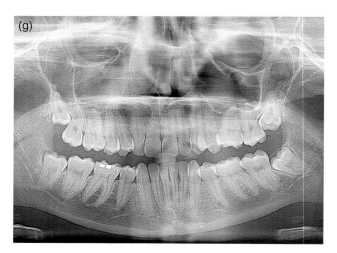

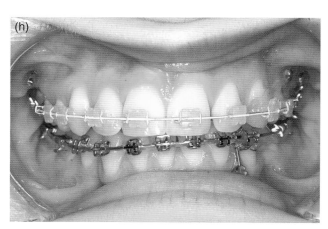

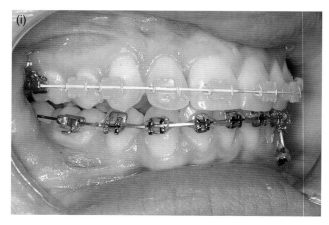

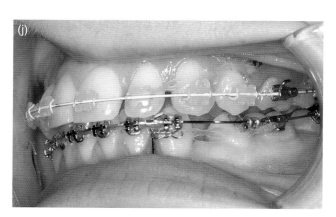

图11.2（续）

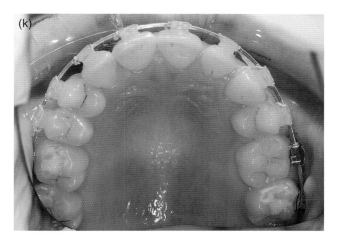

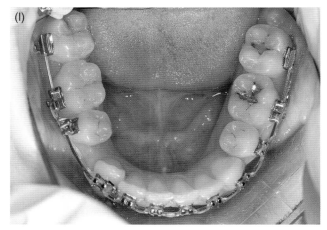

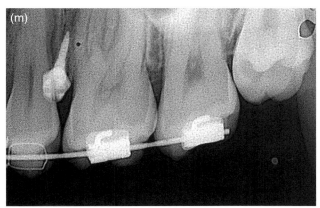

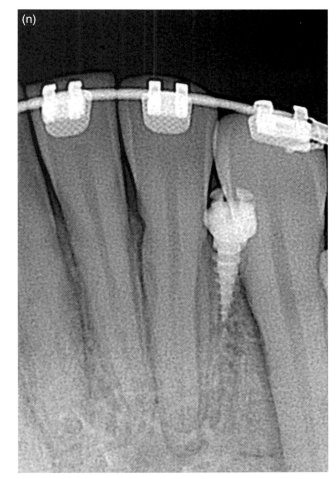

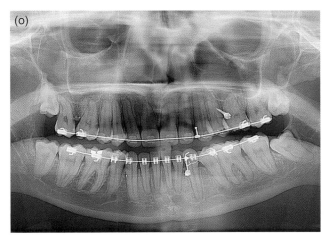

图11.2（续）

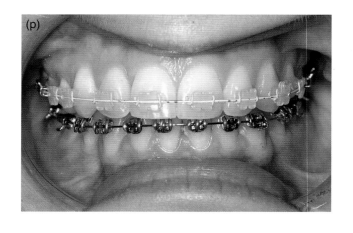

(p)

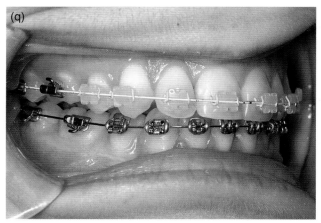

(q)

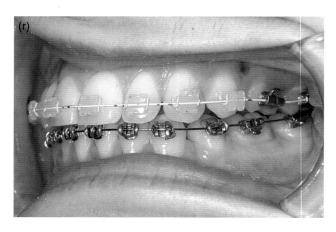

(r)

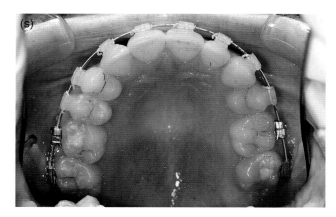

(s)

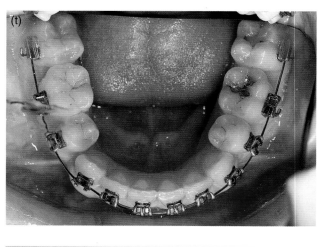

(t)

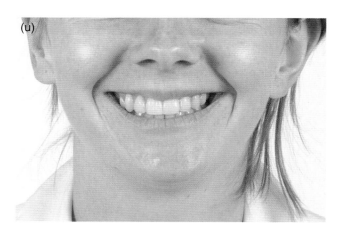

(u)

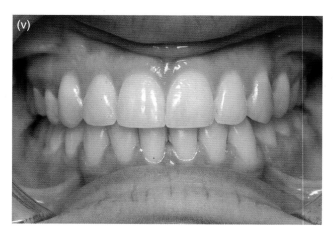

(v)

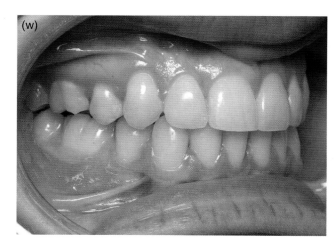

(w)

图11.2（续）

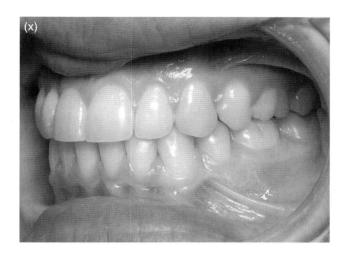

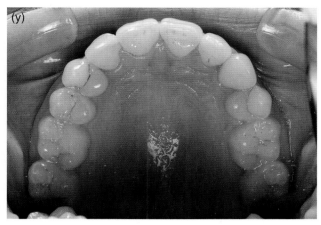

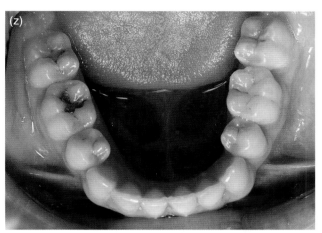

图11.2（续）

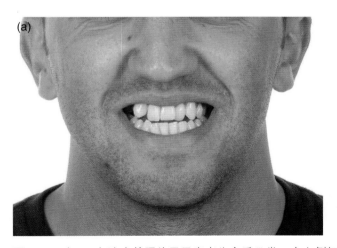

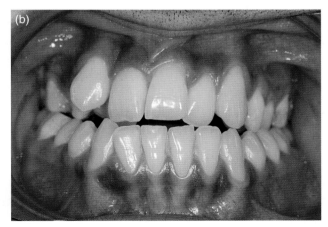

图11.3 （a~e）治疗前照片显示患者为安氏Ⅲ类，右上侧切牙腭侧错位，上中线明显右偏，左侧尖牙Ⅱ类关系。（f~i）从夹紧式长臂牵引钩到微种植体（植于左上第一磨牙近中颊侧）施加弹性牵引。（j）微种植体植入后拍摄的侧位片显示了Ⅲ类畸形的牙颌特征，以及微种植体与长臂牵引钩的相对高度。（k~n）粘接右上侧切牙托槽8周后拍摄的照片，使用了双丝弓技术，以0.012英寸NiTi丝为辅弓，0.018英寸不锈钢圆丝作为主弓丝维持弓形。此时需要将夹紧式长臂牵引钩更换为粘接在左上尖牙牙冠上的单颗牙长臂牵引钩。在尖牙远移的过程中同步排齐右上侧切牙。（o~r）主弓丝为0.018英寸NiTi丝时左侧尖牙仍可整体内收。（s~w）微种植体使用8个月后的照片，微种植体及长臂牵引钩已去除，上中线轻微左偏。（x~z）正颌手术以及固定矫治结束后的照片。

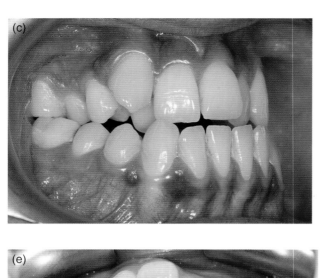

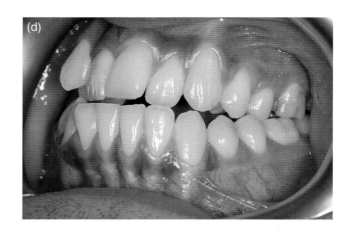

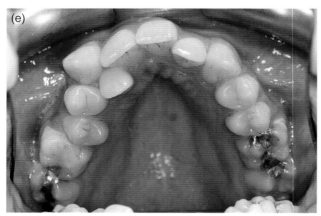

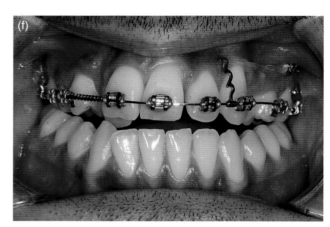

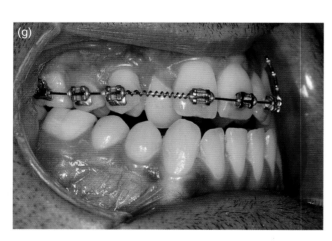

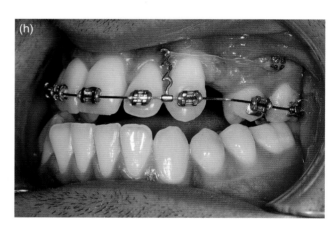

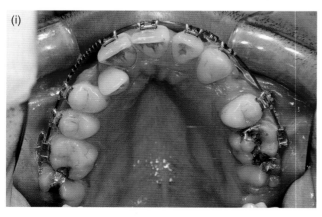

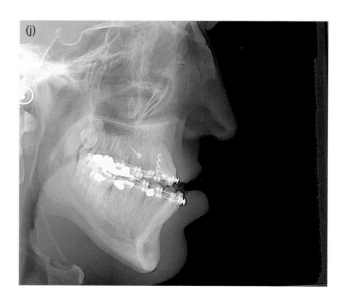

图11.3（续）

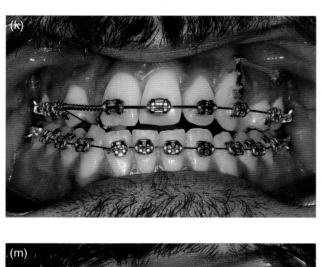

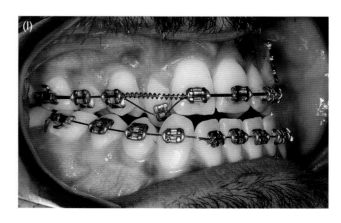

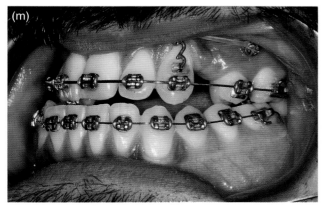

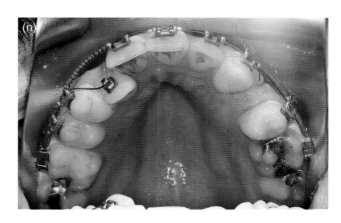

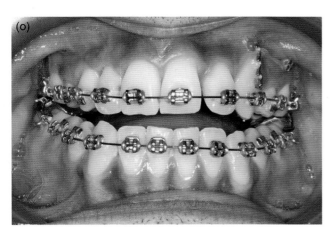

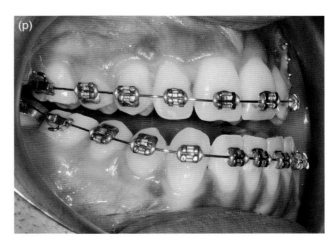

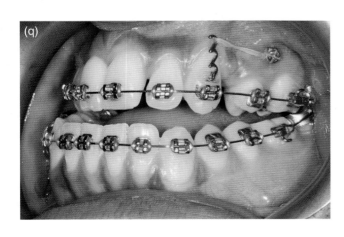

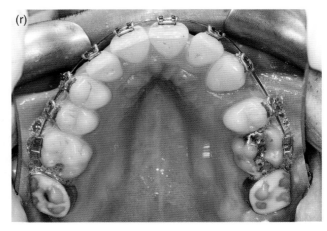

图11.3（续）

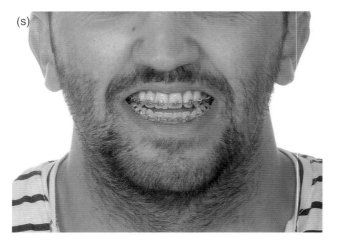

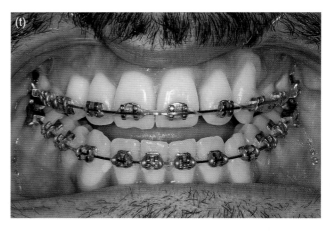

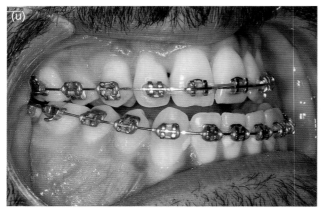

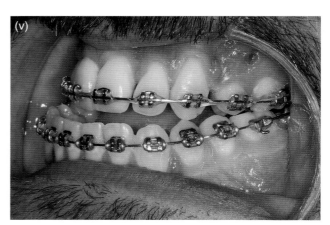

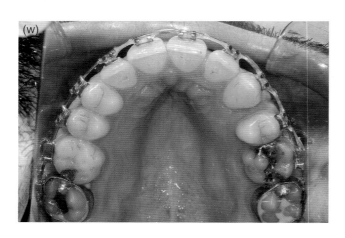

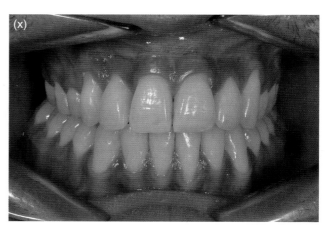

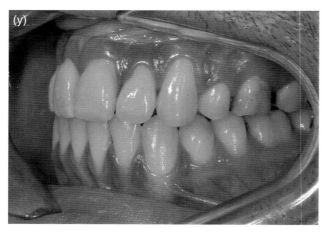

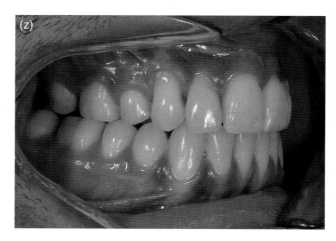

图11.3（续）

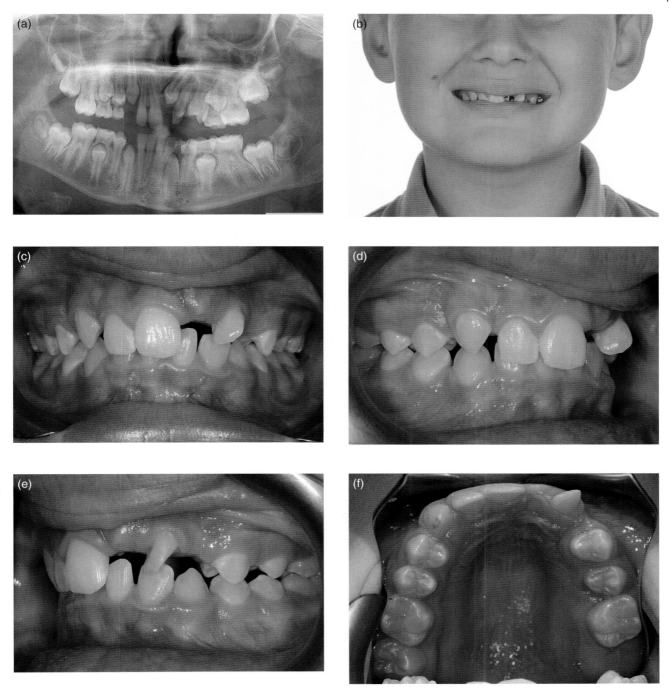

图11.4　（a）全景片显示左上中切牙缺失，左上尖牙近中异位萌出至中切牙位置。（b~f）患者为骨性 I 类关系，前牙深覆拾，双侧后牙咬合关系不对称。上中线左偏，左上尖牙区有严重的牙槽骨缺陷。（g~j）上牙列初步排齐后拍摄的照片，在右上中切牙及左上侧切牙之间放置推簧开展间隙。在腭中缝旁植入2颗微种植体，戴入磨牙近移–磨牙远移联合装置，使之与微种植体以及第一磨牙带环固定或连接。微种植体头部覆盖复合树脂。装置的支架用1mm不锈钢丝弯制，右侧支架臂上放置推簧，左侧挂弹性牵引。（k~n）磨牙近移–磨牙远移联合装置使用12个月后，上牙列如图所示。左上尖牙区牙槽骨看起来情况正常，该区由第一前磨牙占据。通过检查左侧磨牙腭侧口外弓管远中超出的不锈钢丝长度可以判断磨牙前移关闭尖牙间隙的量。与此同时，另一侧磨牙远移有效。（o）治疗中全景片显示右上第一磨牙竖直，但是左上第一磨牙有轻微近中倾斜。（p~r）移除磨牙近移–磨牙远移联合装置和微种植体后，左上尖牙临时修复为中切牙外形。患者上中线此时已纠正，但下中线仍右偏，这还需要纠正。

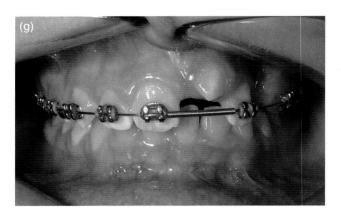

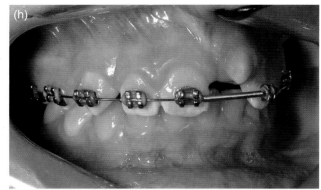

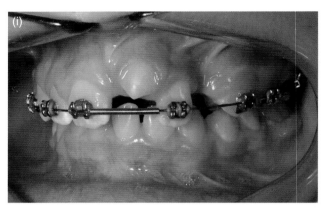

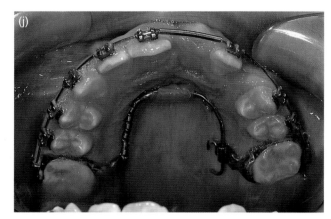

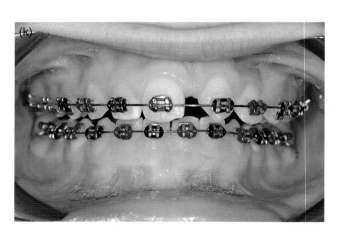

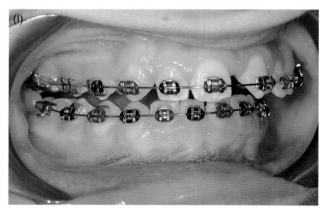

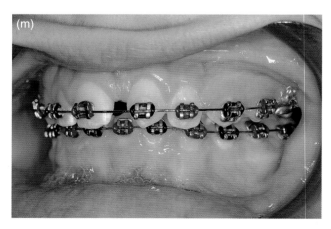

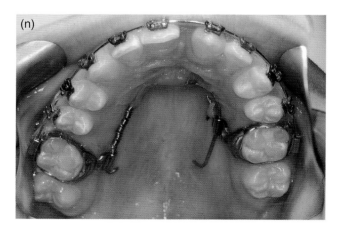

图11.4（续）

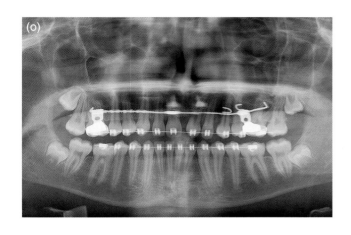

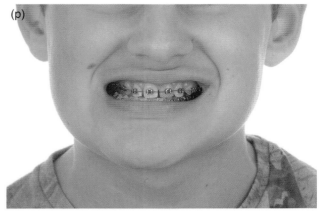

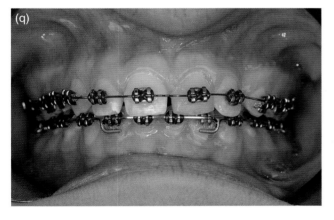

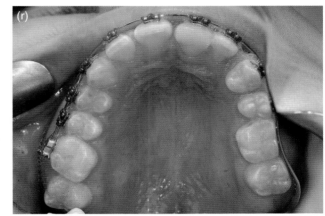

图11.4（续）

11.3　单侧压低（垂直向不对称的纠正）

11.3.1　临床目标

- 不对称压低上颌或下颌牙齿以改善𬌗平面倾斜及笑线。

11.3.2　治疗方案

- 单侧植入微种植体压低，除非患者存在骨性Ⅲ类畸形或前下面高减小。
- 传统支抗方式需要不对称头帽口外弓。
- 混合式功能矫治器，但此方式依赖于不对称伸长效应。
- 采用正颌手术改善不对称畸形。

11.3.3　相关临床细节

- 单侧压低在矢状向上需考虑患者的面高和前牙覆𬌗。例如，当前牙覆𬌗较深时，适合前段压低（图11.5）；而当前牙覆𬌗较浅或为开𬌗时，适合不对称磨牙压低。
- 不对称双侧压低适合于患者存在垂直向不对称问题，伴有上下颌平面角增大以及存在Ⅱ类畸形特征。
- 当左右两侧均需要主动治疗时，可考虑在成对角的象限内进行牙齿压低（例如，右上象限和左下象限）。
- 切牙关系（前牙的覆𬌗、覆盖）。
- 上下颌𬌗平面，是否存在𬌗平面倾斜。
- 休息位和微笑位时上切牙的垂直暴露量以及笑线。

11.3.3.1 单侧压低以纠正锁𬌗和中线偏斜（图11.5）

- 患者38岁，女性，主诉为"右侧咬合疼痛以及上牙倾斜"。自述右上第一磨牙很早就已拔除。

- 患者为安氏Ⅱ类1分类错𬌗，骨性Ⅰ类，均角（图11.5a~g）。面部基本对称，但上颌𬌗平面倾斜，右侧较左侧低。右上尖牙和前磨牙过度萌出，存在较深的创伤性锁𬌗。右上第一磨牙缺失，上中线明显右偏。上下牙弓中段宽度狭窄，尤其在右侧更为明显。

- 右侧上下第二磨牙和右上第三磨牙萌出部分受阻，下颌双侧第三磨牙阻生（图11.5h）。

- 治疗开始时，下颌粘接固定矫治器，上颌佩戴活动式平导矫治器，使后牙段咬合分开。右上尖牙和前磨牙粘接托槽，上片段弓固定矫治器。

- 治疗4个月后，在右上尖牙近中、第一前磨牙远中颊侧牙槽区植入2颗微种植体（图11.5i，j），微种植体和这2颗牙齿之间挂弹性牵引。

- 压低4个月后，上颌活动矫治器换为全牙弓固定矫治器（图11.5k，l），主弓丝为镍钛丝时停止牵引。

- 治疗13个月后（即压低9个月后），再次评估患者的垂直向不对称和中线问题（图11.5m~r）。对于上颌𬌗平面，上颌右侧的压低有轻微的过矫治。对于下颌𬌗平面，从右侧上下颌弓丝之间较近的距离可以看出，下颌𬌗平面倾斜仍然明显。上中线仍向右偏，患者要求完全纠正这个问题。

- 拔除左上第一前磨牙以纠正上中线以及Ⅱ类关系。为加强支抗，在右下第一磨牙近中和左上第一磨牙近中各植入1颗微种植体（图11.5s~u），分别提供垂直向和矢状向支抗。

- 又过了21个月后，治疗完成（图11.5v~z）。上下颌𬌗平面整平，右侧锁𬌗纠正，上中线也得到纠正（尽管下中线仍左偏）。上颌侧切牙为过小牙，远中余留了少量间隙。

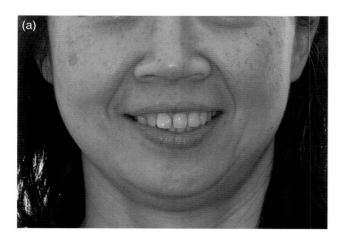 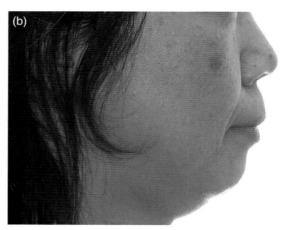

图11.5 （a~g）治疗前照片显示患者上颌𬌗平面偏斜，上中线偏斜，创伤性锁𬌗严重，弓形不协调。（h）治疗前全景片显示右上第一磨牙缺失，多颗磨牙阻生。（i，j）治疗4个月后拍摄口内照显示上颌佩戴活动矫治器，下颌粘接固定矫治器。上颌右侧颊侧植入2颗微种植体，施加弹力牵引，压低右上尖牙和第一前磨牙。（k，l）压低4个月后，上颌牙列全部粘接固定矫治器。（m~r）压低9个月后，上牙列已整平，锁𬌗已改善，牙弓形态已恢复正常。（s~u）拔除左上第一前磨牙后，在左上象限植入微种植体以控制矢状向支抗。在右下第一磨牙近中植入了微种植体，用于右下象限牙齿的压低，以整平下颌𬌗平面。（v~z）固定治疗结束时的照片显示面部特征呈现为Ⅰ类，上颌𬌗平面倾斜得到了轻度过矫治。

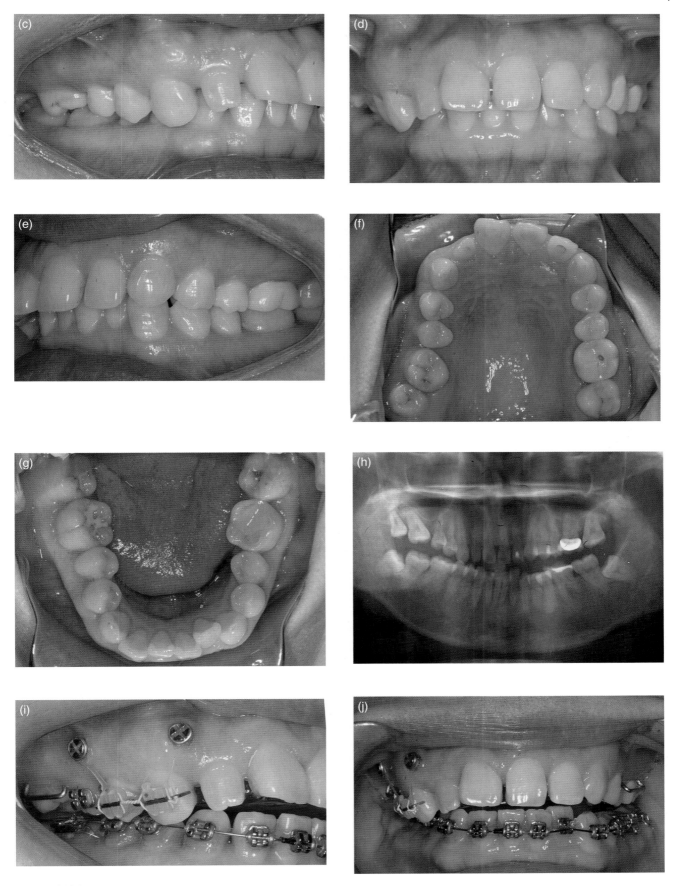

图11.5（续）

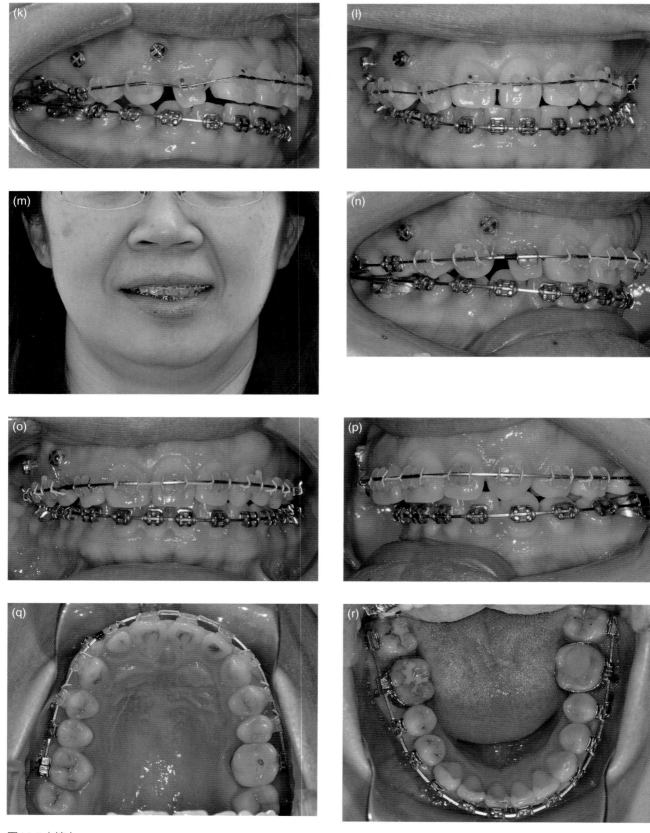

图11.5（续）

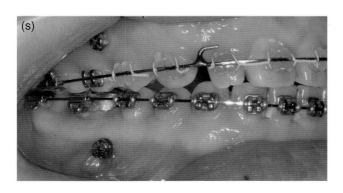

(s)

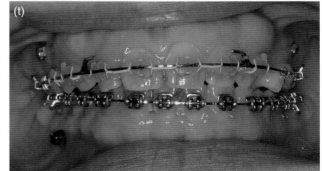

(t)

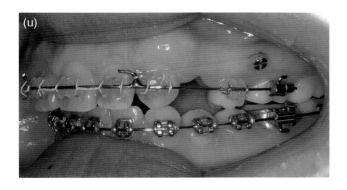

(u)

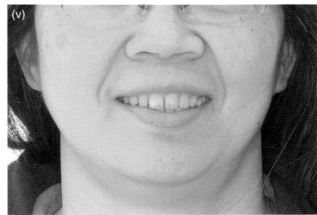

(v)

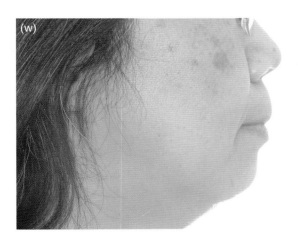

(w)

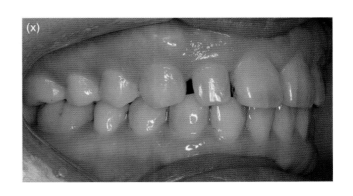

(x)

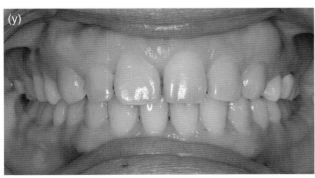

(y)

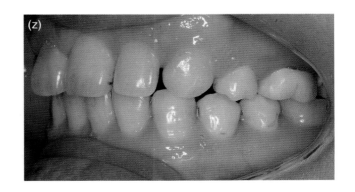

(z)

图11.5（续）

11.3.4 生物力学原理

- 在上牙列的一个象限内，颊腭侧同时植入微种植体支抗，这利于实现牙齿的绝对压低，避免水平向的副作用，并可以免于使用改良式TPA（改良设计便于磨牙的不同移动）。由于在下颌舌侧植入微种植体的成功率很低，因此仅在下颌颊侧植入，需使用全牙弓固定矫治器进行水平向控制。

- 在垂直向上，微种植体应放置在相对靠近根尖的部位，颊侧靠近膜龈联合处。这可以为有效牵引提供足够的距离，尤其是当相邻牙需要向微种植体头部压入时。

- 在硬丝（0.019英寸×0.025英寸不锈钢方丝）上才能施加单侧压入力。

> 在上牙列的一个象限内，颊腭侧同时植入微种植体支抗，这利于实现牙齿的绝对压低，避免水平向的副作用。

11.3.5 临床技巧和技术要点

- 在需要磨牙压低的象限内，若第三磨牙压低难度过大，则需在治疗前拔除第三磨牙。

- 尽早将目标象限内的第二磨牙纳入，粘接颊面管（若第二磨牙已完全萌出）。

- 在需纠正垂直向不调的病例中，需监控𬌗平面的变化，包括切牙和尖牙的覆𬌗，以及二者相对于唇的位置关系。同时还需监控侧方开𬌗，是否需要伸长对颌牙，或者对角象限里的牙是否需要额外压低。

11.3.6 治疗中的问题和解决方法

- 在单侧压低移动中，产生侧方开𬌗或"过山车"式局部开𬌗：
  - 确保将目标象限内所有已萌出的磨牙都已纳入矫治。否则，会因末端磨牙的早接触而造成该侧出现局部侧方开𬌗。
  - 主弓丝为软丝时勿做牵引。
  - 对颌牙列粘接托槽时，托槽位置可稍向龈方，以促进对颌牙伸长，解除侧方开𬌗。
  - 使用垂直牵引以伸长对颌牙，纠正侧方开𬌗。橡皮圈可以挂在微种植体连接的支抗牙上（图11.6），或者可以直接挂在微种植体头部。需要注意的是，在需牙齿压低的象限内支抗要尽量维持久一些，以防止已压低的牙齿伸长反弹。

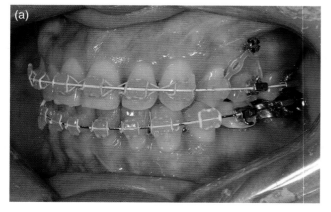
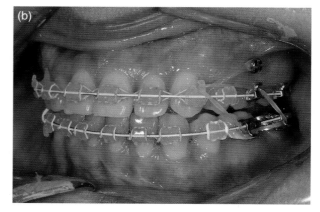

图11.6 一名成人患者治疗中左侧牙列的照片，通过颊、腭侧微种植体挂橡皮链垂直牵引压低左上牙列（腭侧未展示）。（a）为压低初期图片，垂直牵引导致侧方开𬌗。（b）添加菱形牵引（Ⅱ类/箱状牵引）以整平左下牙列，并同时改善后牙Ⅱ类关系。此阶段，微种植体与左上尖牙之间挂橡皮链做斜向牵引用于维持压低效果。

11.3.7　单侧压低的临床步骤

11.3.7.1　植入前准备

（1）在粘接托槽前决定好微种植体的植入位点，以便必要时先做分离牙根处理。勿将颊侧和腭侧微种植体植于同一邻牙间隙。相反，笔者倾向于将腭侧微种植体植于颊侧微种植体的远中，因为腭侧远中区域磨牙牙根之间的邻间隙更大。例如，将颊侧微种植体植于上颌第二前磨牙的近中或者远中，而将腭侧微种植体植于磨牙之间。但是如果前牙覆𬌗较深，则应将2颗微种植体植在更靠近中的位置。

（2）治疗前的计划决定是否先行前磨牙牙根分离的处理，以便于牙根之间有足够的空间植入微种植体，并利于之后的牙齿压低。例如可分别增加第一前磨牙和第二前磨牙上的托槽向近中和远中的倾斜度，以分开二者的牙根。牙齿近远中轴倾度的调整可放在最后精调阶段完成。

（3）排齐整平全牙弓，或者初期仅粘接需要压低的部分牙齿。这取决于前后牙之间是否有垂直向台阶，如果存在较大的台阶则宜先采用片段弓，若存在错位前牙易有𬌗干扰的风险，则有必要纳入全牙弓进行排齐。

（4）如果有前牙覆𬌗加深、下颌旋转的可能，需先扩大上牙弓，以便于后期上下牙弓的协调。

（5）如果第二磨牙已经完全萌出，需尽早粘接颊面管，纳入矫治系统。如果第二磨牙还没有萌出完全，则在初期排齐阶段暂勿粘接。记住应避免在第二磨牙使用带环，以便在牙弓后段进行有效的口腔卫生维护，因为压低可能导致其临床牙冠高度变短，此时牙刷难以刷得非常彻底。

（6）当排齐至0.019英寸×0.025英寸镍钛丝时，如需制作微种植体植入导板（尤其有利于引导腭侧微种植体的植入），则需预约两次复诊。

（7）在准备阶段的复诊，如需要，用藻酸盐给患者取模或口内扫描，制作微种植体导板。记住取模时应保证微种植体植入位点附近的托槽不变形。

（8）拍摄根尖片或CBCT评估微种植体植入位点相邻的牙根位置，可在准备阶段拍摄（计划使用导板）或在微种植体植入前当天拍摄。

11.3.7.2　微种植体的选择

（9）上颌：使用1.5mm×9mm的Infinitas™微种植体，颊、腭侧牙槽区分别选择短颈型和长颈型。但如果腭侧软组织过厚或者患者仍有较大的生长潜力，则建议选择直径2mm型号的微种植体，这样不需要全长度植入进去也可提供最大的初期稳定性。

（10）下颌：微种植体的体部长度的选择取决于预期的骨皮质的厚度和密度。较长（9mm）的微种植体适用于骨皮质发育仍不成熟的青少年患者。1.5mm×6mm、短颈型Infinitas™微种植体适用于附着龈高度足够的成人。

11.3.7.3　植入

（11）植入位点进行局部麻醉，局部麻醉药注射至表面黏膜发白即可，注射前可先行表面麻醉。

（12）安放导板（如果适用），导板预先在氯己定溶液中浸泡消毒。

（13）腭侧微种植体植入前预先在植入位点进行黏膜打孔。在佩戴导板、标记组织后，暂时取出导板，以便能垂直、彻底地切除黏膜。如有必要，可使用蚊式钳和/或米氏修整器（Mitchell's trimmer）移除黏膜组织。

（14）成年患者可使用骨皮质打孔器穿通相对较厚且致密的上颌腭侧和下颌骨皮质。

（15）根据治疗计划，在上颌颊侧、腭侧和下颌颊侧植入微种植体。记住用减速弯头手机（例如，128：1比率），以低于100r/min的速度于腭部植入微种植体。

（16）颊侧植入位点应尽量在或者靠近膜龈联合处，垂直于骨面植入。这些细节有利于挂牵引，并为压低提供最大的空间。

（17）如果临床怀疑微种植体与牙根之间的距离过小（临床表现为邻牙叩痛），可拍摄口内放射片确认。

（18）当微种植体颈部已部分埋入但头部完全暴露时，微种植体植入完成。

11.3.7.4 植入后事项

（19）放入0.019英寸×0.025英寸不锈钢方丝为主弓丝。

（20）在靠近腭侧微种植体的牙冠腭面粘接附件（舌侧扣）。

（21）前4~6周内使用链状橡皮圈施加约50g弹力牵引。这需要借助腭侧附件，最简单的牵引方式是"V"形牵引，牵引的两末端连接牙齿，中间的顶点连接于微种植体头部。在颊侧的话，可直接挂在相邻牙的托槽上或挂在主弓丝上。在植入初始愈合期之后，可使用更强的弹力牵引（150~200g）或NiTi拉簧进行施力弹性牵引。

（22）压低阶段复诊期间需要监察以下几个方面：前牙覆盖，前牙开𬌗/覆𬌗，尖牙关系，放松和微笑时的上切牙暴露量，𬌗平面倾斜度以及是否存在磨牙区开𬌗。

（23）监控末端磨牙的牙周状况（探诊深度）。

（24）可考虑做牙齿压低的过矫治，以预防可能的复发和/或保留微种植体直至明确不再需要支抗。

（25）考虑固定矫治结束初期加强保持，例如前3个月全天佩戴全牙弓压膜保持器，防止结束早期磨牙伸长。

11.3.8 临床案例（图11.7）

- 患者28岁，女性，主诉"左侧上牙以及牙龈的暴露量比右侧大"。患者有左面部先天性血管瘤手术切除史，也曾接受过两次不成功的上颌牙龈修整术。患者为安氏Ⅱ类2分类，骨性Ⅰ类，均角（图11.7a~e）。面部不对称，上颌𬌗平面偏斜，左低右高，微笑时左侧牙龈暴露量更大，因而患者习惯性做出不自然的掩饰性微笑。患者缺失所有的第一前磨牙以及1颗下切牙（图11.7f）。

- 患者在正畸治疗前拔除了左上第三磨牙，以消除牙齿压低后出现的咬合干扰。

- 排齐整平上牙列至0.019英寸×0.025英寸不锈钢方丝（图11.7g~k）。在左上第一磨牙近中颊侧、远中腭侧各植入1颗1.5mm×9mm的微种植体（图11.7l）。颊侧微种植体至左上前磨牙托槽及磨牙颊面管挂弹性牵引，腭侧微种植体至磨牙腭面的舌侧扣挂牵引。

- 牙齿压低5个月后，患者的咬合和微笑美学得到了改善，粘接下颌托槽（图11.7m~p）。值得注意的是，左侧磨牙垂直向压低得相对更多，尽管磨牙之前似乎存在一定的被动萌出。

- 继续压低1年时间，然后精细调整4个月后治疗结束（图11.7q~t）。佩戴常规保持器（图11.7u，v）。

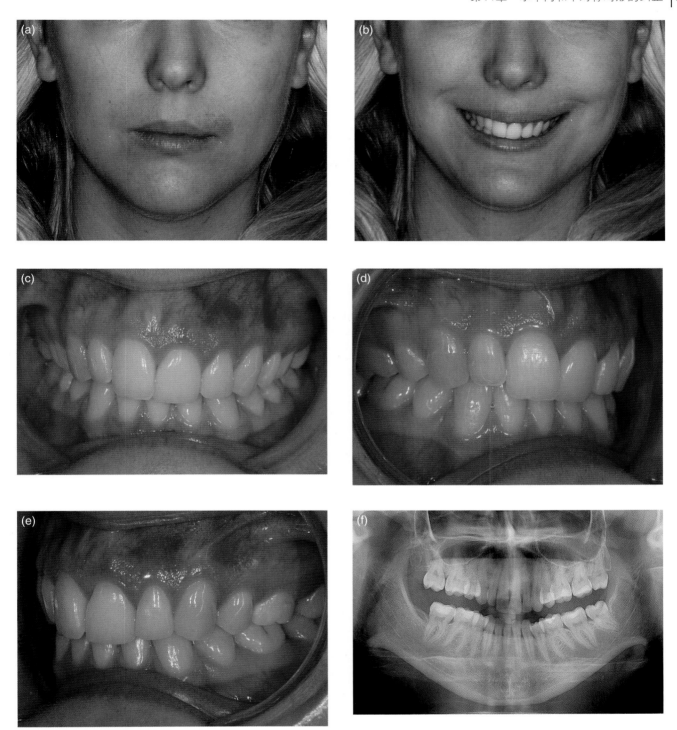

图11.7 （a~e）治疗前患者习惯性"不自然"微笑以掩饰她上颌𬌗平面倾斜和牙龈暴露量不对称的问题。口内像显示患者为安氏Ⅱ类2分类，缺失4颗第一前磨牙和1颗下切牙。（f）治疗前全景片显示患者缺失4颗第一前磨牙、左下中切牙以及右侧上下第三磨牙。（g~k）上颌粘接固定矫治器，放入0.019英寸×0.025英寸不锈钢方丝。在左上第一磨牙近中颊侧以及远中腭侧各植入1颗微种植体，分别于托槽和舌侧扣挂弹性牵引，开始压低左侧牙齿。（l）根尖X线片显示颊侧和腭侧微种植体分别位于第一磨牙的近远中。（m~p）下颌初粘固定矫治器时的照片，此时上颌𬌗平面倾斜已整平时，左下牙列后牙段托槽的垂直向高度进行了调整，相对靠近龈方，以帮助垂直向补偿以及打开咬合。（q~t）固定矫治结束时照片显示患者露出自然的饱满微笑，前牙覆𬌗减小，对称性得到改善。（u，v）佩戴常规保持器保持2年后的情况。

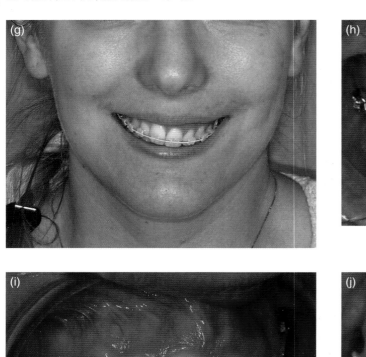

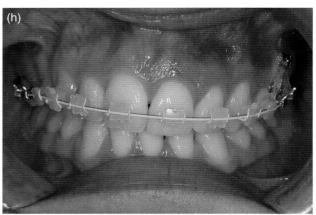

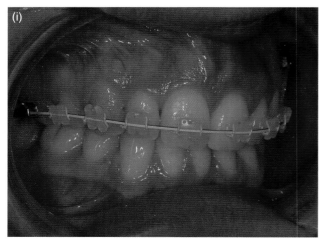

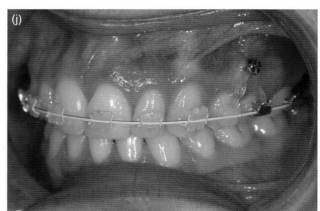

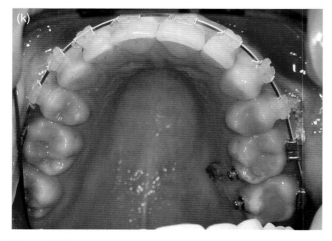

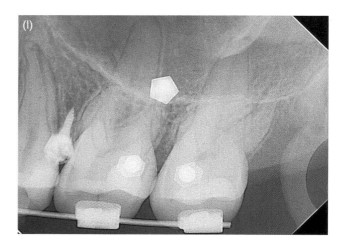

图11.7（续）

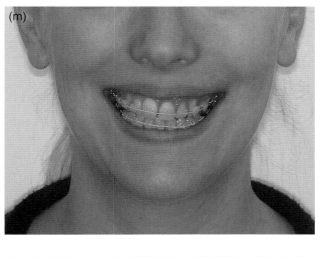

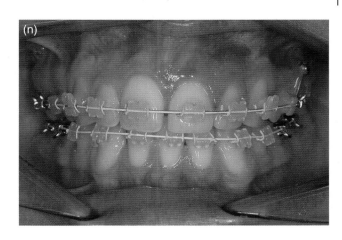

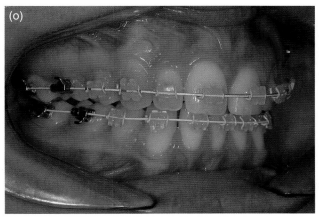

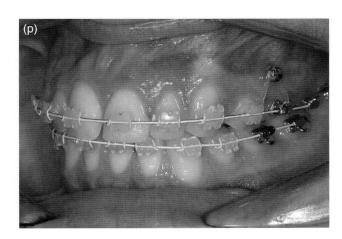

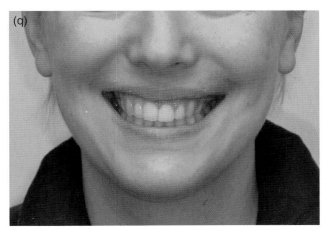

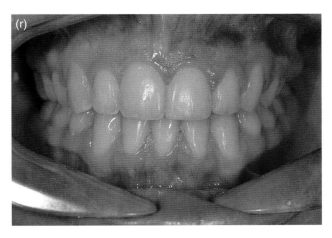

图11.7（续）

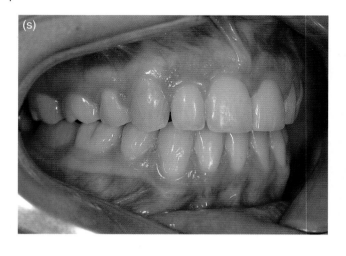

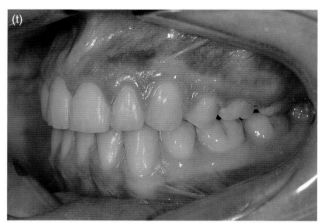

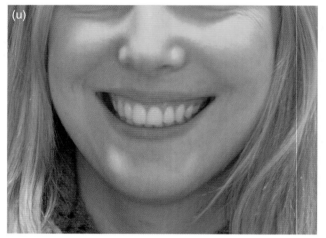

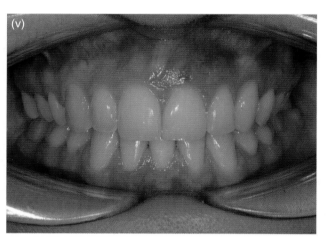

图11.7（续）

第12章

异位牙的支抗
Ectopic Teeth Anchorage

许多患有异位牙或阻生牙（例如，上颌尖牙和中切牙）的正畸患者可以通过传统的支抗完成正畸治疗。传统的加强支抗方法包括牙支抗单位的形成或者间接增强对侧支抗牙，后者需要在牙列两侧使用磨牙带环和横腭杆（TPA）。然而TPA的使用常常与支抗丧失相关，因为在TPA的使用过程中，支抗磨牙常常会近中倾斜而且也会被压低。该现象在成人正畸患者中尤为常见，这可能与发育完全的异位牙移动阻力较大（图12.1）或目标牙需要穿过骨皮质（例如，颊侧阻生的上颌尖牙）有关。此外，当对侧牙需要实现完全不同的牙移动时，TPA的应用会成为其阻碍。

这为完全固定矫治或部分固定矫治提供了一种传统的选择。然而，这可能意味着固定矫治器在很长时间内都未对患者的许多牙齿施力。此外，这种方式下，获取最适牵引方向是比较困难的，同时支抗丧失有可能导致邻牙承担不良载荷并出现非预期的牙移动（特别是在牙根或牙周支持力减弱的情况下）。

另一个方法是使用微种植体为异位牙的牵引提供一个直接牵引的支抗位点或将微种植体用于稳定牙支抗单位（间接支抗）。同传统的增强支抗的方法相比，微种植体的应用可以仅在特定象限和方向上增强支抗以实现最佳治疗效果。微种植体支抗在潜在支抗牙受损（异位牙造成的牙根较短或牙根吸收）或患者患有缺牙症时尤为有用。决定直接支抗和间接支抗的关键因素是是否有合适的、具有充分骨支持（以骨的数量和质量来评估）的植入位点，或者植入位点是否会影响目标牙沿着牙弓曲线移动。实际上，需要合理运用生物力学，为异位牙设计合适的水平向、垂直向（伸长）以及近远中向的移动，并为之提供足够的空间以实现其渐进移动。总之，有几种不同的方法可供选择，这些方法将在本章中逐一介绍。

> 微种植体的应用可以仅在特定象限和方向上增强支抗以实现最佳治疗效果。

12.1 临床目标

增强支抗以辅助阻生牙、异位牙或牙根-牙槽骨粘连牙的排齐（至少是牙冠的排齐）。

12.2 治疗方案

- 传统支抗：完全固定矫治或TPA支持的部分固定矫治。
- 直接微种植体支抗：在微种植体和目标牙之间使用牵引辅助装置或悬臂牵引。
- 间接微种植体支抗：使用微种植体稳定支抗牙或弓丝。

12.3 相关临床细节

- 组成潜在支抗单位的牙齿数量和位置。
- 异位牙邻牙牙根的长度和形态，因为过小牙和/或牙根吸收可导致牙根变短。一个典型例子是与异位上颌尖牙相邻的侧切牙是过小牙。因此，这些邻牙可能无法承受异位牙排齐过程中伴随的较持续和相对较大的正畸力。

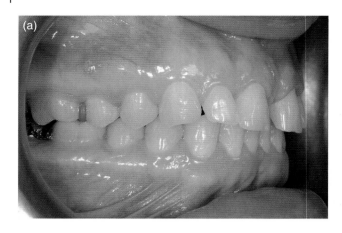
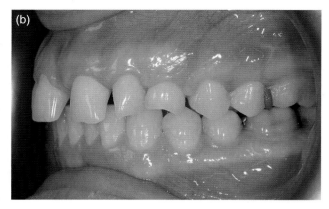
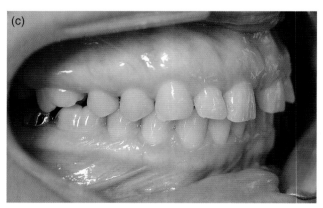
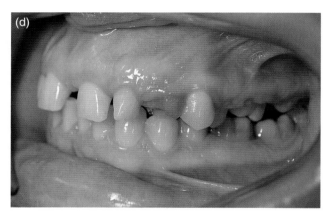

图12.1　1例左上尖牙腭侧错位的成年患者。（a，b）治疗开始时照片。悬臂牵引从左上第一磨牙TPA的带环（去除如图所示的弹性分牙圈后）牵引到左上尖牙。（c，d）尖牙移动阻力导致双侧第一磨牙严重近中倾斜以及相对压低，尤其是左侧。由于左侧磨牙支抗丧失，左上前磨牙也随之变乱。

12.4　生物力学原理

- 微种植体植入前确定牙齿移动的方向和理想的牵引方向。例如，异位牙是否需要远中及侧向移动？这有助于判断直接支抗还是间接支抗更为合适。

- 如果没有合适的微种植体植入位点进行直接牵引，正畸医生需要决定最佳的植入部位（从解剖学角度考虑），然后使用间接支抗与支抗牙或固定矫治器连接的方式。

- 最简单的直接牵引的方式是在异位牙的最终目标位置附近植入微种植体（图12.2），这是一种相对简单的设计，但是有一些特定的要求。首先，植入部位需要有足够的骨支持（足够的骨量和骨皮质强度），腭侧错位的尖牙可能无法满足该条件，因为尖牙隆起没有形成，导致相邻的第一前磨牙近中区域潜在骨支持减弱。其次，微种植体与目标牙之间应预留足够距离以提供有效的牵引力并允许牙齿向微种植体方向移动。此外，还需要足够的软组织间隙以避免辅助牵引装置压迫或陷入黏膜。

- 在更远的植入部位通过悬臂也可以实现直接牵引（图12.3）。该方法可以有效地将支抗位点与目标异位牙位点及其移动路径分离开。但是，该方法需要2颗微种植体，第2颗微种植体用于稳定第1颗微种植体受到的来自悬臂的旋转或转矩效应。此外，由于悬臂被固定在微种植体头部，移除和更换较困难，因此在实际应用中受到一定限制。

- 或者，间接支抗也可有效地将支抗位点与目标位点和牙移动路径分离开。它包括一个刚性的辅助片段弓将支抗牙与微种植体连接起来（图12.4）。该装置允许从支抗牙向异位牙施加牵引力，例如从上颌第一前磨牙颊侧向腭侧错位的异位牙加力。虽然钢丝的连接仍然有较小可能导致支抗丧失，但间接支抗装置使支抗和主动施力部件分离，这样可以在对支抗无影响的情况下轻松地在口外调整悬臂或者更换它。此外，还可以用辅助丝和十字管来稳定固定矫治器上的工作丝（图12.5）。

- 当在单颌牙弓中加强支抗不可行或需要排齐多颗牙时，也可以在对颌设计间接支抗（图12.6）。

> 间接支抗装置使支抗和主动施力部件分离，这样可以在对支抗无影响的情况下轻松地在口外调整悬臂或者更换它。

12.5 临床技巧和技术要点

- 如果悬臂是非牙支持式，那么它应该连接在2颗微种植体上。这种连接方式可以将单颗微种植体连接受到的旋转不稳定副作用降到最小。

- 当单颗微种植体与邻牙固定时，也可以将悬臂与单颗微种植体相连接；或者单颗微种植体与牙齿相连增强其支抗时，也可将悬臂与该牙的颊面管或者托槽相连接。

- 异位牙手术开窗时，应考虑微种植体植入位点以确保植入部位不干扰手术开口处皮瓣。否则微种植体应推迟到需要牵引时再进行植入，尤其是在正畸治疗前乳牙仍未掉时。

- 如果乳牙占据了理想的植入部位，那需要拔除乳牙，并保证至少有2个月的牙槽骨愈合时间。即便如此，由于乳牙颊侧骨皮质可能骨量不足，将微种植体植入牙根邻间隙的牙槽骨是比较明智的。

12.6 治疗中的问题和解决方法

- 微种植体与异位牙距离过近可能会导致牵引无效。

在这种情况下，可以取出微种植体重新植入到新位点（使之在方向和距离上都有利于牵引），或者使用传统方法继续进行治疗。

- 间接支抗的连接丝变形或滑动可导致支抗丧失（图12.4）。

12.7 异位牙排齐的临床步骤

12.7.1 植入前准备

（1）对于牙槽区，首先需要检查微种植体植入部位相邻牙之间是否有足够间隙。如果间隙不足，则需要选择替代位点（和可能不同的生物力学）或先通过分离相邻牙的牙根扩大邻间隙。这可以通过部分固定矫治即可实现，即按照调整了的轴倾度将托槽粘接在相邻牙上。例如当需要在前磨牙间植入微种植体时，可分别增加第一前磨牙和第二前磨牙托槽的近中倾斜及远中倾斜。

（2）如果需要的话，特别是对于腭侧植入位点，可以在术前1~2周通过取牙科印模或口内牙列扫描制作导板。对于印模来说，应尽量避免颊侧植入部位附近的托槽和颊侧前庭沟变形，同时需要记录膜龈联合的临床高度。

12.7.2 微种植体的选择

（3）上颌：选用体部细长、颈部较短的微种植体（例如，1.5mm×9mm、短颈型Infinitas™微种植体）。

（4）下颌：选用较窄、颈部较短的微种植体（例如，1.5mm×6mm或1.5mm×9mm、短颈型Infinitas™微种植体）。长度的选择很大程度上取决于植入部位附着龈的高度和牙槽骨的宽度；比如，当上述两种因素中有一个或者两个因素限制提示需要倾斜植入种植体时，选择长度9mm的微种植体可能会更合适。

12.7.3 植入

（5）通过附着龈（此处颊侧位点不需要在软组织打孔）确定理想的颊侧或腭侧植入位点。

（6）植入部位表面麻醉。

（7）决定植入角度。微种植体植入邻间隙时，通常在与植入表面垂直。上颌及下颌后牙区域的微种植体植入角度可以是90°（垂直于表面）或将手柄向根尖方稍倾斜，使植入角度与垂直面成30°。由于下颌前牙区牙槽骨有一定坡度，植入角度应与植入表面成80°~90°。

（8）如果有充足的操作空间（例如，脸颊能充分牵开以及颊侧前庭沟能充分伸展），推荐选择手动植入。否则，将选取弯头手机，但这会导致植入过程中手的触感控制消失。

（9）对于下颌后牙区的植入（除非是骨皮质密度较低的青少年），建议先在植入部位骨皮质钻孔。

（10）完成植入时应确保微种植体颈部部分暴露而头部需要完全暴露。手柄旋转最后几圈时最好缓慢、间断地旋转，这样可以避免植入过深。

（11）如果怀疑牙根与微种植体间距过小，则叩诊相邻牙以评估微种植体与牙根的距离，并且拍摄口内片或CBCT。

12.7.4 植入后事项

（12）对于直接支抗，可以用辅助牵引装置连接微种植体与异位牙（图12.2）或在微种植体上应用悬臂。

（13）对于间接支抗，可用0.019英寸×0.025英寸不锈钢方丝一端连接在微种植体头部，另一端连接于支抗牙牙冠（图12.4）或工作丝上的十字管（图12.5）。

（14）在最初的5~6周，可以即刻对微种植体使用略微伸展的橡皮链加载轻力牵引。随后可使用镍钛关闭簧或弹力橡皮圈进行正常的牵引。

（15）当已实现所需支抗要求或没有足够距离继续进行有效牵引时，应停止牵引并取出微种植体。

12.7.5 临床案例

（1）**直接支抗和牵引（图12.2）。**

- 患者31岁，女性，安氏Ⅱ类1分类，骨性Ⅰ类，右上尖牙异位以及乳尖牙滞留（图

12.2a~c）。有侵袭性牙周炎病史，累及切牙与第一磨牙，需要拔除左上中切牙。

- 为了尽量避免固定矫治牙周副作用并控制矫正时长，初始治疗阶段计划用微种植体作为直接支抗移动异位尖牙。

- 微种植体位于右上第一前磨牙近中颊侧牙槽骨，用橡皮链连接牵引（图12.2d，e）。这让患者可以同时佩戴一个包含两个切牙义齿的透明矫治器，美学效果较好（图12.2f）。

- 当尖牙牙冠靠近牙槽嵴顶时，剩余牵引间隙不足，因此取出微种植体（图12.2g~i）。随后开始传统的固定矫正治疗并辅以佩戴可摘局部义齿（图12.2j，k）。

- 当所有牙排齐，并且间隙减小后（从2颗切牙间隙变为1颗切牙间隙），治疗结束（图12.2l~n）。

（2）**含悬臂的直接支抗（图12.3）。**

- 患者14岁，女性，安氏Ⅱ类2分类，骨性Ⅰ类，双侧上颌尖牙异位（图12.3a~d）。患者有多颗牙的牙根非常短，尤其是前磨牙（图12.3e，f），左上侧切牙牙根吸收严重，预后较差，所以该患者的治疗非常复杂。

- 为了减少正畸治疗牙数量并由此将前磨牙牙根吸收的风险降至最低，决定通过外科拔除右上尖牙、左上侧切牙并行左上尖牙开窗。

- 初期支抗用的是TPA，但是在使用悬臂牵引3个月后左上第一磨牙出现症状（图12.3g）。该牙因之前存在龋坏需接受牙髓治疗，因此决定使用微种植体支抗来进行悬臂牵引。

- 在上颌左侧第二前磨牙的近远中颊侧牙槽区植入了2颗1.5mm×9mm微种植体（图12.3h~j）。使用0.017英寸×0.025英寸的β钛丝弯制悬臂，插入2颗并排的微种植体头部槽沟，使用复合树脂固定。

- 在排齐尖牙过程中，原位调整悬臂，例如，在纠正反𬌗之后伸长尖牙（图12.3k~m），但是尖牙的移动也受到单个悬臂激活和调整范围的限制。

- 当尖牙牙冠靠近牙弓，即可通过传统固定矫治

施加轻力完成治疗（图12.3n~t）。右上乳尖牙在此阶段拔除。

（3）作为间接支抗稳定支抗牙进行悬臂牵引（图12.4）。

- 患者17岁，男性，安氏Ⅱ类2分类，骨性Ⅰ类，右上尖牙腭侧异位（图12.4a~d）。上切牙牙根较短，特别是右上侧切牙牙根倾斜吸收（图12.4e）。因此，在排齐尖牙最好不要对上切牙施力。此外，患者很关心较长时间固定矫治影响美观。

- 治疗起始于对右上第一磨牙使用间接骨支抗。在右上第一磨牙近中颊侧牙槽骨植入1颗微种植体（1.5mm×9mm）。选择该部位的原因是牙根之间距离充足，不需要再使用片段弓分离牙根（图12.4f）。

- 将0.019英寸×0.025英寸的不锈钢方丝插入第一磨牙双管颊面管中的辅弓管内，通过微种植体稳定第一磨牙作为支抗牙（图12.4g~i）。

- 悬臂由0.016×0.022英寸的钛钼合金（TMA）弓丝弯制成形。将该弓丝插入右侧磨牙颊面管中的主弓管（12.4g~i）。

- 悬臂每月调整一次，3个月后去除。其用来排齐尖牙并让尖牙初步远移（远离侧切牙）。随后调整悬臂以实现尖牙颊侧移动，在7个月时反𬌗纠正，之后牵引尖牙伸长（图12.4j~l）。支抗磨牙位置在该过程中保持稳定，近中倾斜度与治疗前保持一致。

- 治疗8个月后，尖牙牙冠已位于牙弓弧线上，此时可以通过传统固定矫治施加轻力完成后续治疗（图12.4m~p），同时取出了微种植体。为了避免右上尖牙过于靠近相邻侧切牙，用悬臂牵引对尖牙进行了过度牵引。由于连接微种植体与支抗磨牙的不锈钢丝有一定程度的变形，导致支抗牙（右上第一磨牙）轻微的进一步近中倾斜。尖牙和磨牙的移动都导致了右上第二前磨牙的腭向移位，尽管这在固定矫治阶段会重新排齐（图12.4p）。

（4）作为间接支抗稳定固定矫治器的弓丝（图12.5）。

- 患者16岁，女性，安氏Ⅰ类，骨性Ⅰ类，有右上中切牙外伤脱位史。该牙存在牙根-牙槽骨粘连，向根方嵌入（图12.5a，b），此外还有牙根外吸收的表现，预后差。因此，治疗目标为排齐牙列并尝试外科手术伸长粘连牙，以便为将来种植修复增加牙槽骨高度。

- 固定矫治排齐上下牙列，右上中切牙未纳入矫治。在该牙近远中开展间隙便于后续外科操作。

- 在双侧上颌侧切牙唇侧远中植入微种植体（1.5mm×9mm）（图12.5c，d）。在主弓丝上十字辅弓管内插入0.019英寸×0.025英寸不锈钢丝制成的垂直杆，通过微种植体加固上颌弓丝。

- 患者行骨皮质切开术以创建并激活右上中切牙附近骨块，即刻在固定矫治器上用橡皮圈进行牵引（图12.5e）。在切牙块初始移动后，改用0.012镍钛丝进行双丝弓牵引（图12.5f~h）。

- 尽管间接支抗设计是有效的，但骨切口的愈合仍然比预期的要快，对此轻力牵引很难阻止。因此最后该牙牵引未完全到位，在去除托槽后该牙位置也还可以接受（图12.5i，j）。

（5）对颌牙列的微种植体间接支抗（图12.6）。

- 患者15岁，男性，安氏Ⅰ类，骨性Ⅰ类，左上前磨牙及磨牙未萌，左下第二磨牙早失（图12.6a~e）。左上第一前磨牙近中倾斜，粘接有金属链。因上颌左侧牙槽骨垂直向发育不足合并下颌左侧牙槽骨高度发育过度，存在𬌗平面倾斜，左侧较高。

- 外科手术开窗暴露牙齿后，需要用垂直牵引促使这些牙齿萌出，但不宜采用颌内牵引，特别是在考虑到咬合间隙不足的情况。因此，有必要从对颌下牙弓进行牵引。然而，单纯牙支抗会导致左下牙伸长，进而加重𬌗平面倾斜。

- 采用片段弓排齐整平左下尖牙到第一磨牙，特别是使这些牙的牙根分离。为在左下第一前磨牙近远中植入2颗微种植体创造出足够的根间距离（12.6f~i）。选用Infinitas™ IMT型微种植体，因为它有一个蘑菇状的头部便于进行弹力牵引（更多细节将在第14章正颌手术应用中讨论）。

- 在左上第二前磨牙和第一磨牙粘上连接的钢丝后，即进行弹力颌间牵引。直接从微种植体而不是固定矫治器进行牵引，避免下颌后牙的伸长。

- 7个月后上牙弓粘接常规固定矫治器（图12.6j~m）。在初始排齐阶段和4个月后用0.012英寸镍钛丝行双丝弓牵引左上第一前磨牙时，可以对左上第一磨牙上行Ⅲ类/垂直牵引（图

12.6n~q）。

- 29个月后，微种植体的用途变为压低左下象限内的牙，目的是在进一步整平上颌𬌗平面之前先整平下颌𬌗平面（图12.6r~t）。

- 35个月后取出微种植体（图12.6u，v）。此前持续6个月的直接牵引已经导致了左侧开𬌗和左侧上下颌弓丝的分离。

- 微种植体取出5个月后治疗结束。上颌全部牙均已萌出，有咬合接触，左上象限有残留间隙，但可以接受（图12.6w~z）。

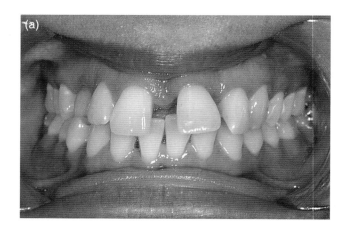
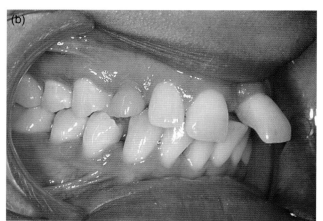
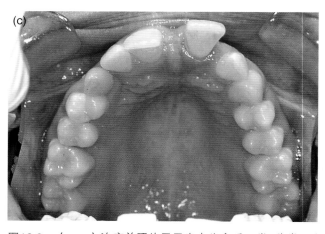
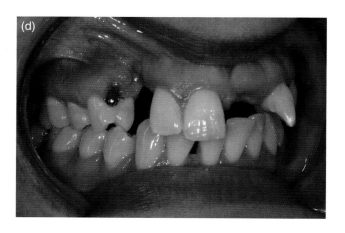

图12.2　（a~c）治疗前照片显示患者为安氏Ⅱ类1分类，左上中切牙预后差，右上尖牙异位。（d~f）微种植体位于右上第一前磨牙近中颊侧牙槽骨，在尖牙牙冠开窗暴露后，使用微种植体对其进行垂直和侧方牵引，此阶段佩戴包含两个切牙义齿的透明矫治器。（g~i）尖牙牙冠靠近微种植体后，导致牵引距离不足，因此将微种植体移除。（j，k）固定矫正治疗采用相对轻力，逐渐伸长右上尖牙。（l~n）去除固定矫治器后的口内像，在保持器中包含一个暂时性切牙义齿。

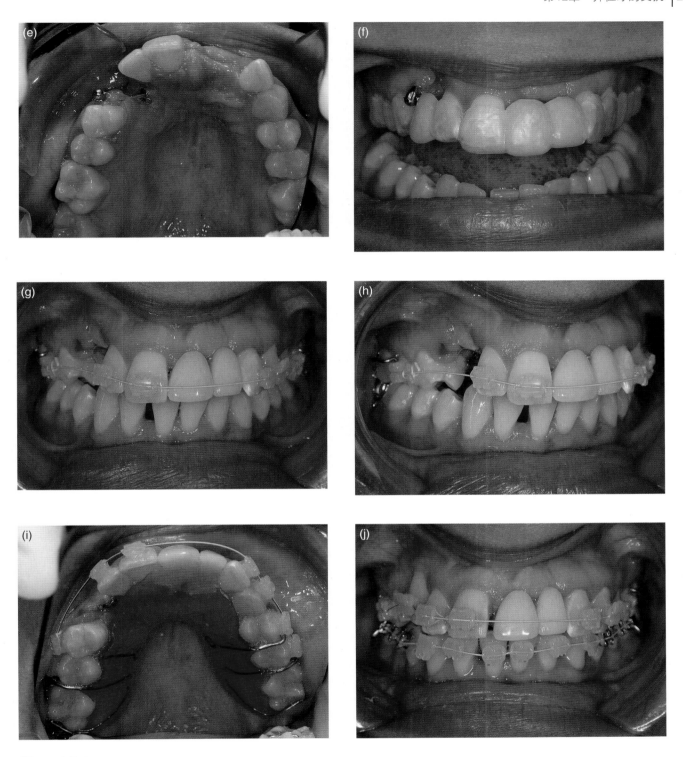

图12.2（续）

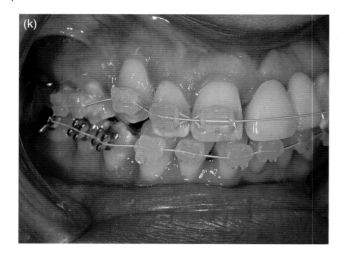

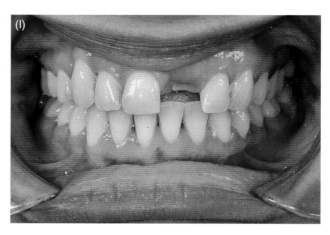

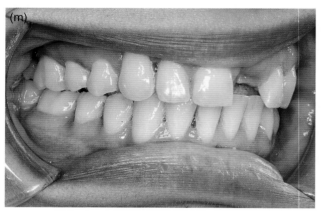

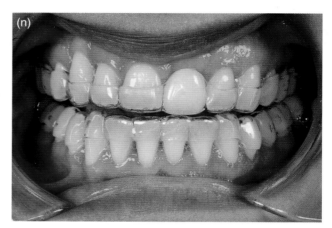

图12.2（续）

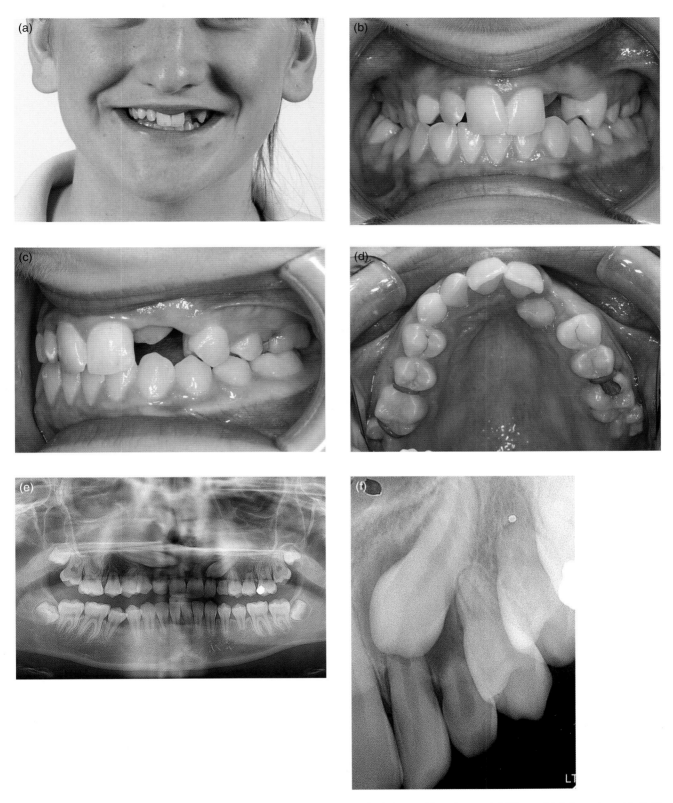

图12.3 （a~d）治疗前的照片，可见左上侧切牙缺失，近期刚开窗的尖牙。放置分牙圈为制作TPA做准备。（e，f）治疗前的全景片及口内X线片，可见上颌尖牙异位，左上侧切牙牙根严重吸收，广泛的牙根长度不足，特别是前磨牙。（g）治疗后3个月的X线片，可见左上前磨牙牙根长度严重不足，颊面管以及放置的悬臂弓丝。（h~j）治疗7个月的照片，用0.017英寸×0.025英寸的β钛丝弯制悬臂连接在颊侧2颗并排的微种植体上，用于尖牙的牵引，复合树脂覆盖微种植体头部。（k~m）微种植体支抗牵引2个月后可见尖牙逐渐向侧方移动。（n~p）微种植体去除后的照片，总计5个月，同时粘接上颌固定矫治器。（q~t）固定矫治器去除后的口内像，经过18个月的固定矫治，左上尖牙排齐。右上乳尖牙在此期间已拔除。

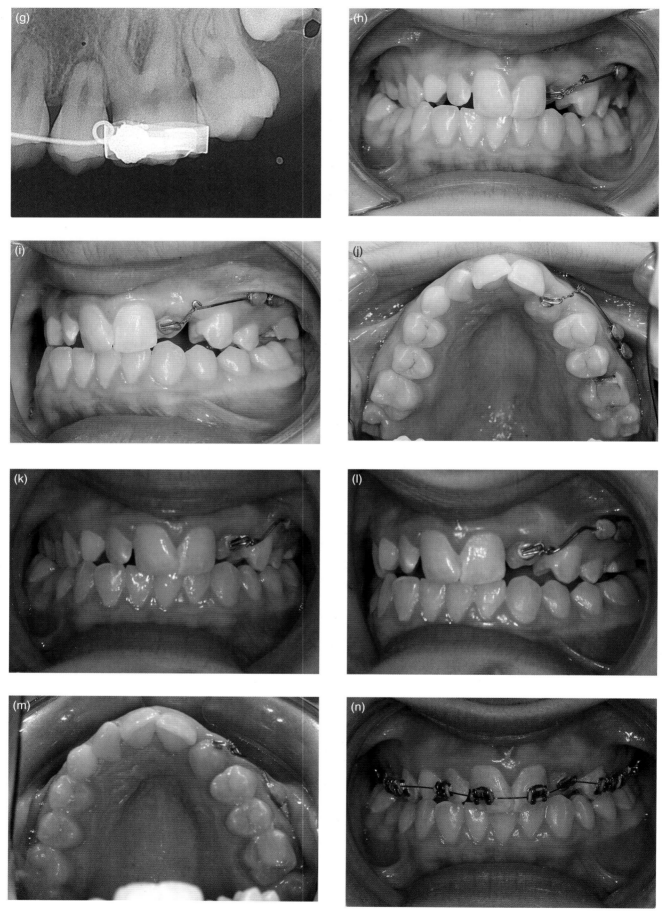

图12.3（续）

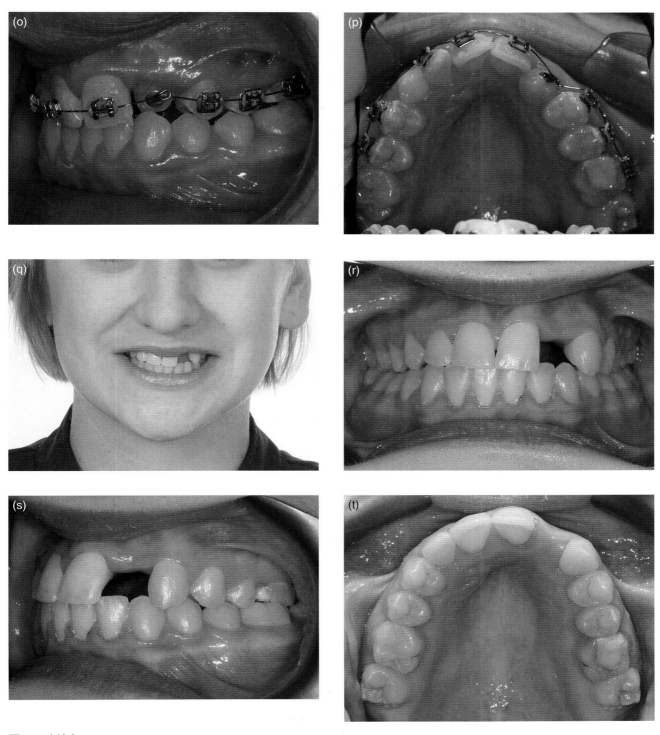

图12.3（续）

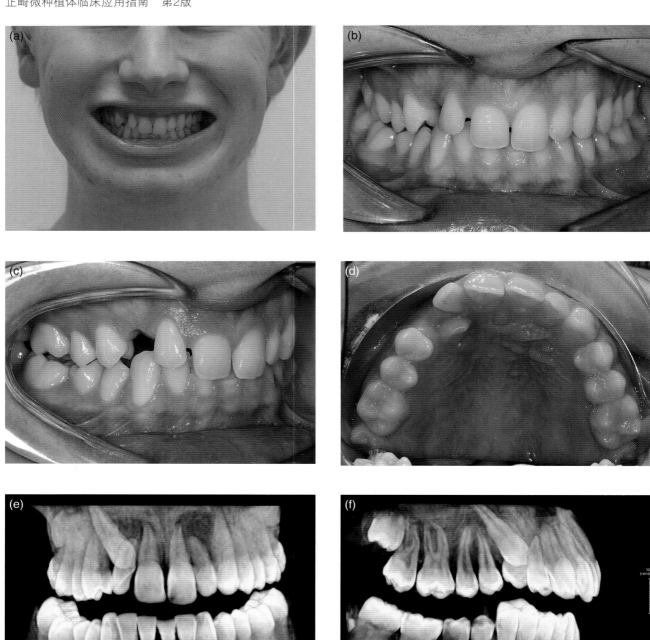

图12.4　（a～d）正畸治疗前照片可见近期开窗的右上尖牙。（e，f）治疗前CBCT可见腭侧异位右上尖牙，右上侧切牙牙根中度吸收，右上第二磨牙与第一磨牙牙根分离。（g～i）微种植体植入后的照片，0.019英寸×0.025英寸不锈钢方丝连接于微种植体头部和右上第一磨牙双管颊面管中的辅弓管。用0.016英寸×0.022英寸TMA弓丝弯制成形的悬臂牵引尖牙牙冠。复合树脂覆盖微种植体头部。（j～l）微种植体支抗植入后7个月，可见尖牙逐渐向侧方运动。由于尖牙牙冠的移动，尖牙区颊侧可见明显肿胀。悬臂牵引尖牙行伸长移动。支抗磨牙近中轴倾度和垂直位置与治疗前保持一致。（m～p）治疗后8个月的照片，微种植体已去除，固定矫治器已粘接。右上第一磨牙近中倾斜度略增加，右上第二前磨牙暂时性腭侧移位。

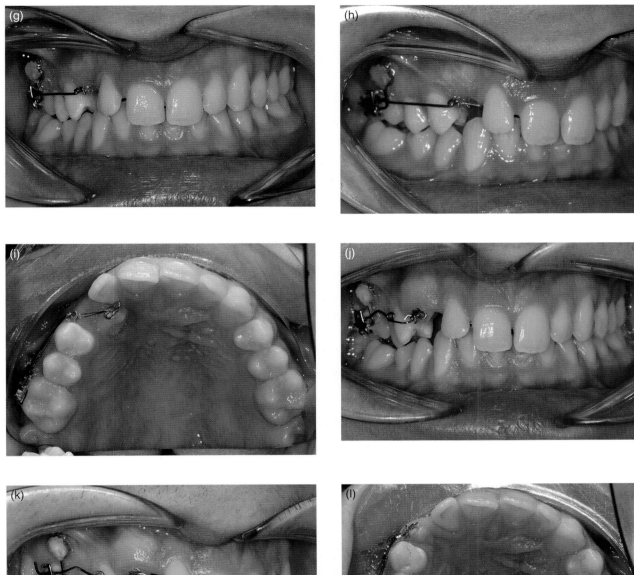

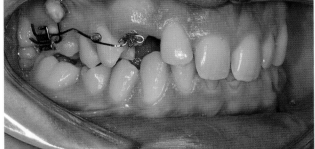

图12.4（续）

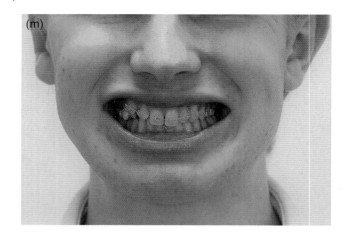
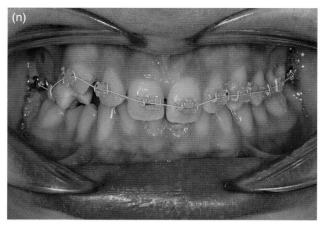
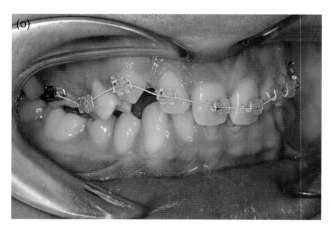
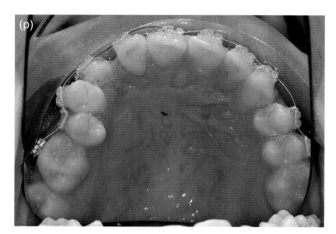

图12.4（续）

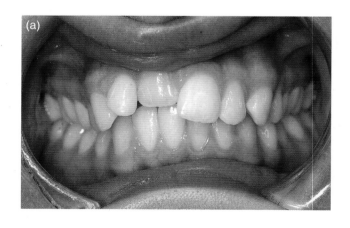
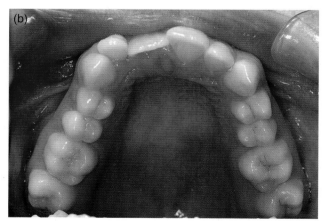

图12.5 （a，b）治疗前口内像显示患者为安氏Ⅰ类，右上中切牙严重低位。（c，d）上颌牙列采用固定矫治排齐后的口内观，右上中切牙未纳入矫治。在右上中切牙近远中创造了间隙便于后续的外科手术操作。在双侧上颌侧切牙远中唇侧植入了微种植体。在主弓丝上辅十字管内插入0.019英寸×0.025英寸不锈钢方丝制成的垂直杆，通过微种植体加固上颌弓丝。（e）右上中切牙周围骨皮质切开术后5天的照片，右上中切牙与邻牙之间采用橡皮链弹力牵引。（f~h）外科手术后3周后的口内像及全景片，改用0.012英寸镍钛丝行双丝弓牵引。（i，j）去除托槽后的口内观，错𬌗畸形得到纠正，但右上切牙仍存在一定的低位。

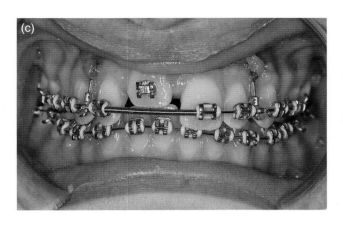

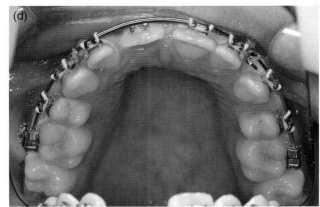

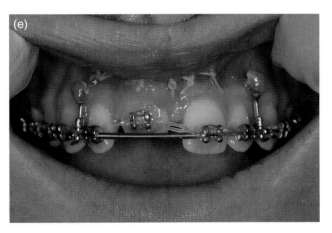

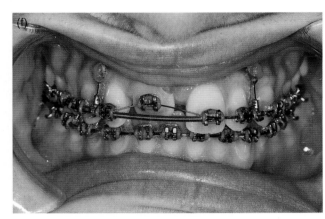

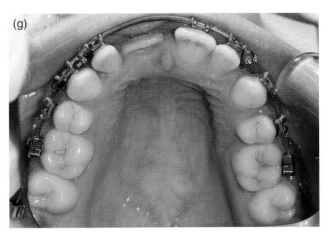

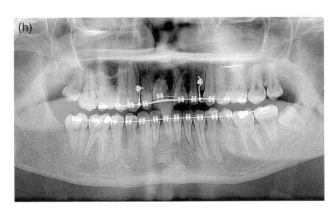

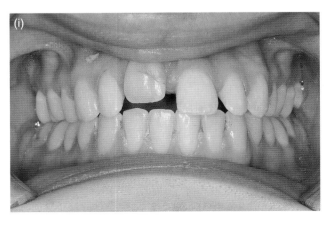

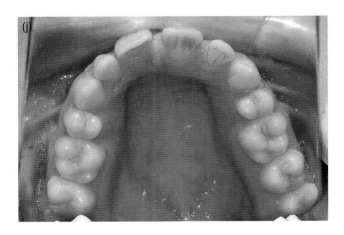

图12.5（续）

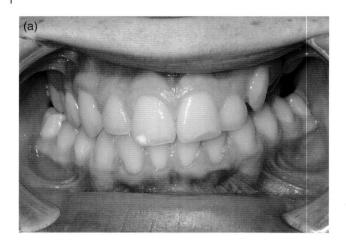
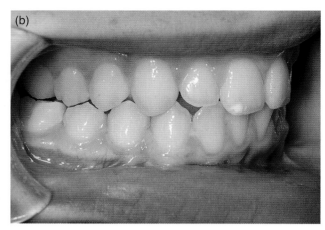
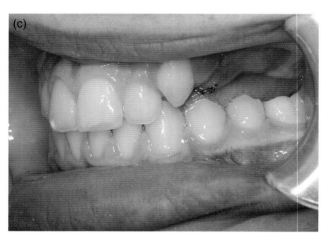
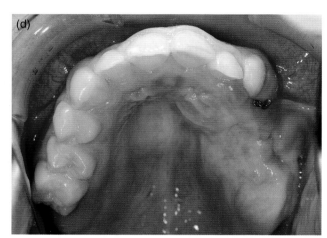

图12.6 （a~d）治疗前照片显示患者安氏Ⅰ类，左上前磨牙及磨牙均未萌，左上尖牙远中可见穿过黏膜的金属链。（e）局部全景片显示左侧上颌未萌牙，左下第二磨牙缺失。左上第一前磨牙严重近中倾斜，其上粘有金属链。上颌左侧牙槽骨垂直高度不足。（f, g）口内像可见下颌固定片段弓和IMT型微种植体。微种植体与左上后牙上的连接杆间有颌间弹性牵引。（h, i）X线片可见下颌左侧微种植体（1.5mm×9mm）及上颌左侧3颗牙上的连接部件。（j~m）牵引后7个月的照片，此时上颌托槽已粘接。（n~q）又过了4个月后，佩戴颌间Ⅲ类/垂直牵引，左上第一前磨牙用0.012英寸镍钛丝弓行双丝弓牵引。（r, s）微种植体植入后29个月照片，可见微种植体与左下尖牙/前磨牙托槽橡皮链直接牵引，左侧上下牙列可见弓丝形态趋同。（t）微种植体支抗应用32个月后的全景片，可见上颌左侧牙垂直向牙槽骨高度和牙齿位置均明显改善。偶然发现右下第二磨牙存在含牙囊肿。（u, v）微种植体植入35个月后被取出时的口内像。可见左侧上下牙列弓丝分离，存在轻微开𬌗。（w~z）去除固定矫治器后的照片，安氏Ⅰ类，左上象限牙列剩余少量间隙，中线轻度不调。上颌左侧牙均已完全萌出。

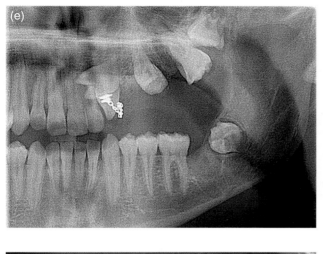

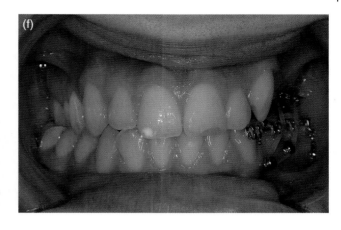

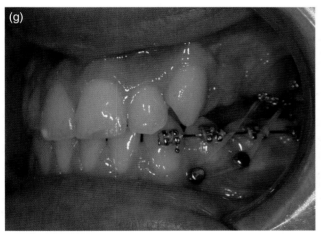

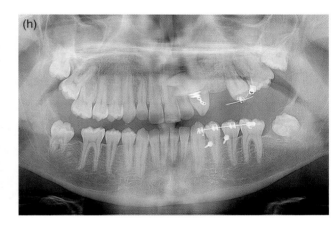

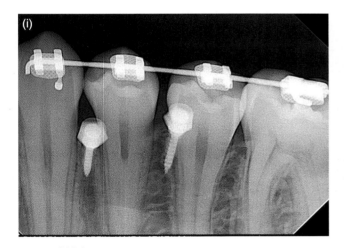

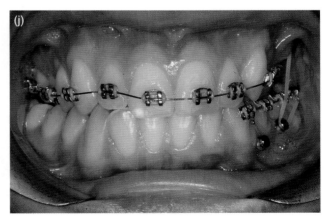

图12.6（续）

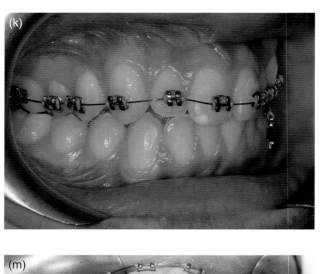

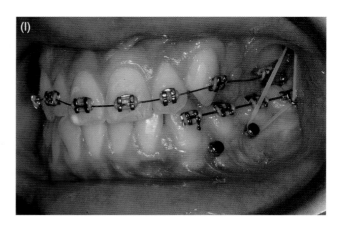

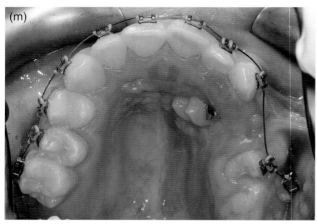

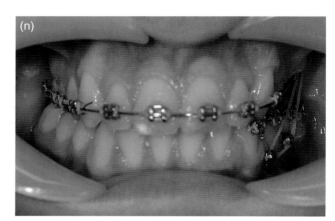

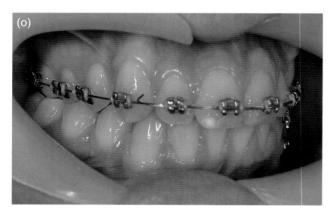

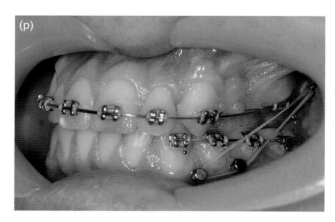

图12.6（续）

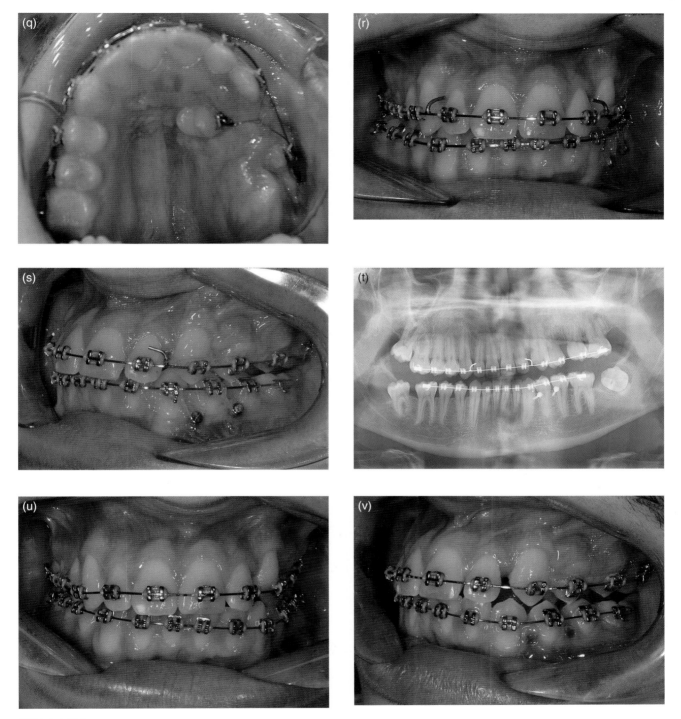

图12.6（续）

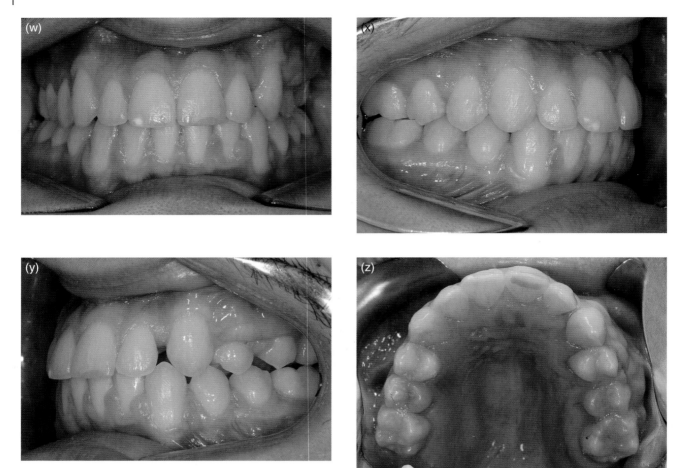

图12.6（续）

第13章

骨支抗式上颌扩弓
Bone-anchored Maxillary Expansion

13.1 传统上颌快速扩弓

在过去的几十年中，发表了大量关于上颌横向发育不足（以及相关的后牙反𬌗问题）最佳矫治方法的研究成果。传统技术采用结合螺旋扩弓器或其他加力元件的正畸扩弓装置，品种多样，例如上颌快速扩弓（rapid maxillary expansion，RME）装置和四眼圈簧。快速扩弓装置可以是牙支持式的（以磨牙和前磨牙为支抗），也可以是黏膜支持式的（以腭部牙槽黏膜为支抗，通常称为Haas扩弓器）。它们的加力方式包括了慢速扩弓（例如，将螺旋扩弓器每隔一天打开0.25mm）、快速扩弓（例如，每天打开0.2~0.5mm），或上颌进行反复扩弓和回缩（即反复扩缩，又称作Alt-RAMEC）。但是，最近的一项Meta分析表明，尽管慢速扩弓与快速扩弓相比可导致更多的磨牙扩开和更多的牙性扩弓，但二者在临床治疗结果上可能差异很小[1]。

所有的快速扩弓治疗均旨在产生基骨的扩展，而不仅仅是牙槽骨的改建。基骨扩展的典型特征是产生中切牙间隙（图13.1）。然而，牙及牙槽骨的变化是传统非手术扩弓治疗的主要副作用。这些副作用已经在文献中反复报道，包括支抗牙牙冠的颊倾、颊根突出、牙周退缩以及骨开裂、牙根吸收、牙槽骨复合体颊倾、咬合打开（由腭尖下垂引起的咬合改变所致）、下颌平面顺时针旋转以及复发率高等[2-3]。值得注意的是，随着扩弓量的增大和/或患者发育成熟，这些副作用会更加明显。然而，由牙支持式扩弓装置治疗的生长高峰期前的患者也可能会出现颊侧牙槽骨厚度减少[4]。因此，临床医生应记住，牙龈组织可能会在短期内掩盖支抗牙颊侧骨厚度及高度的丧失，但从长期来看，牙支持式扩弓装置可能存在使薄龈生物型患者产生牙龈退缩的倾向[2]。最后，对于需要后期进行磨牙压低（矫正前牙开𬌗）的患者，同时出现牙冠颊倾和牙槽骨的弯曲（而不是真正的基骨扩展）这两种副作用是尤其不利的。这是由于后期使用微种植体压低上颌磨牙时易使其直立或产生转矩改变，从而存在磨牙颊根突出牙槽骨外的风险（图13.2）。

因此，对于青春期后的青少年患者和成年患者，许多正畸医生倾向使用外科辅助快速扩弓（surgically assisted rapid maxillary expansion，SARME）技术进行治疗。这是牵张成骨的一种形式，其基本原理是通过骨皮质切开解除由上颌周围骨缝及腭中缝成熟（闭合）所带来的阻力。此外，考虑到术中可行翼上颌连接的离断，因此与成年患者的非外科辅助扩弓相比，可实现更好的腭中缝后段的扩展[5]。但是，手术过程会带来额外的花费、并发症以及稳定性风险，而且目前尚不清楚何种术式为最佳[6]。另外，非手术及手术治疗之间的年龄划分界限以及各自所适用的扩展量仍不甚明了。例如，近来一项关于11~15岁受试者腭中缝闭合程度的CBCT研究表明，传统快速扩弓技术可能适用于13岁以前的患者，此时可成功使腭中缝分离[7]。随后的一项针对16~20岁受试者中进行的CBCT研究表明，许多受试者的腭中缝出现了不完全的过渡性骨性融合，这表明即使使用骨支持式扩弓装置，骨性扩弓的比例也可能存在个体差异[8]。因此，研究者认为，对青春期后的患者进行上颌骨CBCT检查以确定是否需要SARME是合理的。

鉴于传统扩弓方法的局限性，将骨支抗应用于上颌骨扩弓并实现了以前无法想象的腭中缝分离量也

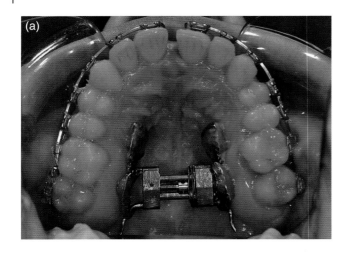

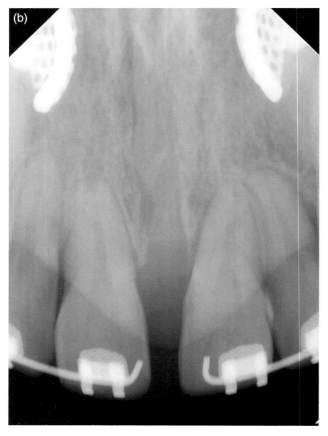

图13.1　（a）一名25岁女性患者的腭侧骨支持式快速扩弓装置。腭侧牙槽区共植入了4颗微种植体进行固位，即在双侧的金属网板下各植入了2颗微种植体。在患者进行骨皮质切开术后打开螺旋扩弓器，图中可见扩弓产生的上中切牙之间的间隙。（b）口内X线片显示患者的腭中缝分离情况。治疗前即已发现患者中切牙牙根长度较短。

就不足为奇了。骨支持式扩弓技术起源于比利时的横向腭牵张装置（transpalatal distractor，TPD）[9-10]。但是，此装置需要有创的外科手术进行钛板及螺钉的植入及移除（需腭侧翻瓣），同时也增加了治疗成本及并发症的可能性。因此，正如在其他情况需要增强支抗时微种植体比微钛板的侵入性更小一样，微种植体应用于上颌扩弓时同样可降低患者的并发症及手术花费。

13.2　扩弓的力量与速度

关于快速扩弓的传统观点是，扩弓必须要"快速"进行（将螺旋扩弓器每天打开0.5~1mm），以此较大力量最大限度地扩展腭中缝，同时使牙齿移动最小化（通过支抗牙受压侧牙周组织的透明样变实现）。然而，这一观点并不完全适用于单纯使用微种植体作为支抗而不包含支抗牙的扩弓装置。因此，可以同时减小力的大小及加力频率，这对于患者具有实际意义，即每天打开螺旋扩弓器的圈数更少。这尤其适用于腭中缝已被打开时（上中切牙间间隙已经出现），但是治疗初期可能仍需要较高的加力频率以便将骨缝分开。

Pulver等[11]提供了支持非手术骨支持式渐进性扩弓的证据。他们发现，尽管成年兔的腭中缝已成熟，但在加力后仍可观察到缓慢且呈线性的基骨骨缝扩展。该结果是通过直接连接于腭中缝两侧微种植体上的100g螺旋推簧所产生的轻力（与动物模型的体型大小相适应）实现的。因此，在单侧腭骨上直接施加该轻力就足以打开兔成熟的腭中缝，其分离量约为微种植体总分离量的50%。这虽然与传统的面部生长概念相悖，但可以通过最新的知识来解释，面部骨缝要到成年很久以后才完全融合，而不是成年早期就完全融合，另外即使是成熟的骨缝中也含有骨改建所必需的细胞。Pulver等[11]的研究与相似的青春期动物研究相比，所观察到的腭中缝分离量相对较少，这是因为成年个体的骨转换速率较慢且骨缝嵌合程度更高。此外，本研究中的渐进性扩弓并未使实验对象产生上中切牙间间隙，因此可以合理地推断在成人慢速扩弓过程中可能不会出现上中切牙间间隙。这个观点支持了

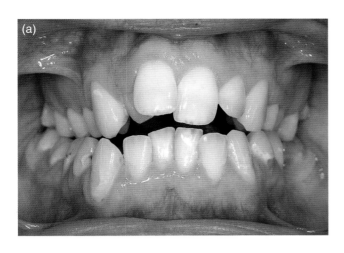
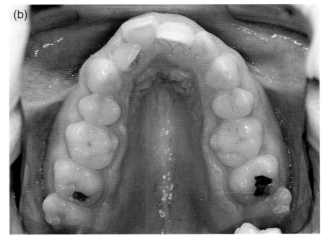
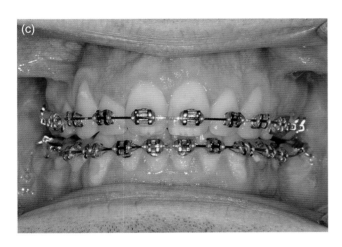
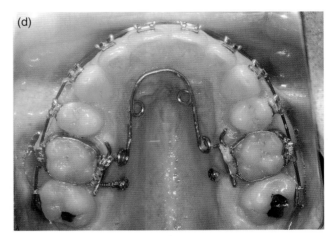

图13.2 （a，b）一名27岁男性患者治疗前的照片，该患者腭部高拱狭窄，后牙反𬌗，前牙开𬌗。（c，d）该患者的上颌已通过改良四眼圈簧矫治器进行了扩弓。腭侧牙槽区的微种植体用于磨牙压低以矫治前牙开𬌗。然而，从颊侧可见患者右上第一磨牙的近中颊根非常突出。这是由于腭侧牵引力（压入力）的副作用使磨牙产生转矩改变所致。

正畸先驱们（例如，美国Won Moon教授）所采用的方法，他们建议采用较高的螺旋扩弓器打开频率（例如，每天4~6次）直至出现上中切牙间间隙，然后再改为使用较低的打开频率（例如，每天2次）[12]。如果不进行早期的快速扩弓过程，那么腭中缝很可能无法打开，而仅仅只会产生牙槽的扩展（图13.3）。

使用较轻（例如，800g）且连续的力量进行缓慢扩展对微种植体的成功率也可能更佳，因为此时施加于每颗微种植体的力量较小（例如，200g），不太可能超过其生理稳定性阈值。此外，较低的快速扩弓力量有助于减小螺旋扩弓器及微种植体之间连接钢丝的变形[13]。上述这种持续的、相对较低力值的快速扩弓可通过改良的螺旋扩弓装置设计实现，该扩弓装置可通过镍钛中介物如内部压缩弹簧或叶片弹簧将力量逐渐传递至支抗牙和/或微种植体（图13.1a）[14-15]。一项对传统快速扩弓中的记忆型螺旋扩弓器的研究表明，其可通过螺旋弹簧弹性势能的逐渐表达来实现"缓慢"的扩展[14]。实际上，这些研究强调了扩弓的最终效果取决于组织的阈值差异：是牙齿、牙槽骨还是基骨最容易扩张。反之，这也取决于施力的方式（牙支

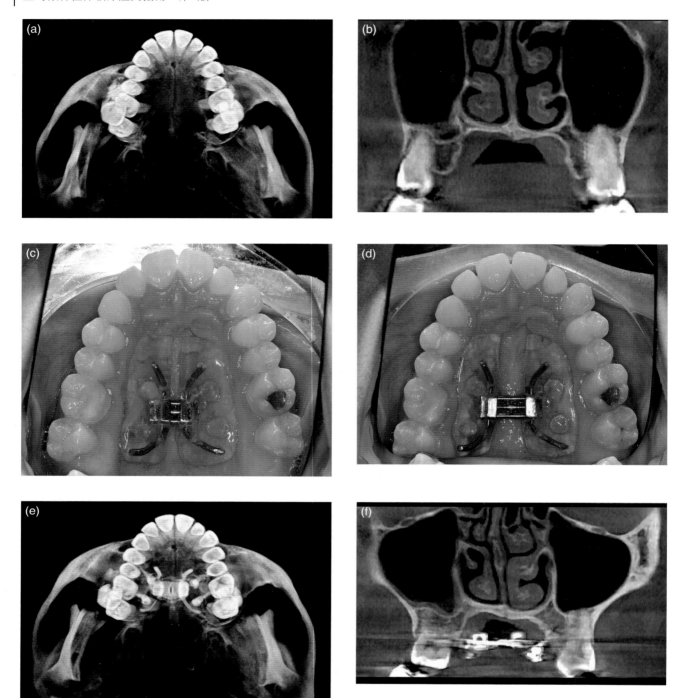

图13.3　一名19岁女性患者使用Haas型–骨支持式快速扩弓装置进行非手术快速扩弓。（a，b）治疗前CBCT三维重建图及冠状截面图显示腭中缝已嵌合。（c，d）快速扩弓开始时和快速扩弓3周后快速扩弓装置的照片。在双侧第一前磨牙和第一磨牙牙冠间各有2mm和4mm的扩开，但上中切牙间没有出现间隙。（e，f）快速扩弓后的CBCT三维重建图及冠状截面图显示腭中缝未打开。图中可见4颗腭侧牙槽区的微种植体。

持式、黏膜支持式，骨支持式或者混合支持式），螺旋扩弓器产生的力值大小和患者的年龄以及骨缝的成熟度。

总之，记忆型螺旋扩弓器对于骨缝阻力较低的年轻患者及SARME患者非常有用，每天较少的加力次数对这些患者（或其家人）也很有好处。但是，根据笔者的经验，目前可用的记忆型螺旋扩弓器还无法有效扩展青少年患者和非手术成年患者的腭中缝，因为它们单次加力所提供最大力值无法使骨缝分离。

> 目前可用的记忆型螺旋扩弓器还无法有效扩展青少年患者和非手术成年患者的腭中缝，因为它们单次加力所提供最大力值无法使骨缝分离。

13.3 微种植体支持式快速扩弓的潜在优势

总的来说，相比于传统（牙支持式）快速扩弓技术，微种植体支持式快速扩弓看起来具有以下几个关键优势。

13.3.1 更大的基骨扩宽量

将扩展力直接施加于骨骼的意义在于可将螺旋扩弓器的打开量以较高比率表达为腭中缝的扩展量。这一点在一项有限元分析（finite element analysis，FEA）模型研究中得到了印证，在该模型中，4颗腭侧微种植体可将力量分散至腭后部及颧骨区域，同时减少了牙槽骨受到的应力[16]。之后的一项针对上颌骨支抗扩弓装置（maxillary skeletal expander，MSE）效果的CBCT研究表明，高达71%的螺旋扩弓器打开量可表达为腭中缝的打开[17]。相比之下，一项牙支持式快速扩弓的研究仅观察到43%的腭中缝打开表达率[18]。最近一项纳入40名青少年患者（平均年龄14岁）的随机对照试验得出类似的结果，就腭中缝打开量占磨牙区扩宽量的比例而言，传统快速扩弓组及微种植体（orthodontic mini-implant，OMI）快速扩弓组分别为26%及68%[19]。此外，这项研究还发现微种植体组的腭中缝打开更为平行，颊侧骨丧失最小，并且牙冠出现了舌倾。

13.3.2 年龄较大患者（青春期后）的基骨扩宽

使用微种植体扩弓不需外科骨皮质切开[17,20]。然而，根据一项FEA研究中所强调的几个原因，30岁以上腭中缝发育成熟的成人可能仍受益于SARME。很特别的一点是，如果没有外科辅助，基于腭侧微种植体的扩弓装置可能将过大的应力施加于种植体周围抗力较强的骨质，从而使上颌骨弯曲变形而不是使腭中缝打开。一种可能的例外情况是直接将力量施加于腭盖的MSE装置，后续有详细讨论。

13.3.3 更大的腭后段扩展量

微种植体扩弓可使腭中缝产生更多的线性扩展，翼腭缝也存在打开的可能。例如，Cantarella等[17]观察到MSE装置可使腭中缝前部及后部产生基本相同的打开量表达率：前鼻嵴（ANS）处为71%，后鼻嵴（PNS）处为63%[17]。相反，Lione等[18]发现使用传统快速扩弓装置会产生"V"形扩展，即ANS处的表达率为43%，而PNS处仅为16%[15]。Celenk-Koca等[19]观察到以4颗腭侧牙槽区微种植体作为支抗的快速扩弓装置依然会使前腭部打开量更大，但相比于传统快速扩弓组的腭中缝打开模式而言相对更为平行[19]。

13.3.4 增加鼻通气量

一项针对40名生长高峰期前儿童的随机对照试验对比了传统及混合支持式的快速扩弓装置，结果表明较大比例的腭部骨性扩弓可使鼻通气阻力降低[22]。

13.3.5 牙与牙周的副作用更小

两项回顾性研究和一项前瞻性随机对照试验对青少年[19,23]和青春期后患者[24]中不同类型的传统及骨支持式扩弓进行了比较。这3项研究均发现，微种植体支抗组的副作用较小，体现在牙与牙槽复合体颊倾程度及颊侧牙槽骨丧失量均更小。的确，如果未将牙齿作为支抗，则可观察到上颌第一磨牙出现腭倾（向内倾斜）[19,23]。

13.4　临床目标

在使骨性扩弓效应最大化并减小不利的牙移动以及副作用的情况下，进行上牙弓的扩展。

13.5　治疗方案

- 采用诸如RME装置或四眼圈簧等传统方法。
- 外科辅助快速扩弓（SARME）装置，适用于所有采用传统快速扩弓的青春期后的患者及采用骨支持式快速扩弓的成人患者。
- 使用以下设计类型之一的非手术微种植体支持式快速扩弓装置：微种植体–牙混合支持式扩弓装置，Haas型–微种植体支持式扩弓装置或单纯微种植体支持式扩弓装置。

13.6　相关临床细节

- 患者的年龄和可能的骨骼成熟度（骨缝骨化程度）。
- 牙弓水平向发育不足和后牙反𬌗以及下颌功能性偏斜的程度。
- 后牙段牙齿的数量及其相对的颊腭向位置及倾斜度。
- 牙周状况，尤其是已出现牙龈退缩和/或薄龈生物型的患者。
- 计划植入微种植体牙槽区相邻牙的牙根邻近程度。

13.7　微种植体扩弓装置的设计方案

以微种植体作为支抗的快速扩弓装置可分为以下几种类型：

（1）混合支持式快速扩弓装置：
- 微种植体辅助的腭部快速扩弓（MARPE）装置。
- 支持式Hyrax型快速扩弓装置。
- 牙–腭侧牙槽区骨支抗支持式快速扩弓装置。

（2）单纯微种植体支持式快速扩弓装置。

（3）Haas型（黏膜支持式）–微种植体支持式混合快速扩弓装置。

13.8　混合支持式快速扩弓装置

初看上去，将微种植体与快速扩弓装置结合的最简单方法便是设计一种能够将支抗分散于牙齿及骨骼上的混合扩弓装置。两项有限元分析研究已经将多种类型的传统快速扩弓装置与辅以微种植体的快速扩弓装置设计进行了比较[20-21]。这些研究表明，在邻近腭中缝处增加微种植体有助于将扩展力有效地沿腭中缝全长分布（前部以及后部），同时使支抗牙牙冠颊倾程度减小。现有的混合支持式快速扩弓装置主要分为两种类型，叙述如下。

13.8.1　微种植辅助的腭部快速扩弓装置

该装置最先出现并被普及于韩国[20]，使用4颗微种植体连接至改良版的传统金属支架式的快速扩弓装置（包含磨牙和第一前磨牙带环）。微种植体是垂直植入于侧鼻支柱之下，未向腭侧牙槽区倾斜。但是，这需要合适的种植手柄才能在腭穹隆区完成植入，对于那些腭盖狭窄高拱的患者可能很难操作。以笔者的经验，这会导致许多高角和前牙开𬌗的病例无法使用MARPE（图13.4）。一些研究阐明了MARPE的作用机制和最终效果。例如，有限元分析研究表明，MARPE可以使扩展力更均匀地分布，而不是仅集中在颊侧牙槽骨及牙齿（此发生于牙支持式扩弓装置），或集中在微种植体周围的骨骼中（此发生于单纯微种植体支持式扩弓装置）[25]。

Choi等[26]对20名年轻成人（平均年龄为21岁）进行了一项回顾性研究，纳入患者均采用MARPE装置进行非手术快速扩弓，后续追踪期为47个月。尽管患者已处于青春期后，但仍在87%的患者中观察到了上中切牙间间隙的出现及腭中缝打开的放射学表现。从长期来看，平均2mm的骨性扩弓和4mm的磨牙扩展似乎是稳定的。同样，在Lim等[27]对24例使用非手术成功打开腭中缝的年轻成人患者（平均年龄22岁）进行了回顾性临床研究（值得注意的是，在最初纳入的38例样本中，有5例患者的腭中缝没有打开），学者通过对患者保持4个月后及之后14个月的随访发现骨性扩弓具有良好的稳定性。最终，扩弓效果的构成为：基骨43%、牙槽骨15%、牙性42%。一项针对生长高峰期后患者的CBCT研究（纳入的17例患者中，14例出现了MARPE扩弓后上中切牙间间隙）表明，牙性扩弓与骨性扩弓所占比例与前一研究的结果大致相似（基骨37.0%，牙槽骨22.2%，牙性40.7%）[28]。研究者还在颧骨水平的冠状面观察到一定程度的扩展，但也观察到了牙槽骨弯曲和牙齿颊侧覆盖骨板丧失的副作用。也就是说，尽管有微种植体作为支抗，但也会出现牙与牙槽的变化。然而，在后两项有关MARPE的研究中，扩弓效果构成比与SARME的研究结果相似，但值得注意的是MARPE在发育成熟成人的治疗效果是通过非手术途径取得的。这支持了以下概念：尽管对发育较成熟的成年患者而言仍可能需要手术辅助扩弓，但增加了微种植体支抗的传统快速扩弓装置，的确可提供与手术辅助扩弓技术类似的具有长期稳定性的骨性扩弓量。

美国的Won Moon教授设计了MARPE装置的最新改良形式，称为MSE（图13.5）。他做了几项重要的改变使其能够最大限度地发挥骨性扩弓作用：微种植体位于腭中缝的后部区域，其植入深度能够实现双层骨皮质支抗，Hyrax螺旋扩弓器与第一磨牙带环间的金属连接臂具有弹性[17,29]。后者可减少牙性扩弓量，甚至可以将其在MSE装置安装完成后取下（此时金属臂仅用于为微种植体植入进行定位引导）。初步结果表明，双层骨皮质支抗可增加微种植体的稳定性，减少微种植体变形和折断的可能性，在冠状面上产生更为平行的扩展，还可增加骨支持式腭部扩弓的扩展量[29]。

> 尽管对发育较成熟的成年患者而言仍可能需要手术辅助扩弓，但增加了微种植体支抗的传统快速扩弓装置，的确可提供与手术辅助扩弓技术类似的具有长期稳定性的骨性扩弓量。

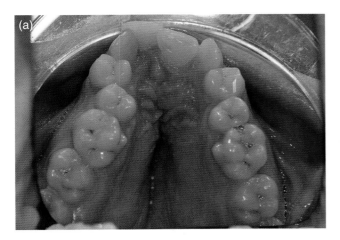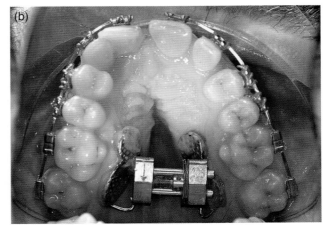

图13.4　一例不适合采用腭中区微种植体支抗患者的腭部照片。（a）治疗前的照片可见腭部极为狭窄、高拱（腭裂样），且伴有牙弓中段狭窄及多颗牙缺失。（b）患者扩弓后的照片。值得注意的是，上颌牙列必须预先排齐，以便安置任一类型的扩弓装置。该患者采用骨支持式快速扩弓装置，在双侧腭侧牙槽区各植入了2颗微种植体，并进行了外科辅助快速扩弓。

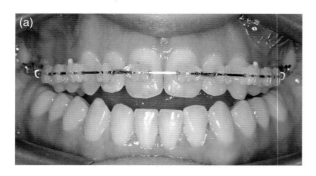
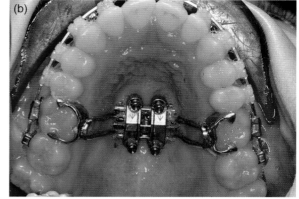
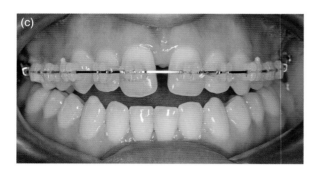
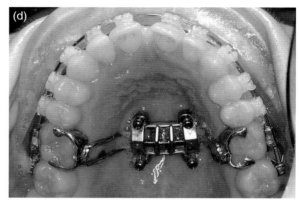

图13.5 （a，b）一名26岁女性患者采用MSE型混合支持式装置进行非手术扩弓前的照片。腭穹隆区的MSE使用4颗11mm（总长）的微种植体以产生双层骨皮质支抗。（c，d）扩弓2周后的照片。螺旋扩弓器已明显打开，相对应地产生了磨牙间宽度的增加以及上中切牙间间隙。连接Hyrax螺旋扩弓器与第一磨牙的金属臂似乎已被压缩。资料来源：该病例的图片由英国牛津Lars Christensen医生慷慨提供。

13.8.2　混合支持式Hyrax型快速扩弓装置

这种替代装置看起来更简单，因为它仅包含两个前部（腭中缝旁）的微种植体和磨牙带环，尽管它要求将金属支架准确地连接至微种植体上（图13.6）。该装置已由德国Pieter Dietrich、Bjorn Ludwig和Benedict Wilmes医生领导的正畸医生创新团队推广普及。最初，他们展示了混合支抗与面具前牵引相结合进行Ⅲ类错𬌗早期矫正的优势[30]，但随后混合支抗被应用到较大年龄患者的扩弓治疗中。这种混合支持式设计在年轻患者中尤其有利，因为这些患者的牙槽骨所能提供的支持力远小于腭中区，且在上颌第一磨牙远中植入微种植体是不可行的（因为第二磨牙尚未萌出）。然而，一项纳入25名青春期患者（平均年龄14岁）的随机对照试验表明，这种类型的混合支持式扩弓装置所产生的骨性扩弓量与传统快速扩弓装置相比几乎没有差异[31]。此外，支抗牙（上颌第一磨牙）的颊侧骨丧失水平在两组间也基本接近。

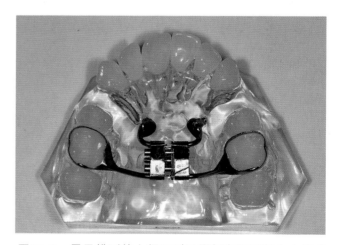

图13.6 展示模型的上颌牙列及腭部安置了混合支持式Hyrax型快速扩弓装置。第一磨牙作为支抗牙，腭中缝旁的微种植体位于Hyrax螺旋扩弓器前部的金属帽下方。

从实用性角度来看，Toklu等[31]认为对于上颌侧切牙腭侧错位和腭部狭窄的患者（往往是最需要进行扩弓治疗的患者类型！），在腭前部植入微种植体可能很困难[31]。可以说，采用这种混合支持式快速扩弓装置治疗最为成功的患者类型是年轻的Ⅲ类错𬌗患

表13.1 不同设计的微种植体支持式扩弓装置的应用优势及局限性

快速扩弓支抗类型	优点	缺陷
单纯牙支持式	成本低，制作简单以及无创	牙性副作用明显，且随骨骼的成熟而增加；青春期后需要外科辅助快速扩弓（SARME）装置；装置的咬合位置限制了患者长期使用的耐受性；同期正畸牙移动受限
牙-腭中区微种植体混合支持式	可为年轻患者（牙槽骨发育未成熟）提供骨支抗；可避免微种植体与牙根及腭中缝过于接近	无法用于腭盖狭窄、高拱的患者；微种植体的植入通道可能会与邻牙及其他微种植体相抵触；无法单独移动磨牙
牙-牙槽区微种植体混合支持式	可用于腭盖高拱患者	年轻患者骨皮质支持不足；微种植体的植入通道可能会与邻牙及其他微种植体相抵触；无法单独移动磨牙
黏膜-微种植体混合支持式（混合Haas型）	装置设计及植入过程简便；治疗期间可同期进行正畸牙移动	如果牙齿和基托之间的组织较少，则存在牙龈血供不足的风险
单纯微种植体支持式	有助于口腔卫生维护，治疗期间可同期进行正畸牙移动	安装扩弓装置于4颗微种植体上可能存在难度

者，此时其主要目的是为面具前牵引治疗提供骨支抗。根据笔者的经验，对于腭部狭窄且高拱的患者（通常见于上颌宽度狭窄和双侧后牙反𬌗的患者），在腭中区植入微种植体是不可行的。因此，根据患者的腭部形态、牙齿状况和年龄，应该考虑其他几种设计方案。这些不同的设计方案如下所述，并总结于表13.1中。

混合支持式的另一种设计包含了磨牙带环及植于腭侧牙槽区的微种植体（例如，植于上颌第一磨牙的近中或远中）（图13.7）。该装置适用于许多腭盖狭窄、高拱的患者，此时种植手柄难以达到腭中区。但是，由于装置中仍然涉及了支抗牙，故尽管相比于单纯牙支持式扩弓装置所带来的问题较少，但牙性的副作用仍然存在。一项针对20名12岁女性患者的短期前瞻性研究证实了这一观点[32]。这些患者使用传统快速扩弓装置或包括磨牙带环和4颗腭侧牙槽区微种植体的混合支持式快速扩弓装置进行治疗。结果表明，尽管混合支持式产生了更明显的面部宽度变化和更小的磨牙颊侧倾斜，但两种矫治器所产生的牙弓（磨牙间和前磨牙间）扩展量相似。

13.8.2.1 病例展示

- 患者31岁，男性，Ⅲ类错𬌗，伴下颌不对称、颏部左偏（图13.7a~d）。上牙弓及腭部非常狭窄，下中线明显左偏，但面部垂直向不对称很轻微。该患者需要进行上颌扩弓，以便在下颌行不对称后退骨切开术后能实现牙弓宽度的协调。考虑到其存在较广泛的牙龈退缩且为薄龈生物型，故首选骨支持式扩弓。然而，如采用在腭中区植入微种植体，植入通道很难到达，并且其腭部前份的牙槽黏膜非常厚。因此，采用SARME以及牙-微种植体混合支持式扩弓是最可行以及最有效的方案。

- 首先将上牙列左右侧分开排齐，第二磨牙粘接带环纳入（图13.7e）。取模制作微种植体植入导板以及混合支持式快速扩弓装置。微种植体植于磨牙邻间隙处，装置就位时将金属丝网与微种植体的头部固定，装置前部的支托粘接于第二磨牙牙冠上（图13.7f）。

- 预先打开记忆型螺旋扩弓器，施行外科骨皮质切开术。术后3周内成功打开了腭中缝并出现了上中切牙间间隙（图13.7g~j）。

- 之后使用固定矫治器协调弓形（上颌更换为一根完整弓丝），已为下颌正颌手术做好准备（图13.7k~n）。经过9个月的被动保持后，移除混合支持式快速扩弓装置。

- 正颌手术后获得了良好的对称性和咬合关系（图13.7o~r）。

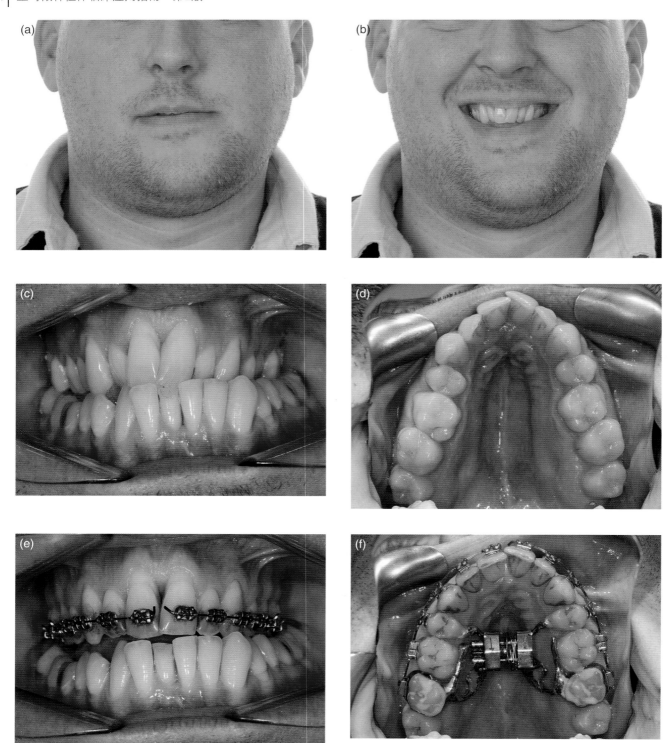

图13.7 （a~d）治疗前照片可见该成年患者为Ⅲ类错𬌗伴下颌不对称（颏部左偏）。（e，f）治疗中的照片可见上颌左右两侧牙列已分开初步排齐。混合支持式快速扩弓装置通过第二磨牙上的带环、第二前磨牙的粘接型连接体以及腭侧牙槽区的微种植体固定就位。（g，h）腭中缝扩开前后的上切牙区的口内X线片。（i，j）扩弓3周后的照片可见螺旋扩弓器加宽以及上中切牙间出现间隙。（k~n）正颌手术前照片可见去代偿后的Ⅲ类错𬌗及扩大的上牙弓。（o~r）固定矫治结束后的照片，可见牙列中线与面中线改善，咬合为Ⅰ类关系。治疗前即存在的牙龈退缩未见加重。

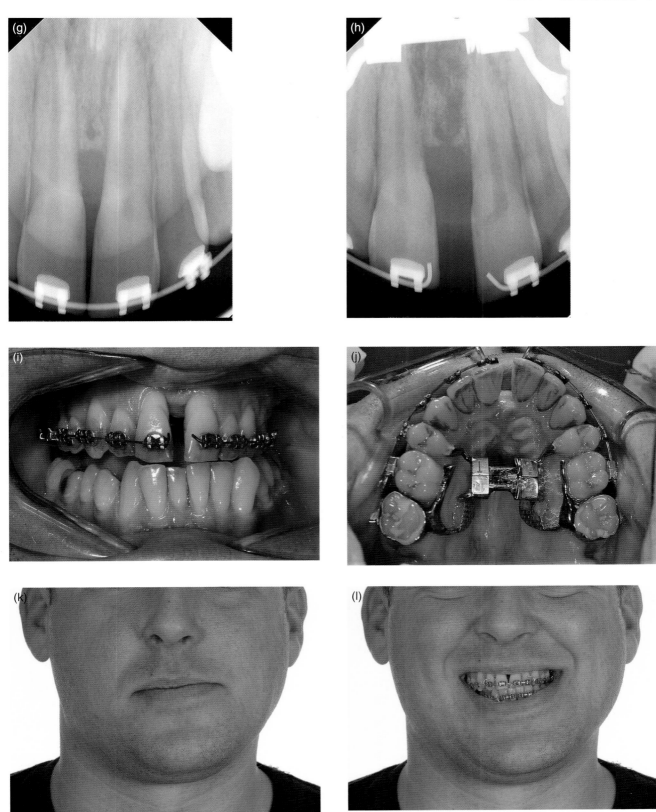

图13.7（续）

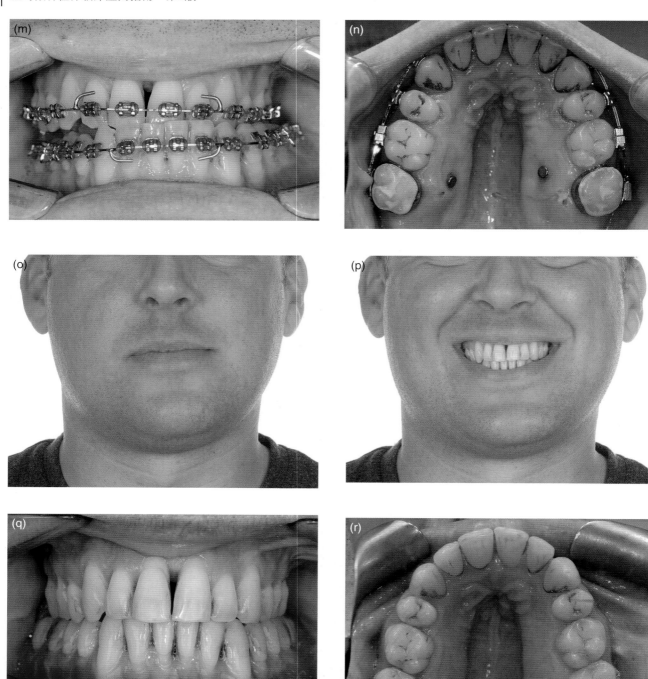

图13.7（续）

13.8.3 混合支持式快速扩弓装置的生物力学原理

- 腭中区的植入位点可提供良好的骨皮质支抗，但对于腭盖高拱的患者可能难以进行植入操作。
- 在腭侧牙槽区植入微种植体较易进行。但对于年轻患者来说，如存在后牙未萌的情况，则该位点的应用可能受到限制。另外，扩展力量可能无法有效地传递到上颌骨周围的骨缝。
- 磨牙带环的就位道与微种植体连接体的就位道应尽量一致。对于腭侧牙槽区微种植体而言，可以通过使用金属丝网覆盖式连接体替代紧密连接式的金属帽来简化该步骤，之后使用复合树脂将网板与微种植体粘接固定即可（图13.7f）。

13.8.4 混合支持式快速扩弓的临床步骤

13.8.4.1 植入前准备

（1）对于腭侧牙槽区植入位点而言，可以选择根间距离足够的位点，也可以在扩弓前粘接固定矫治器分开植入位点两侧邻牙的牙根（通过粘接时改变托槽的倾斜度实现）。

（2）通过取模或口内扫描同期制作扩弓装置及种植导板，也可在制作扩弓装置之前植入微种植体。

13.8.4.2 微种植体选择

（3）对于腭中区位点，选择2mm×6mm的微种植体较理想。而1.5mm×9mm、长颈型微种植体更适合于腭侧牙槽区位点。

13.8.4.3 植入

（4）植入2~4颗微种植体。对于成年患者的腭侧牙槽区位点而言，上颌第一磨牙近中和远中为较典型的位置。腭中区位点至少远离腭中缝2~3mm。

（5）将快速扩弓装置就位于磨牙及双侧微种植体上。之后将连接体（金属圈或金属帽）固定于微种植体上。

（6）至少将螺旋扩弓器扩大1mm或直至上中切牙间间隙出现为止。

13.9 单纯微种植体支持式快速扩弓装置（非牙支持式）

完全不依靠牙齿的装置设计也许最为引人注目，尽管使用腭侧牙槽区微种植体时仍需考虑牙根的邻近度。非牙支持式快速扩弓装置的目的是将扩展力直接传递至腭侧骨板及周围组织，故不会产生牙性副作用。这种不包含支抗牙的设计方案尤其消除了牙冠颊倾的副作用，在牙-骨混合支持式快速扩弓装置中，该牙性副作用仍可被观察到，而在仅采用单纯微种植体支持式的快速扩弓装置中则不存在[19,24,33]。事实上，使用这些装置不仅可以避免支抗牙颊倾的典型副作用，反而还可能出现牙冠的腭向倾斜[19,24,33]。

从实用的角度来看，将装置独立于牙齿还可以在扩弓同期进行正畸牙移动，尤其是在长达9个月的较长保持期期间。这种非牙支持式的快速扩弓装置可以仅由微种植体提供支抗（图13.8，图13.9），或由微种植体及Haas型树脂基托共同提供（图13.10）。这通常需要4颗微种植体，而不是简易混合支持式扩弓装置中通常使用的2颗。然而，如果上颌后牙没有与扩弓装置相连，那么它们可能在扩弓过程中向腭向倾斜。当上颌磨牙与下颌牙产生咬合锁结而限制其自由移动时，此现象可能十分显著。因此，Canan和Senısık建议使用𬌗垫解除咬合锁结[33]。一个简单的替代方案是在下颌佩戴一个设计有后牙平面导板的活动矫治器，以解除后牙锁结。也可以使用改良的固定矫治器或从扩弓装置上延伸出一条与磨牙和前磨牙腭面接触的臂来稳定上颌后牙。

13.9.1 临床案例

（1）**单纯微种植体支持式快速扩弓装置（图13.8）。**

- 患者22岁，女性，安氏Ⅰ类错𬌗，左侧反𬌗（图13.8a~d）。下颌向左偏斜，似乎存在骨性及功能性混合因素。上牙弓及腭部十分狭窄，上颌双侧第一前磨牙缺失。上颌需扩弓治疗以纠正下颌功能型偏斜，掩饰下颌骨骨性不对称。
- 鉴于该患者所需的扩展量，首选骨支抗式扩展。然而由于在腭中区植入微种植体通道存在困难，因此选择在腭侧牙槽区位点植入4颗微种植体。采用SARME联合骨支持式扩弓装置进行治疗。

- 将上颌左右两侧牙列预先分开排齐（图13.8e，f）。取模制作微种植体植入导板及微种植体支持式扩弓装置。使用树脂将扩弓装置上的金属帽与微种植体头部粘接固定（图13.8g）。
- 预先打开记忆型螺旋扩弓器，施行外科骨皮质切开术，此时腭中缝会即时打开并出现上中切牙间间隙（图13.8g）。
- 通过激活的镍钛叶片弹簧进行持续扩弓，直至出现足够的上中切牙间间隙（图13.8h~k）。在经过9个月的保持后，移除扩弓装置（图13.8l，m）。
- 上颌扩弓效果及牙弓协调性良好。由于下颌骨存在不对称，治疗后下中线仍有轻微的向左偏移，处于可接受的范围内（图13.8n~q）。

（2）单纯微种植体支持式快速扩弓装置（图13.9）。

- 患者26岁，男性，Ⅱ类错𬌗及伴前牙开𬌗（图13.9a~d）。恒牙列，上牙弓狭窄，存在早期的广泛性牙龈退缩。需进行上颌扩弓以协调上下牙弓，尤其在考虑到治疗期间下颌旋转前移后存在出现后牙反𬌗的风险。
- 鉴于所需的扩展量，非手术骨支持式扩弓是首选方案。其联合使用了腭中缝旁和腭后部牙槽区的微种植体（图13.9e，f）。
- 取模制作微种植体植入导板以及快速扩弓装置。就位时将装置的金属丝网与后部微种植体的头部顶端固定，前部则采用金属支架与微种植体相固定（图13.9g）。
- 在采用慢速扩弓方案3周后，腭中缝和上中切牙间间隙并未出现（图13.9g）。
- 继续扩弓3周后，前部微种植体的侧面出现了黏膜增生（图13.9h，i）。这意味着数月后必须将快速扩弓装置移除，改为使用四眼圈簧进行一定程度上的保持（图13.9j，k）。
- 上颌扩弓效果良好，上下牙弓协调，尤其是在考虑到磨牙压低所致的下颌向前旋转效应之后（图13.9l~o）。

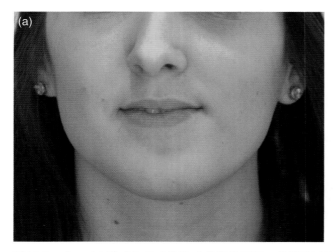
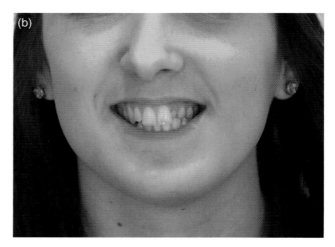

图13.8 （a~d）该成年患者的治疗前照片可见Ⅰ类错𬌗及下颌不对称（颏部向左侧偏斜）。（e，f）治疗中照片，施行上颌骨皮质切开术前将左右侧上颌牙列预先分开排齐。（g）手术中照片，骨支持式快速扩弓装置已就位于腭侧牙槽区的4颗微种植体上。螺旋扩弓器已经激活，一个较小的上中切牙间间隙便立即出现。（h，i）腭中缝扩开前后的上切牙区的口内X线片。（j，k）扩弓3周后的照片，可见打开的螺旋扩弓器及上中切牙间出现间隙。（l，m）保持9个月后的照片，此时快速扩弓装置及微种植体已被移除。（n~q）固定治疗结束后的照片，可见咬合关系为Ⅰ类，下中线仍稍向左偏。

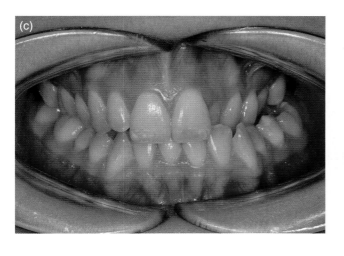

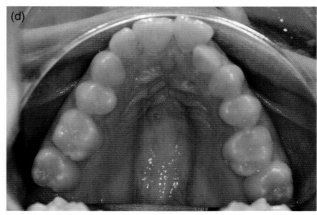

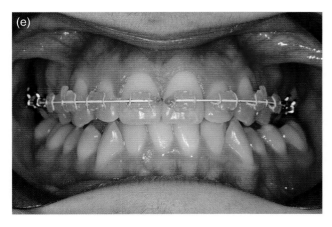

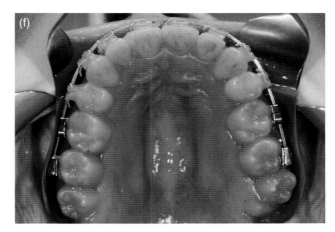

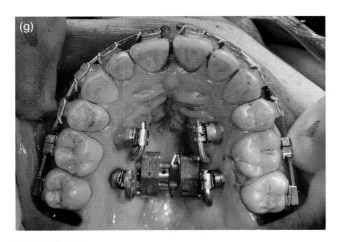

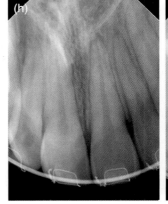

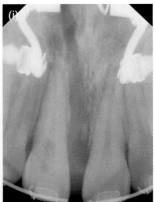

图13.8（续）

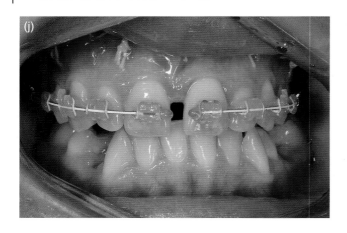
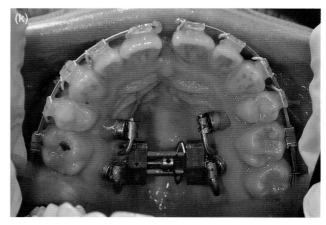
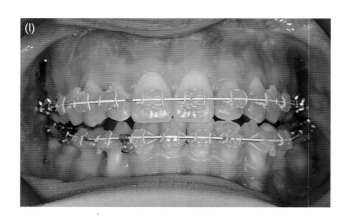
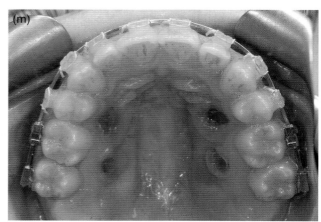
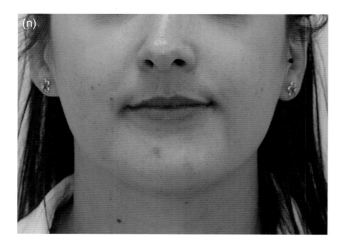
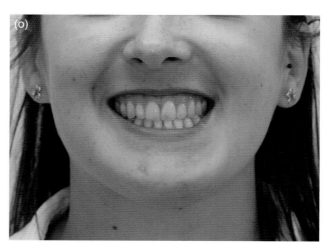

图13.8（续）

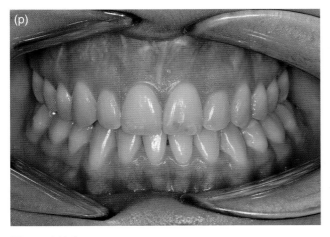
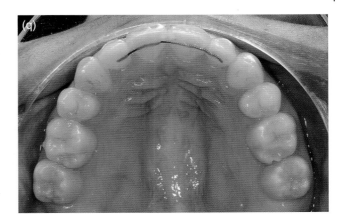

图13.8（续）

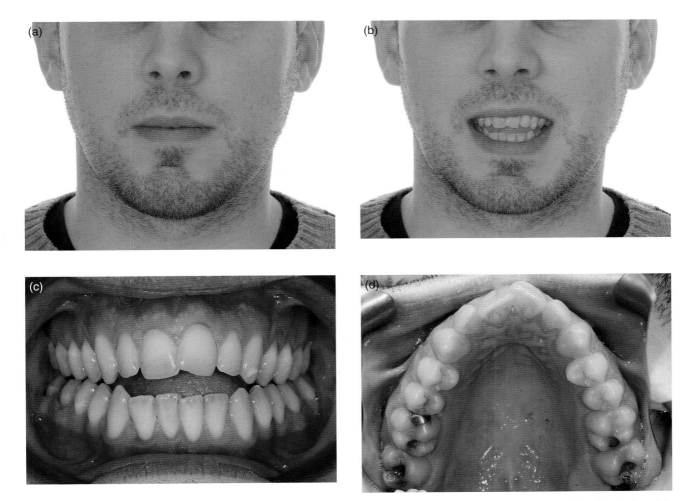

图13.9 （a~d）治疗前照片可显示成人患者为Ⅱ类1分类，伴前牙开𬌗。（e，f）治疗中照片可见最初植入的2颗腭中缝旁微种植体和2颗腭侧牙槽区微种植体。快速扩弓装置就位于这些微种植体上，使用复合树脂将装置上的金属丝网固定于微种植体的头部。（g）采用骨支持式快速扩弓装置进行非手术扩弓3周后，腭中缝未打开。（h，i）又经过3周的扩弓，螺旋扩弓器的宽度有所增加，但上中切牙间未出现间隙。右前部的微种植体陷入腭黏膜中。（j，k）更换（牙支持式）四眼圈簧之后的照片。（l~o）固定矫治结束后的照片，可见上牙弓已扩大，错𬌗及前牙开𬌗得到纠正。

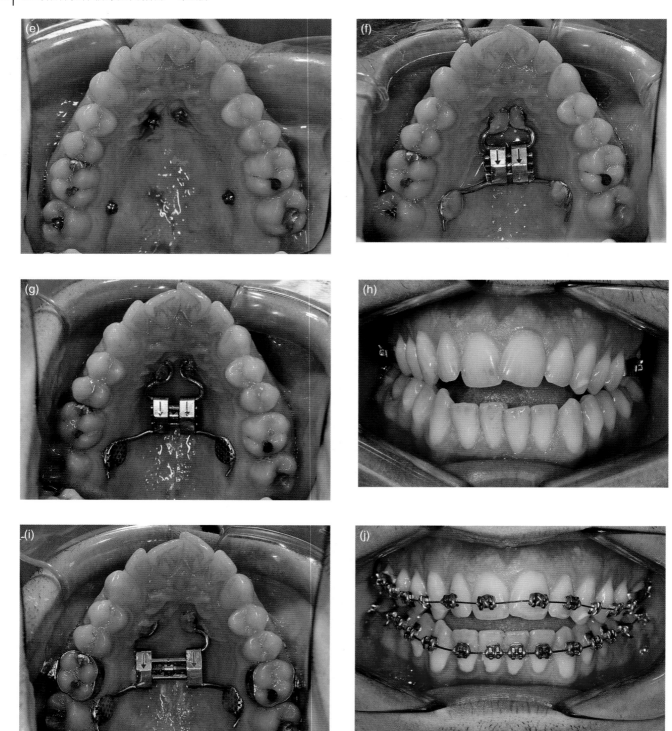

图13.9（续）

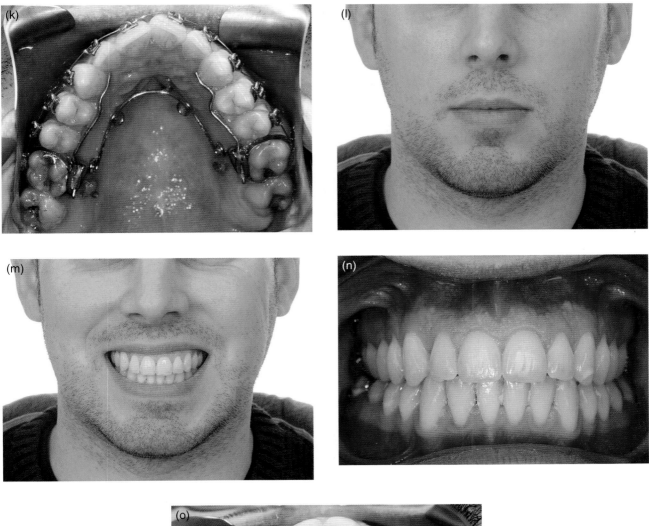

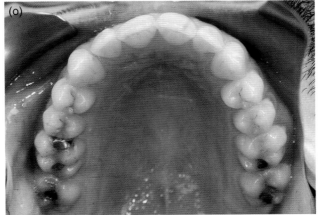

图13.9（续）

13.10 生物力学原理

- 应将微种植体连接体的就位道冲突最小化。一种方法是在制作扩弓装置时稍微打开Hyrax螺旋扩弓器，在就位时将其关闭以方便其就位于微种植体上。

- 腭中区的植入位点可提供良好的骨皮质支抗，但对于腭盖高拱的患者可能难以进行植入操作。

- 腭侧牙槽区植入微种植体较易进行操作。但对于年轻患者来说，如存在后牙未萌的情况，则该位点的应用可能受到限制。

13.10.1 微种植体支持式快速扩弓的临床步骤

13.10.1.1 植入前准备

（1）对于腭侧牙槽区植入位点而言，可以选择根间距离足够的位点，也可以通过扩弓前粘接固定矫治器分开植入位点两侧邻牙的牙根（通过粘接时改变托槽的倾斜度实现）。

（2）通过取模或口内扫描同期制作扩弓装置及植入导板，也可在制作扩弓装置之前植入微种植体。

（3）植入微种植体时尽量使两侧的微种植体相互平行，以方便扩弓装置就位。

（4）要求技师在工作模型上使用预先打开1mm的螺旋扩弓器制作快速扩弓装置。这项操作使螺旋扩弓器可以在就位时"关闭"，以便使装置更容易地就位于微种植体上（然后打开直至完全就位）。

13.10.1.2 微种植体的选择

（5）对于腭中区的位点，2mm×6mm的微种植体较为理想。1.5mm×9mm、长颈型微种植体更适合于腭侧牙槽区位点。

13.10.1.3 植入

（6）植入4颗微种植体。对于成年患者的腭侧牙槽区位点而言，上颌第一磨牙近中和远中为较典型的位置。腭中区的位点至少远离腭中缝2~3mm。

（7）将快速扩弓装置就位于双侧微种植体上。之后将连接体（金属圈或金属帽）固定于微种植体上。

（8）至少将螺旋扩弓器扩大1mm或直至上中切牙间间隙出现为止。

13.11 Haas型（黏膜支持式）-微种植体混合支持式快速扩弓装置

有无Haas基托对非牙支持式扩弓装置的效果看起来存在影响。有限元分析研究表明，与混合支持式以及单纯腭中区微种植体支持式扩弓装置相比，联合应用树脂基托可以产生真正意义上的水平扩展[34]。研究者还指出，Haas基托的加入降低了微种植体周围（骨内）的初始应力集中，因此可以增强微种植体的稳定性，特别是对于年轻患者（牙槽骨骨皮质支持性相对较差）而言。因此，可想而知，快速扩弓患者的腭侧牙槽区微种植体与独立的腭中区微种植体具有相似的临床稳定性（尽管后者所植入的腭侧骨皮质更厚、更致密）。类似地，另一项有限元分析研究对比了牙支持式、混合支持式（MARPE）和Haas型-微种植体快速扩弓装置，发现扩展力会集中于直接受力的微种植体周围骨质上[25]。虽然MARPE装置的最大应力水平也出现于微种植体附近，但相比之下，Haas型-微种植体快速扩弓装置的应力水平要低得多。因此，单纯骨支持式快速扩弓装置存在理论上的优势是不受支持的，尽管在施加较低水平力（可能通过记忆型螺旋扩弓器施加）的情况下可能除外。

Lee等[34]的有限元分析结果得到一项回顾性临床研究的支持[23]。该研究通过对比Haas型-微种植体快速扩弓装置与传统牙支持式扩弓装置的患者（平均年龄13岁），发现联合使用骨支抗和软组织支抗可产生更大的基骨扩展量、更稳定的垂直向控制以及SNA角度的增加。与此同时，上颌第一磨牙出现少量（3°）的间接腭侧（向内）倾斜，下颌磨牙间宽度有适度（例如，1mm）的间接扩展。因此，研究者推荐在面部垂直高度较大的患者中使用该装置，对于成年患者可能需要行骨皮质切开术。

另外，也有研究报道了年轻成年患者中组织-微种植体支持式快速扩弓装置的临床效果。Lin等[24]对28位青春期后的女性（平均年龄18岁）进行了一项回顾性研究，治疗前的CBCT显示腭中缝几乎或已完全闭合。这项研究表明，混合型微种植体支持组的骨性扩弓量是传统装置的2倍（相对于螺旋扩弓器的打开宽度，微种植体支持式的骨性扩弓为58%，牙冠水平扩展为77.0%，而牙支持式分别为26%和43%）。此外，与常规的腭中缝"V"形打开模式相比（前部打开量比后部大），Haas型-微种植体支持式扩弓装置可产生更大的腭后部打开量（平行度更好）。最后，正如预料的那样，骨支持式组的副作用更少（牙与牙槽复合体颊倾程度更小以及颊侧牙槽骨骨丧失更少）。

13.11.1　黏膜-微种植体支持式快速扩弓的临床步骤

13.11.1.1　植入前准备

（1）选择有足够间距的根间位点，也可以通过扩弓前粘接固定矫治器分开植入位点两侧邻牙的牙根（通过粘接时改变托槽倾斜度实现）。

（2）通过取模或口内扫描同期制作扩弓装置及植入导板，也可在制作扩弓装置之前植入微种植体。

（3）植入微种植体时尽量使两侧的微种植体相互平行，以便于扩弓装置就位。

（4）要求技师在工作模型上使用预先打开1mm的螺旋扩弓器制作快速扩弓装置。这项操作使螺旋扩弓器可以在就位时"关闭"，以方便装置更容易地就位于微种植体上（然后打开直至完全就位）。

（5）确保基托的牙冠侧边缘与邻近的腭侧龈缘有足够的距离（避免龈缘血供不足的风险）。

13.11.1.2　微种植体的选择

（6）1.5mm×9mm、长颈型微种植体更适合于腭侧牙槽区位点。

13.11.1.3　植入

（7）植入4颗微种植体。对于成年患者的腭侧牙槽区位点而言，上颌第一磨牙近中和远中为较典型的位置。而对青少年患者而言，因腭中缝阻力相对较低，每侧1颗微种植体可能更为合理。

（8）直接在微种植体周围或在基托树脂的微种植体接触面涂抹氯己定凝胶。

（9）将Haas基托就位于双侧微种植体上，然后用冷固化丙烯酸树脂或复合树脂固定。

（10）将螺旋扩弓器打开至少1mm，或直到邻近的黏膜边缘轻微泛白。

13.11.2　临床案例

13.11.2.1　Haas型-微种植体混合支持式快速扩弓装置（图13.10）

- 患者28岁，男性，Ⅱ类错𬌗伴前牙开𬌗（图13.10a~d）。恒牙列，上牙弓狭窄，存在早期的广泛性牙龈退缩。需进行上颌扩弓以协调上下牙弓，尤其在考虑到治疗期间下颌向前旋转时存在出现后牙反𬌗的风险。

- 鉴于所需的扩弓量，非手术骨支持式扩弓是首选方案。其联合使用了腭侧牙槽区微种植体及Haas型基托。

- 取模制作微种植体导板（图13.10e）以及快速扩弓装置（图13.10f）。将基托上的孔位与微种植体对准就位（图13.10f~h），二者之间的间隙用复合树脂密封固定。

- 在采用慢速扩弓方案3周后，腭中缝和上中切牙间间隙看起来并未打开（图13.10i，j）。

- 扩弓装置在扩弓结束后用于磨牙压低，使用埋于树脂基托远中的牵引钩与第二磨牙舌侧扣进行弹性牵引（图13.10k，l）。

- 上颌扩弓效果良好，上下牙弓协调，尤其是考虑到磨牙压低所致的下颌向前旋转的效果之后（图13.10m~p）。

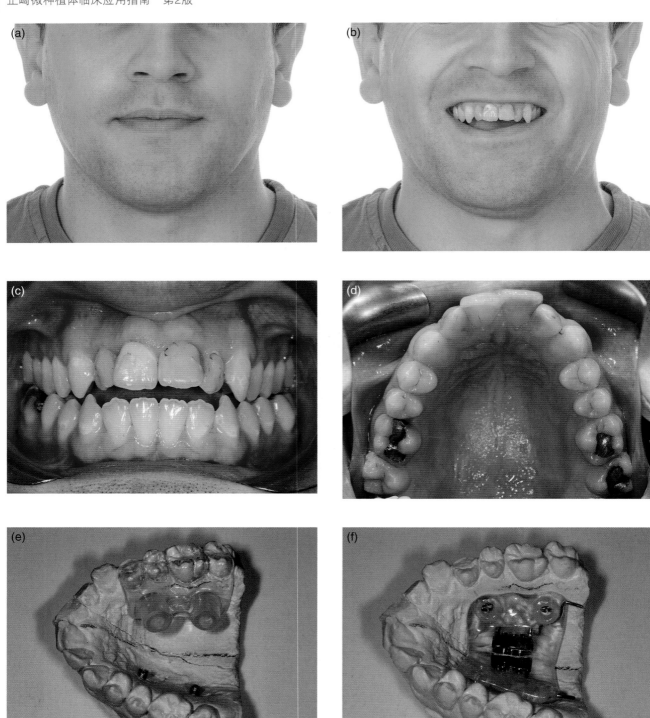

图13.10 （a~d）治疗前照片显示该成人男性患者为Ⅱ类1分类，伴前牙开殆。（e，f）在上颌工作模型上的微种植体（植于腭侧牙槽区）的植入导板和Haas型混合支持式快速扩弓装置。（g）照片中可见3颗腭侧牙槽区微种植体。右前部微种植体因根间间距有限而未植入。（h）Haas型–微种植体支持式快速扩弓装置已经就位，待使用复合树脂填充基托孔位。（i，j）非手术扩弓3周后的照片，可见腭中缝仍未打开。（k，l）磨牙压低阶段的照片，可见快速扩弓装置在原位用于保持。在基托远中牵引钩与第二磨牙上的舌侧扣之间进行弹性牵引。（m~p）固定矫治结束后的照片，可见上牙弓已扩开，错殆及前牙开殆得到矫正。

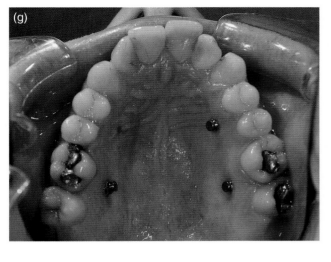
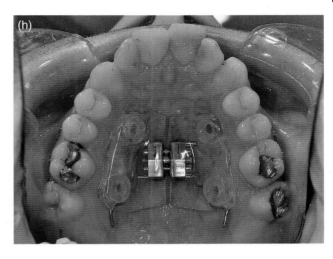

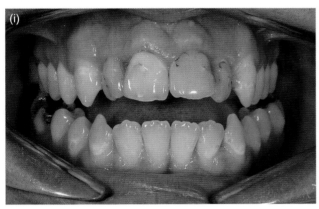
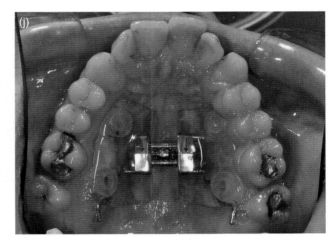

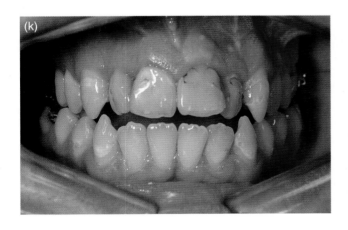
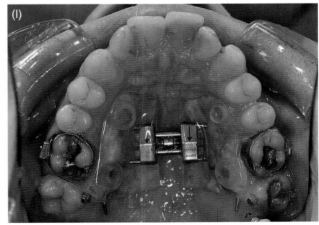

图13.10（续）

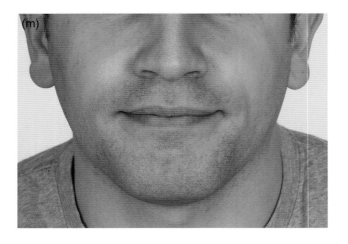
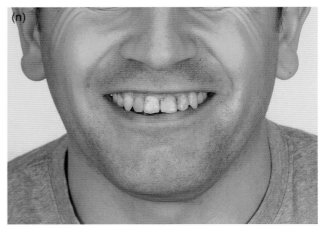

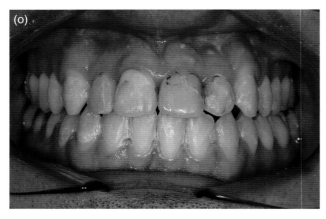
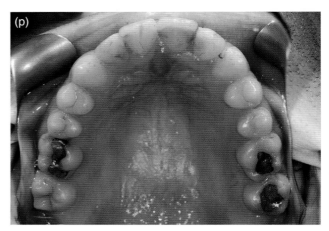

图13.10（续）

年龄	青春期前	青春期后/成年早期	成年成熟期
骨骼发育程度	骨缝正在生长	骨缝闭合但仍存在改建可能性	骨缝闭合且骨发育成熟
扩弓方案	传统牙支持式扩弓；混合支持式快速扩弓；黏膜–微种植体支持式快速扩弓	传统牙支持式扩弓；混合支持式快速扩弓；黏膜–微种植体支持式快速扩弓	慢速牙支持式扩弓；混合支持式快速扩弓；黏膜–微种植体支持式快速扩弓
临床疗效	存在骨性及牙性联合扩弓效应，使用微种植体支持式设计可以有更好的骨性扩弓效果	传统扩弓装置：存在牙及牙槽扩弓和副作用，腭中缝无法打开 不同微种植体支持式扩弓装置：相似的骨性及牙性扩弓效果	传统扩弓装置：存在牙和牙槽扩弓和副作用 外科辅助扩弓：相似的骨性及牙性扩弓效果 非手术微种植体支持式扩弓：牙性扩弓效果比骨性扩弓效果多
总体建议	传统牙支持式快速扩弓，或者混合支持式快速扩弓（如果存在颊侧骨丧失风险）	牙–微种植体混合支持式快速扩弓或黏膜–微种植体支持式快速扩弓	外科辅助扩弓联合牙–微种植体混合支持式快速扩弓或黏膜–微种植体支持式快速扩弓

图13.11　患者年龄、骨骼发育程度、快速扩弓设计方案和临床效果之间的关系图。

13.12　快速扩弓装置设计选择的总结

那么，如何将有限元分析和临床研究转化为适用于不同年龄患者的实用解决方案呢？很明显，不同的设计在实际应用和临床效果方面存在差异。表13.1总结了这些差异，图13.11强调了年龄和快速扩弓方案设计的综合影响。实际上，患者年龄越大，其上颌骨周围骨缝和腭中缝在扩弓治疗时受到的骨阻力就越大，因此使用微种植体支抗就更有益。换句话说，骨支抗减少了年龄增长和发育成熟对扩弓效果的影响，同时可带来更大比例的骨性改变。因此，虽然混合Hyrax型扩弓装置（牙齿及前部微种植体支持式）可能适用于青春期前的患者，但在青春期后的患者中却易出现牙性副作用。此外，对于薄龈生物型和/或牙槽嵴较窄的患者，应避免采用牙性支抗，否则这些患者可能会因扩弓治疗而出现即刻或迟发的牙周丧失。

因此，扩弓装置设计的选择往往取决于患者的年龄，特别是他们的腭部宽度、深度和形状。在2019年编写本书此版本时，使用后部腭中区植入位点的MSE扩弓装置可以为成年患者提供最有效的基骨扩张。然而，该设计并不适用于腭盖狭窄、高拱的患者。在这些情况下，采用黏膜–微种植体支持式装置能够提供制作及就位简便性之间最好的平衡，同时可使牙齿移位及副作用最小化。

新型的记忆型螺旋扩弓器可以与微种植体支抗协同使用。因为与传统的螺旋扩弓器相比，其能提供相对较低且更持久的力量，不需要较大的力量，从而避免牙齿移动。然而，根据笔者的经验，它们还不足以打开成人患者的腭中缝。因此，笔者只会推荐它们用于非常年轻的患者或有采用外科辅助的成人中。对于后者的情况，腭中缝的阻力已经解除，且无须较多的患者依从性，有助于术后采用记忆型螺旋扩弓器进行治疗。

扫一扫即可浏览
参考文献

第14章

正颌手术病例中的应用
Orthognathic Surgical Uses

对于接受正颌外科手术的成年牙颌面畸形的患者而言，正畸微种植体为他们提供了多种新应用。例如，一些患者因为牙齿或牙周支持不足导致口腔条件受限，按传统理念被视为不适合正颌治疗。牙列情况不佳可以使常规术间颌间固定（intraoperative intermaxillary fixation，IMF）、术后弹性牵引甚至术前术后固定矫正治疗无法开展。然而，自2005年后，可使用微种植体有效管理一些围手术期患者，例如替代固定矫治器上的供手术用的牵引钩，由此避免对易受损牙进行重力弹性牵引，或替代唇侧固定矫治器[1]。特别地，相比于传统的颌间固定螺钉，微种植体具有相对小的体部直径和头部尺寸（图14.1a），这意味着它们对牙根带来的风险更小，对软组织的伤害也较小（图14.1b）[1-4]。

然而，尽管微种植体的体部尺寸小，它仍然需要在引导下精确植入。近期有关50例正颌外科病例的回顾性研究证实，微种植体植入的角度有相当大的差异，而其中相当大比例的病例（41%）有一定程度的牙根接触，即使是在已经考虑了全景片影像的误差效应之后[5]。因此，正畸医生应考虑向正颌外科医生提供术中微种植体植入导板，详见第3章。

微种植体支抗同样非常适用于那些拥有健康牙列、不需要手术前大量牙移动的患者。这些患者现在可能用替代的正畸治疗方式/矫治器，例如舌侧固定矫治器，正畸隐形牙套（而不是唇侧托槽）以及"手术优先"治疗方案。在这些情况下，患者在术中甚至术后牵引过程中都可以不用唇侧正畸附件。从正畸医生的角度来看，在"手术优先"病例中使用微种植体能够避免在临近手术前临时粘接固定矫治器和弯制随行弓丝（在笔者看来，这并不是真正意义上的"手术优先"）。从患者的角度来看，微种植体分散在口内，不会给牙列和龈缘卫生带来干扰。在手术几周后，再粘接固定矫治器，用于高效的牙齿排齐并稳定咬合，此时牙列处于一种"流动"的状态，存在局部加速现象（regional acceleratory phenomenon，RAP）。这与"手术优先"显著减少治疗时间的理念相一致[6]。因此，本章节将详细介绍各种正颌手术前后的情况和适合附加使用微种植体的阶段，见表14.1。

> 微种植体可以替代固定矫治器上的供手术用的牵引钩，由此避免对易受损牙进行重力弹性牵引，或替代唇侧固定矫治器。

14.1 临床目标

以下正颌治疗问题可通过附加使用微种植体解决。

- 中线显著不齐时，微种植体支抗可完全矫正牙性偏斜部分，有利于手术矫正骨性不对称（图14.6）。
- 下颌第一或第二磨牙缺失，下颌第三磨牙理应前移并被保留，而不是在下颌手术中被拔除（图14.7）。
- 牙弓间隙较大时，切牙去代偿（涉及唇倾）与关闭间隙（通常需前牙内收）之间存在矛盾，需要磨牙前移。
- 面部不对称主要是水平向的，但是在术前纠正𬌗平面倾斜时将有利于术中横向和前后向不调的纠正（图14.8）。
- 面高过大和/或前牙开𬌗，术前压低磨牙可将双颌手术变为单颌（仅下颌）骨切开术（图14.9）。另

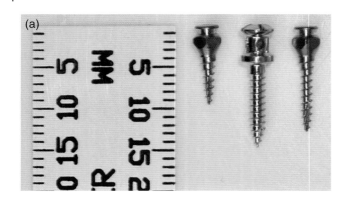

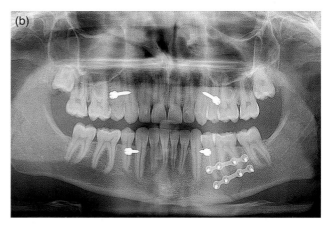

图14.1 （a）6mm（左）和9mm（右）长的IMT型微种植体，中间的是用于术间颌间固定（IMF）的螺钉。（b）全景片显示，在1例下颌外伤病例中，颌间固定螺钉靠近牙根且植入角度不佳。

表14.1 可使用微种植体辅助正畸–正颌手术联合治疗的应用时间点（阶段）

治疗阶段	微种植体的应用	图例
术前正畸	去代偿和纠正中线	图14.6
	前移磨牙（远离预计骨切开部位）	图14.7
	纠正𬌗平面倾斜（单侧压低）	图14.8
	减小垂直向发育过度的面高/前牙开𬌗（双侧磨牙压低）	图14.9，图14.10
正颌手术中	"手术优先"方案、牙列缺损、隐形或舌侧正畸的颌间固定	图14.11，图14.12
术后即刻牵引	下颌移位的牵引/"愈伤组织成型（callus moulding）"	图14.13
	压低牙齿消除早接触	图14.14
手术复发补救	压低牙齿消除早接触	
术后正畸	牙齿精调，例如磨牙远移和最终的中线调整	图8.13

外，在严重前牙开𬌗病例中，通过在术前整平上颌𬌗平面也可以使有差别的手术上抬移动更为可行，由此可减少后部手术的移动量（图14.10）。这种方法可降低手术成本及并发症，还可减少不利的鼻部变化。根据笔者的经验，该技术已经非常成熟，一些主诉为咬合问题而不是面貌问题的患者会很有意向考虑该方案（当上颌手术可避免时）。

- 牙列缺损，牙齿牙根较短或牙周组织无法承受颌间牵引力。
- 牙齿由于牙根较短有伸长风险（使用颌间牵引时）（图14.11）。

- "手术优先"病例在手术中可获得理想咬合的情况下，可完全避免使用固定矫治器或仅需术后使用（图14.12）。
- 舌侧或隐形牙套正畸，需要在唇侧进行颌间固定。
- 术后近期或远期效果不佳或不满意，但又无法进行或患者拒绝进一步手术时。根据笔者的经验，可能可以通过纠正𬌗干扰（特别是磨牙区）使一些患者避免二次手术。可以通过加载于微种植体支抗的牵引来关闭咬合（而不是伸长牙齿）（图14.13），或者通过微种植体压低牙齿（图14.14）。

14.2　治疗方案

- 在不对称畸形或前牙开𬌗病例的上颌或双颌手术中，分别通过上颌骨切开术整平𬌗平面或将其上抬。
- 从（唇侧）固定矫治器上使用传统的手术用牵引钩进行固定和牵引。
- 采用弓形杆（archbar）进行外科固定。
- 使用颌间固定螺钉（IMF）提供外科用支抗（图14.1）。
- 使用正畸微种植体进行术中固定及术后牵引。

14.3　相关临床细节

　　如表14.1中所示，正颌外科治疗中可使用微种植体的阶段如下：

- 术前正畸。
- 正颌外科手术需要颌间固定螺钉（IMF）的情况。
- 术后即刻需要颌间牵引。
- 术后正畸。
- 手术后远期复发。

　　决定这些患者使用微种植体的最相关的临床细节是：

- 面部垂直高度。微种植体压低适用于面高过大/前牙开𬌗的患者。升高后牙更适合于短面型患者。
- 垂直向面部不对称，表现为上颌𬌗平面倾斜。
- 牙周状态和牙根长度，因长时间和/或重力颌间牵引会对这些牙齿产生副作用。
- 在微种植体植入区域的颊/唇侧附着龈的高度。
- 种植体植入位点的牙根邻近程度。
- 潜在的𬌗干扰，由此判断是否适合"手术优先"治疗方案。

14.4　生物力学原理

- 理想情况下，在有牙和无牙的部位应植入足够数量的微种植体（例如，3颗用于前牙，5颗用于全牙弓），这样微种植体可提供理想的固定点、牵引方向以达到目标咬合。

- 相较于沿倾斜角度植入，微种植体水平植入时（平行于𬌗平面）弹力牵引附件从微种植体上脱落的可能性更小。
- 一些外科医生似乎有类似"帐篷桩"的概念，他们以非标准的（向冠方倾斜植入）垂直角度植入颌间固定螺钉（IMF），认为这样能更好地抵抗颌间固定牵引力。但是，这会让螺钉的体部位于骨质较少且更靠近牙根冠方的位置。因此，重要的是建议外科医生在精准的位置和正确的角度（垂直于牙槽骨表面或向根尖方倾斜）植入或为他们提供植入导板（图14.2）。外科植入导板的制作过程与第3章中描述的正畸植入导板类似。
- 在骨切开部位骨痂成熟（固化）之前，可使用牵引来解决术后不满意的咬合问题。当"刚性"固定的稳定性欠佳时可使用这一方法。如果伸长/咬合关闭力合适，此操作常被称为"愈伤组织成型"。

14.5　临床技巧和技术要点

- 请记住，正畸微种植体的植入与颌面部外科医生所熟悉的两种骨螺钉技术（颌面部骨固定螺钉和种植牙）不同。因此，至关重要的是，无论谁来植入微种植体，都必须了解它们之间存在的无伤大雅但却根本性的差异，并熟悉相关的临床器械和植入步骤。特别需要注意的是，微种植体植入是一种使用轻力的细致技术，并且需要仔细斟酌植入的角度。这些细节非常关键，因为微种植体通常会在位点保留数月，其可靠性不仅仅取决于植入时的初期稳定性，更取决于其二期稳定性。
- 由于操作便易性的问题，微种植体在正颌外科手术中的应用难度更大，因为当患者仰卧并且手术洞巾限制了侧向植入路径时，医生很难取得正确的植入角度。在这种情况下，固定螺钉和颌间牵引螺钉以不正确的后向角度植入是很常见的。后牙区微种植体仍然有这种情况，如图14.3所示，微种植体是在上颌第一磨牙根分叉植入的，而不是通过邻间隙植入的。因此，所有参与外科手术的临床医生都应意识到这一方向性的问题，如果把握不足则应考虑预先制作导板（图14.2）。

- 如果唇系带附着低，则应避免微种植体植入于中线区或行系带切除术，以便最大限度地减少患者不适感以及软组织干扰或过度生长（覆盖微种植体头部）。

- 以水平角度植入（即平行于𬌗平面）和完全植入微种植体也有助于最大限度地减少对唇侧/颊侧软组织的刺激。但是，过度植入会导致颌间固定金属丝/弹力链压迫相邻的牙龈组织。

- 术前增加牙根离散度以保证微种植体植入位点有足够的牙根间距。例如，可以进行有限的固定矫治改变牙根位置增大根间距，便于微种植体的外科应用。这可能特别有利于诸如下切牙区域这样的部位，这些部位的牙根非常接近，牙根间距宽度通常较窄。

- 前部牙槽骨的厚度可以在侧位片或锥形束计算机断层扫描（CBCT）进行测量（图14.4）。影像学可提示在水平（平行于𬌗平面）植入时，中线区域是否能为较长的微种植体（例如，9mm）提供了足够的深度。

- 理想情况下，使用突出度小的具有圆形轮廓头部的微种植体，例如带有蘑菇形头部的Infinitas™ IMT型微种植体（图14.5）（http://www.dbortho.com/collections/infinitas-mini-implants/products/infinitas-imt-screws）。当将微种植体植入相对较远中的位置时，其更有可能磨伤脸颊和嘴唇（当附近没有固定矫治器来缓冲软组织接触时），而上述设计可以保证该情况下患者的舒适性。Infinitas™ IMT型微种植体头部宽大的倒凹设计也有助于患者挂载橡皮圈加力且不易脱落。

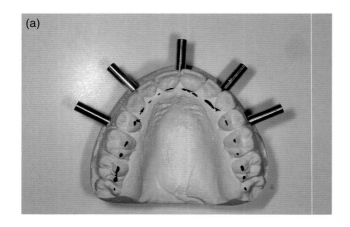

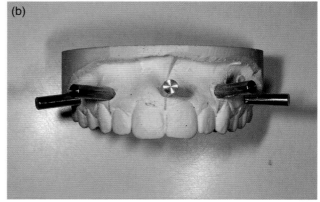

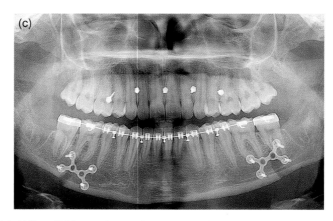

图14.2　（a，b）上颌正颌手术前的工作模型照片，图中可见5个在位的微种植体基台。基台反映了术中颌间牵引所需植入的微种植体的位置和角度。（c）术后全景片证实外科团队通过导板将微种植体植入了预定位置。

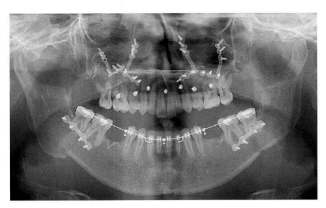

图14.3　全景片示一例正颌患者所使用的微种植体，其中2颗位于上颌第一磨牙根分叉区域。

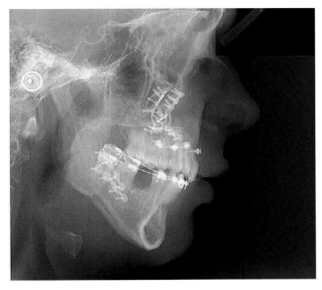

图14.4　侧位片显示了上颌前部和下颌前部牙槽骨的厚度。还可以看到在骨切开术时植入的微种植体朝向后方的角度。

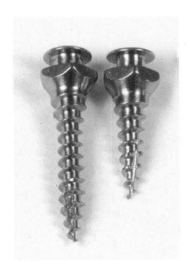

图14.5　IMT型微种植体的特写照片，可见其头部较大的倒凹和蘑菇形的顶部。

14.6　临床步骤

14.6.1　植入前准备

（1）确定植入位点和所需的微种植体数量。

（2）考虑邻近植入部位的牙根离散度，例如牙根间距较窄，且其他植入部位不合适时。尤其是在下前牙区域，有限的附着龈高度也限制了在根尖水平植入来避开牙根的选择。牙根离散度则可以通过改变托槽的倾斜度来实现。例如在尖牙牙根近中植入时，可以在侧切牙托槽粘接时向近中倾斜并在尖牙托槽粘接时向远中倾斜。

（3）如果患者的牙根较短，则应考虑术前正畸排齐牙列，特别是为消除手术时可能发生的殆干扰（图14.7）。由于可以将微种植体用于颌间固定和牵引，因此可以避免使用硬丝（例如，0.019英寸×0.025英寸不锈钢方丝）和手术牵引钩。

14.6.2　微种植体的选择

（4）直径较小的微种植体（例如，1.5mm）适用于邻间部位。

（5）选择颈部足够长的微种植体，以减少颌间固定金属丝/弹力链压迫牙龈组织的风险。

（6）如果附着龈有足够的高度，则应垂直于表面植入。因此，在上颌后部（尖牙远中）和前部应使用长的微种植体（例如，长度为9mm的Infinitas™型号），使用的前提是要有足够的牙槽骨宽度，可以在CBCT或侧位片上对此进行确认（图14.4）。较短的微种植体（例如，长度为6mm的Infinitas™型号）适合于下颌位点以及上颌前部较薄的患者，这些患者存在微种植体穿透至腭部组织的风险。

14.6.3　植入

（7）在植入部位进行局部麻醉，除非患者已行全身麻醉。

（8）将微种植体在颊侧附着龈区域靠近或位于膜龈联合处植入，以避免接触牙根。

（9）在附着的牙龈高度不足的情况下，向根尖小角度倾斜（10°～30°）是合适的。外科医生应谨记此处不宜采用"帐篷桩"原理（将微种植体向冠方倾斜）。

（10）在疏松黏膜植入操作时进行黏膜打孔。

（11）在下颌后部使用骨皮质打孔器穿通致密的骨皮质。

（12）为避免过度植入，请在手柄顶端接触到黏膜后停止旋转，然后如果情况允许时可一次再旋转数圈。

（13）如果临床上怀疑种植体距离根部过近，则应在术后进行影像学检查。

（14）将微种植体植入至颈部部分埋入黏膜但头部完全暴露的深度。

14.6.4　植入后事项

（15）将颌间固定或弹性牵引从微种植体连接至对颌外科牵引钩或微种植体上。术后可调整颌间弹性牵引力量，取决于可达到的张口度。但是，使用与常规颌间牵引相似的力值水平是合适的。

（16）将微种植体保持在原位，直至明确不再需要使用支抗为止。

14.7　临床案例

（1）**正颌手术前纠正中线（图14.6）。**

- 患者17岁，女性，Ⅲ类错𬌗伴下颌不对称（下颌右偏）。左上第一前磨牙已拔除以使邻近的尖牙萌出，因此上中线明显向左侧偏斜（图14.6a~h）。

- 计划进行双颌手术，包括上颌前徙骨切开术（左侧稍上抬）和不对称下颌后退骨切开术。术前纠正上牙中线将有利于后续的手术计划和面部不对称畸形的纠正。

- 上牙弓排齐整平后，将颊侧微种植体（1.5mm×9mm）植入右上第一磨牙的近中（图14.6i，j）。使用弹力牵引至夹紧式长臂牵引钩（位于右上尖牙托槽近中）。

- 该牵引在术前纠正了上中线，然后将微种植体

和长臂牵引钩被动结扎（图14.6k~r）。

- 术后去除微种植体后关闭剩余间隙，有意丧失支抗。最终，患者上下中线一致，面部变对称（图14.6s~v）。

（2）**正颌手术前前移磨牙（图14.7）。**

- 患者17岁，男性，Ⅲ类牙颌面畸形，需要进行正畸和双颌手术（图14.7a~f）。该患者需要拔除上颌前磨牙以解除上牙列拥挤并进行切牙去代偿，但下牙弓无须采用拔牙治疗。由于其近期缺失了右下第一磨牙，使治疗变得更加复杂。按照经验，关闭该间隙将导致下中线右偏，但是由于下中线应与不对称的颏部相匹配（颏部左偏），二者存在矛盾。患者右下第三磨牙存在，应尽可能在术中保留，但是该侧需行的下颌骨切开后移导致问题变得棘手。

- 排齐整平牙列，弓丝更换至0.019英寸×0.025英寸不锈钢方丝。在此阶段，将右下第二前磨牙冠向近中倾斜扩展牙根间距，然后在颊侧右下2颗前磨牙牙根之间植入微种植体（1.5mm×9mm）（图14.7g，h）。弹性牵引直接施加至第二磨牙牵引钩上，以使该牙齿前移。

- 该牵引力使右下第二磨牙前移，而未萌的第三磨牙也同时向近移（图14.7g），前牙去代偿也在同期进行。微种植体移除后，重新粘接了包括右下第二前磨牙托槽在内的几颗托槽（图14.7h~j）。

- 双颌手术前，右下第三磨牙已部分萌出，靠近第二磨牙（图14.7k~p）。因此它不会对下颌后退骨切开术造成影响（图14.7q，r）。

- 由于工作原因，患者在右下第三磨牙完全萌出之前已拆除托槽（图14.7s~w）。在后期可选择局部治疗竖直第三磨牙。

（3）**正颌手术前单侧压低牙齿（图14.8）。**

- 患者16岁，女性，Ⅲ型错𬌗伴不对称下颌前突（颏部左偏）和轻度的𬌗平面倾斜（左侧较高）（图14.8a~f）。

- 计划进行不对称的下颌后退骨切开术，并压低右上后牙段，以便利于正颌手术中进行下颌定位。

- 排齐整平上牙弓，然后将微种植体（1.5mm×9mm）植入右上第一磨牙的颊侧近中（图14.8g，h）。施加弹性牵引至相邻的第二前磨牙托槽和第一磨牙牵引上。

- 由于正颌手术前牙齿压低进行了过矫治，该牵引力造成了右侧后牙区的开𬌗（图14.8i~n）。

- 下颌通过外科手术进行重新定位时，可以在术中自由选择最佳的右侧垂直向位置，因此术后1个月仍可见右侧后牙区存在开𬌗（图14.8o~s）。

- 在没有进行上颌骨切开术的情况下，患者的Ⅲ类错𬌗畸形得到纠正，牙面部不对称畸形也得到改善。术后正畸阶段中，右侧后牙区过矫治导致的开𬌗得到纠正，最后尚有轻微中线不调可接受（图14.8t~y）。

（4）双侧磨牙压低联合下颌骨切开术（图14.9）。

- 患者16岁，女性，Ⅱ类1分类，中度骨性Ⅱ类，下颌平面角较大，下切牙舌倾。该患者先天缺牙，下颌两侧第二前磨牙均缺失，但所有第三磨牙均存在（图14.9a~f）。滞留的左下第二乳磨牙的牙根短。

- 计划进行下颌前徙骨切开术。但考虑到下颌前徙时的"向下"轨迹会导致前牙区开𬌗，因此术前建议压低上颌磨牙以减少面部垂直高度和下颌平面角（而不是进行上颌骨切开术，因为上前牙的暴露量合适，并且患者希望避免任何额外的并发症）。

- 治疗初期进行上颌扩弓并排齐上下牙列。随后将微种植体（1.5mm×9mm）植入双侧上颌第二磨牙的腭侧近中（图14.9g~l）。施加弹性牵引至四眼圈簧臂，继而作用于第一磨牙。同时，使用弹性牵引关闭下颌第二乳磨牙间隙。

- 10个月的磨牙压低造成了术前前牙深覆𬌗，并减小了下面高（图14.9m~r）。下颌第二乳磨牙间隙已同期关闭。

- 通过手术将下颌前徙6mm，同时增加了下前面高，但没有再次造成前牙区开𬌗（图14.9s~u）。

- 治疗结束时完全矫正了Ⅱ类错𬌗和先天缺牙，

总疗程26个月（图14.9v~z）。

（5）双侧磨牙压低联合上颌骨切开术（图14.10）。

- 患者22岁，女性，Ⅱ类1分类错𬌗，骨性Ⅱ类，下颌平面角增大，并伴有前牙区开𬌗（图14.10a~e）。患者唇闭合不全，上切牙/牙龈暴露量增大。上牙弓狭窄，所有的第一前磨牙均缺失。

- 考虑行上颌骨切开术，但发现所需的后部上抬量可能难以实现，并且会对患者的鼻部形态产生不利影响。上颌骨的大量顺时针旋转也将使上切牙舌倾，考虑到治疗前切牙已较直立并且缺失前磨牙，正畸将很难将其过度唇倾。因此，在手术前需要进行磨牙压低来整平上牙列，之后在正颌手术中进行均匀的上颌上抬（前后上抬量均等）。

- 排齐整平上下牙列，扩展上牙弓。将微种植体（1.5mm×9mm）植入双侧第一磨牙腭侧远中（图14.10f~i）。施加弹性牵引至改良四眼圈簧。

- 术前压低上颌磨牙纠正了前牙开𬌗并改善了Ⅱ类错𬌗特征，同时维持了上切牙垂直向高度（图14.10j~o）。

- 术中将上颌骨前部和后部均上抬6mm，并适度前徙（图14.6p~r）。上颌移动后下颌发生自动旋转，获得了Ⅰ类咬合关系，术后唇闭合良好和上切牙暴露量正常（图14.10s~u）。

- 患者完成术后正畸（图14.10v~y），总疗程26个月。由于后牙压低和上颌上抬，可见发生了明显的垂直向和旋转变化（图14.10z）。

（6）牙列状况不佳时的颌间固定（图14.11）。

- 患者15岁，女性，Ⅲ类错𬌗，中度骨性Ⅲ类（由上颌骨发育不全导致）（图14.11a~c）。上颌第一前磨牙在上次正畸治疗中被拔除，上牙牙根普遍较短（图14.11d~f）。下牙弓排列整齐。

- 上颌的牙根问题严重限制了正畸治疗，只能进行简单排齐（图14.11g~k）。下颌无须进行进一步的正畸治疗即可达到较理想的咬合。

- 治疗4个月后行上颌骨切开术，通过上颌3颗和下颌7颗微种植体进行颌间牵引固定（图14.11l~o）。此外还进行了上唇唇系带切除术。

- 下颌微种植体植于膜龈联合根尖方的疏松黏膜中，随后造成了黏膜增生（图14.11p）。考虑到术后牵引不需要这些微种植体，因此在局部麻醉下剥离软组织后将其移除（图14.11q）。

- 术后8个月后去除固定矫治器，由于正畸操作受限，因此保留了牙列中线的不调（图14.11r~u）。

（7）"手术优先"患者的颌间固定（图14.12）。

- 患者20岁，男性，严重Ⅲ类错𬌗。该患者有拔除4颗前磨牙的固定正畸治疗史（图14.12a~d）。

- 无须术前正畸就可以实现较理想的咬合，右侧尖牙和第二磨牙可能存在的早接触可以接受（图14.12e），计划通过术后相对少量的牙齿压低来改善（图14.12f）。因此，在上下颌9颗微种植体进行颌间固定的辅助下进行了双颌骨切开术（图14.12g~j）。术中还进行了上唇系带切除术。

- 术后牵引不再需要微种植体，未行局部麻醉即轻松取出。

- 术后4周粘接上颌托槽。又过了4周后粘接下颌托槽（图14.12k~m）。

- 固定正畸7个月后结束治疗，从长期来看还需要进行后牙咬合精调（图14.12n~p）。建议患者行颏成形术以完善侧貌，但其由于个人原因拒绝。

（8）颌间固定与颌间牵引（图14.13）。

- 患者19岁，男性，严重下颌后缩，将进行下颌骨切开术（图14.13a~d）。通过双侧下颌支矢状骨劈开术（BSSO）前徙下颌10mm，术中拔除了下颌双侧第三磨牙。然而1周后，下颌右侧的坚固内固定失败了，这导致了右侧下颌升支-体部垂直高度降低和右侧磨牙出现早接触（图14.13e）。

- 由于该患者的4颗上切牙特别是右上中切牙的牙根长度较短，禁忌使用常规颌间固定和"重力"弹性牵引。因此，患者在4周后再次手术

以更换固定钛板并重新建立咬合。

- 术中同时在上颌前段植入了3颗IMT型微种植体，并与下颌固定矫治器之间施加颌间弹性牵引（图14.13f~i）。术后持续牵引6周时间，直至咬合稳定后取出微种植体（图14.13j）。

- 6个月后无须进一步的弹性牵引，拆除固定矫治器结束治疗（图14.13k，l）。

（9）正颌手术后复发与磨牙压低矫正（图14.14）。

- 患者26岁，男性，Ⅱ类错𬌗，中度骨性Ⅱ类，下颌平面角增大，上切牙暴露量过多。4颗第一前磨牙缺失，上牙弓狭窄。

- 采用固定矫治器排齐牙列并去代偿，为上颌骨切开术和颏成形术联合治疗做准备（图14.14a~g）。

- 实施上颌上抬和颏成形正颌手术（图14.14h，i）。但术后不久出现了上颌倾斜以及右侧磨牙早接触。头影重叠图表明上颌骨无意中被前移了（图14.14j），由此导致了Ⅱ类错𬌗畸形（图14.14k，l）。

- 考虑到患者的面高增大，应避免使用颌间弹性牵引以免牙齿伸长。因此，决定压低磨牙来减少早接触并使下颌发生有利的自动旋转，以避免二次手术。

- 将微种植体（1.5mm×9mm）植入右上第一磨牙远中的腭侧牙槽区域，并对第一磨牙舌侧扣施加弹性牵引力（图14.14m）。

- 在进行了4个月的压低后，在上颌左侧腭部牙槽区也植入微种植体，并对相邻的上颌第一磨牙进行牵引（图14.14n~p）。

- 又过了4个月后，左侧使用箱状牵引来整平下颌𬌗平面（右侧后牙继续施加压低牵引力）（图14.14q，r）。

- 术后16个月去除固定矫治器，可接受磨牙少量开𬌗（过矫治）和不完全的转矩表达（图14.14s~x）。术后的Ⅱ类特征已得到纠正。

- 去除托槽30个月后患者回访检查表明，压低效果稳定（图14.14y，z）。可以推测，若伸长牙齿以关闭不完全的咬合接触，则可能会导致前牙暴露量增大，并且可能容易复发。

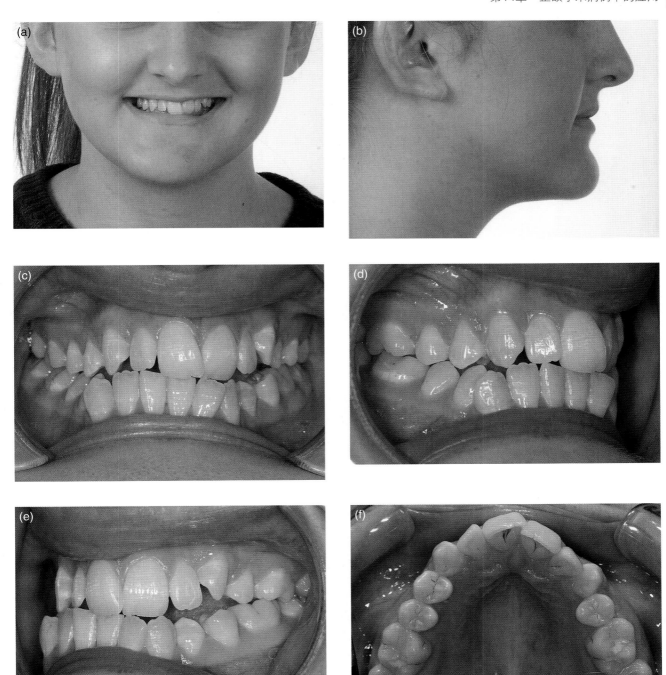

图14.6 （a~h）治疗前的照片可见Ⅲ类错𬌗畸形伴下颌不对称（颏部向右偏斜）。左上第一前磨牙缺失，上中线明显左偏，下中线右偏。（g，h）治疗前X线片证实了左上第一前磨牙缺失以及骨性Ⅲ类的代偿特征。（i，j）照片显示上下颌粘接固定矫治器，颊侧植入了微种植体，使用橡皮链从微种植体连接至夹紧式长臂牵引钩进行牵引（位于右上尖牙托槽近中）。（k~p）正颌手术前的照片和侧位片显示去代偿治疗后的Ⅲ类错𬌗畸形和已经得到纠正的上中线。上颌𬌗平面倾斜现在更加明显。（q，r）术后即刻X线片。（s~v）固定矫治器拆除时的照片，可见咬合关系为Ⅰ类，牙列和面部中线已纠正。

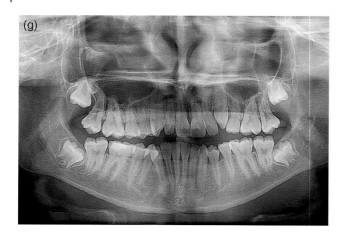

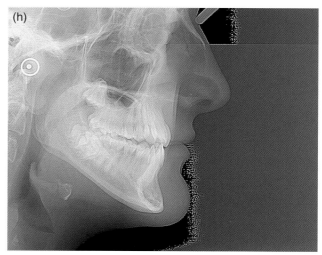

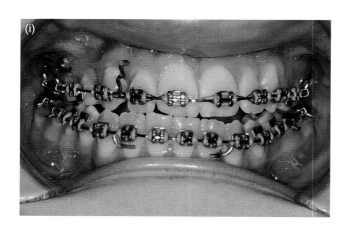

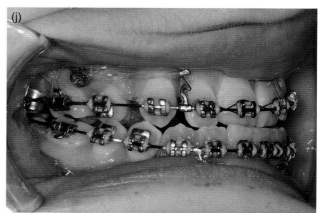

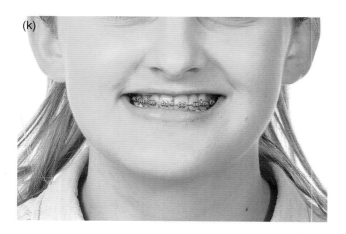

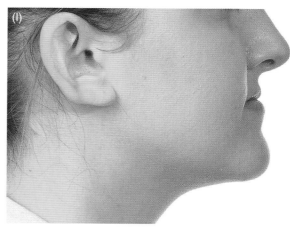

图14.6（续）

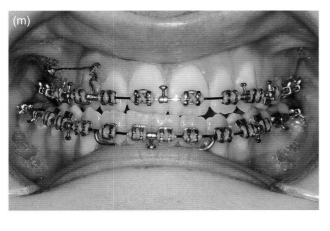
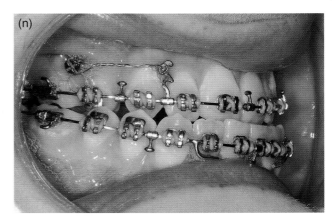
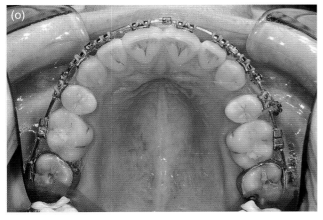
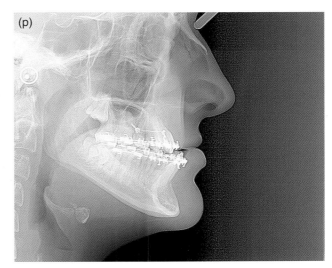
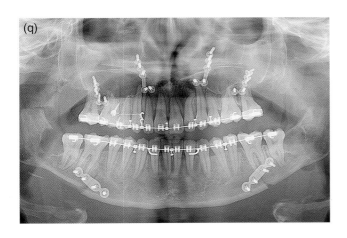
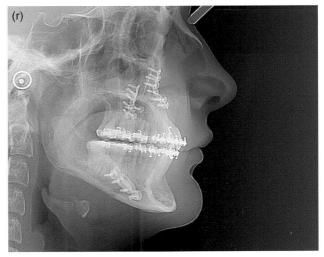

图14.6（续）

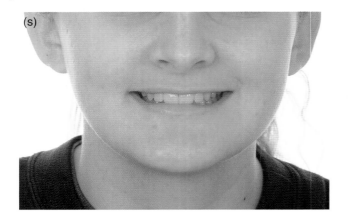 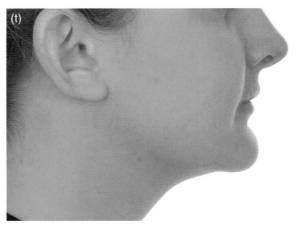

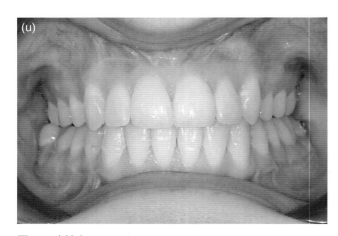 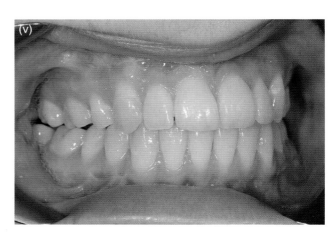

图14.6（续）

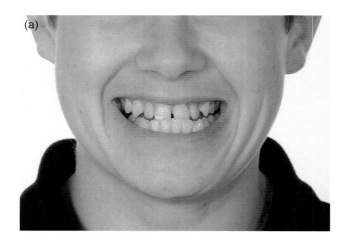 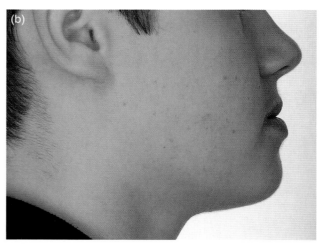

图14.7 （a~e）治疗前照片可见存在代偿的Ⅲ类错殆畸形。患者上牙弓严重拥挤伴上下中线左偏。下中线不齐与下颌不对称有关。（f）治疗前全景片可见右下第一磨牙缺失以及邻近未发育完全的未萌第三磨牙。（g）全景片显示牵引10个月后第二磨牙前移至缺失的右下第一磨牙区。在此期间，第三磨牙已自发地近移。在右下前磨牙牙根之间可见微种植体。（h~p）正颌手术前的照片和侧位片显示去代偿后的Ⅲ类特征，维持中线左偏的状态。右下第三磨牙在第二磨牙远中部分萌出。（q，r）术后即刻X线片。（s~w）固定矫治器拆除时的照片，可见牙列和面部中线已纠正，咬合关系为Ⅰ类，还可见部分萌出的右下第三磨牙。

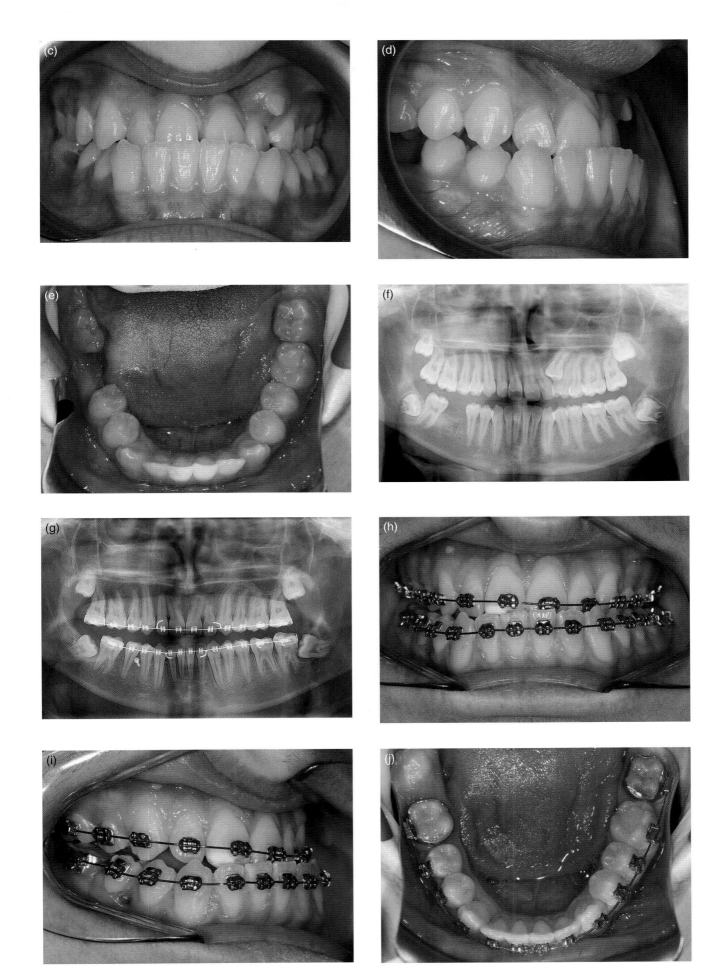

图14.7（续）

(k)
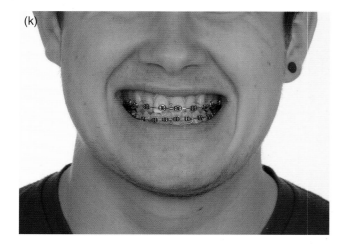

(l)
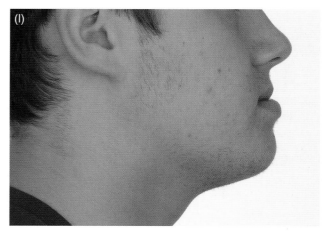

(m)
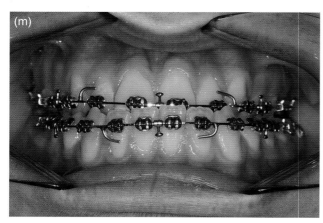

(n)
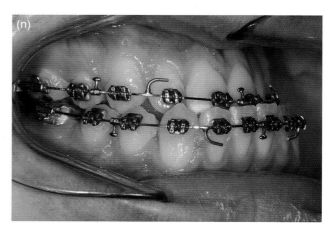

(o)
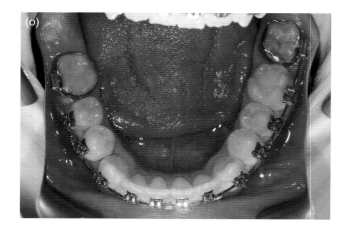

(p)
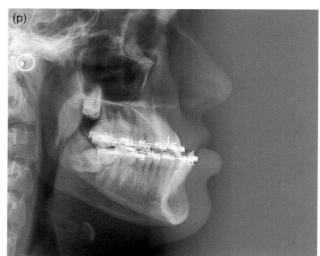

图14.7（续）

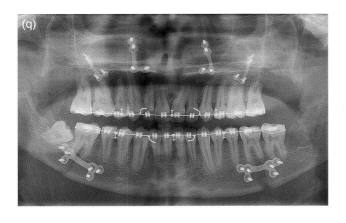

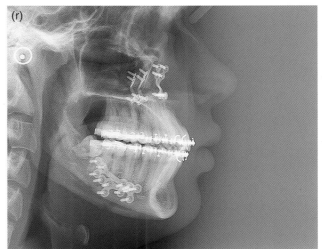

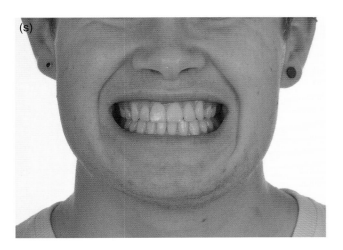

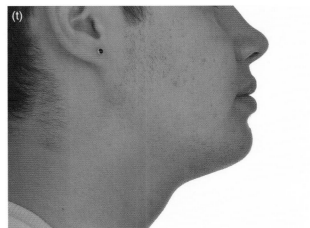

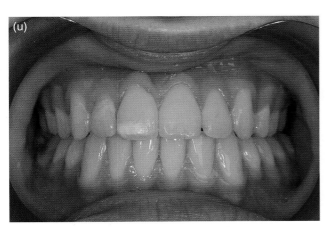

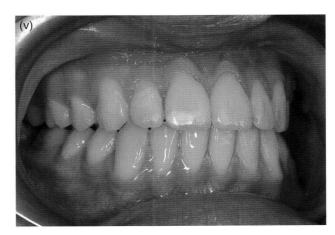

图14.7（续）

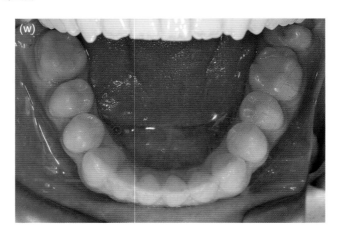

图14.7（续）

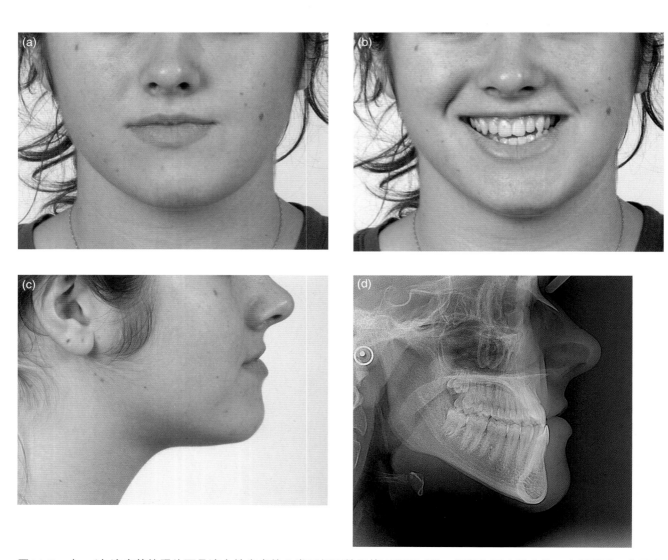

图14.8　（a~f）治疗前的照片可见该女性患者的Ⅲ类牙颌面特征伴下颌不对称，颏部和下中线左偏，左侧殆平面高于右侧。（g，h）在右上第一磨牙颊侧近中植入微种植体，压低上颌右侧段，右侧后牙区开始出现开殆。（i~n）术前后牙区已出现较大开殆，消除了正颌手术中下颌重定位时潜在的殆干扰。（o~t）正颌手术后，Ⅲ类和不对称问题已被纠正，停止微种植体牵引。（u~y）固定矫治器拆除后的面像，以及保持18个月后的口内像。

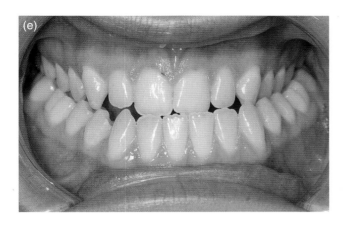

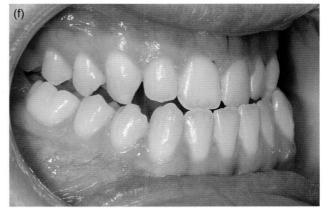

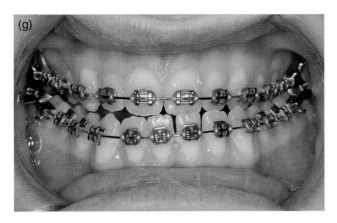

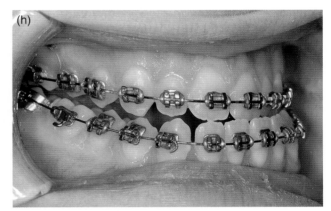

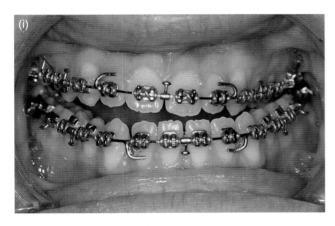

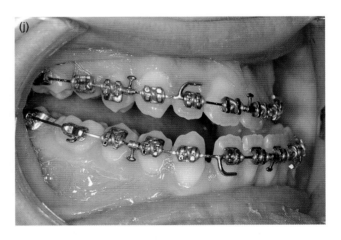

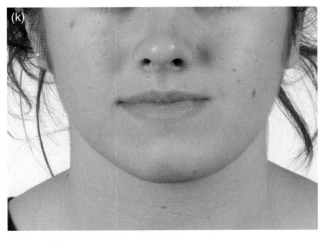

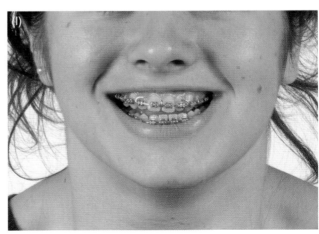

图14.8（续）

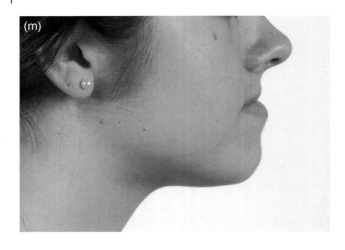

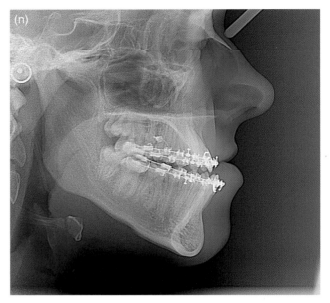

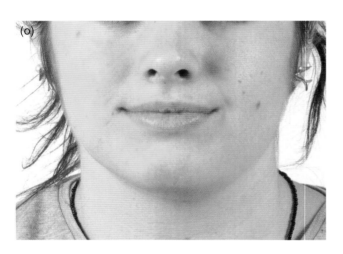

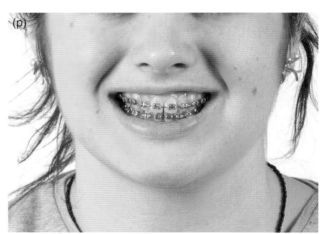

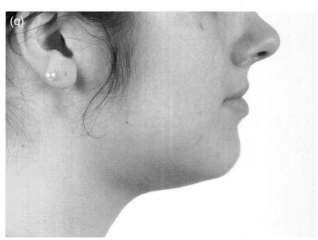

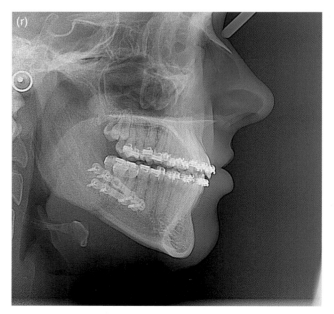

图14.8（续）

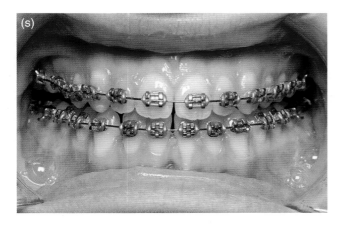

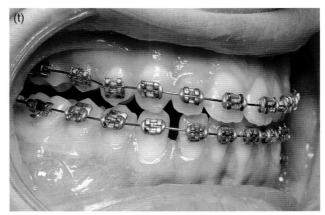

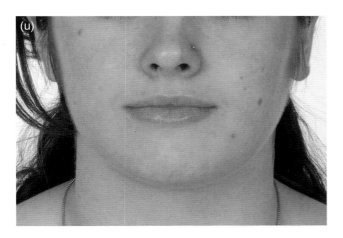

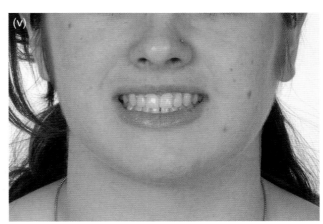

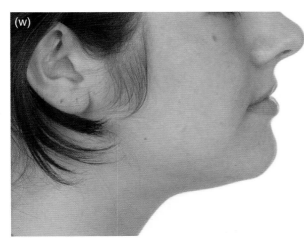

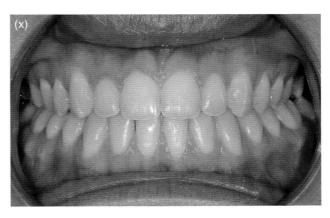

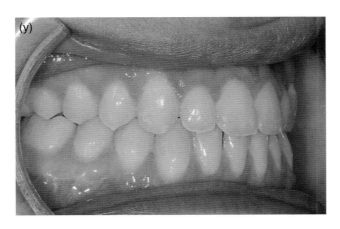

图14.8（续）

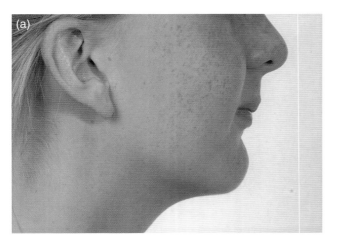
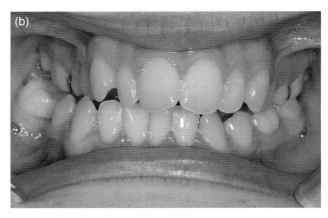
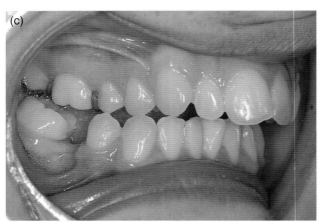
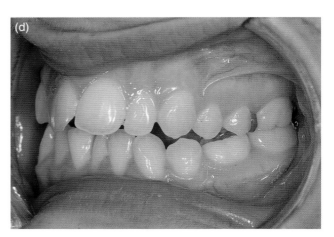
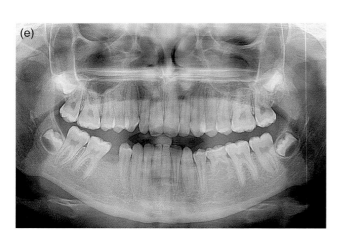
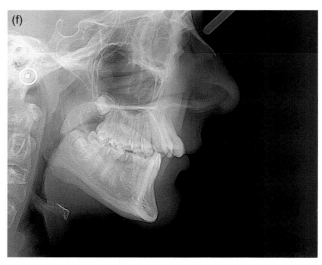

图14.9 （a~d）16岁女性患者，治疗前照片可见Ⅱ类1分类错𬌗及Ⅱ类侧貌。（e，f）治疗前X线片显示下颌平面角较大，下切牙舌倾，双侧下颌第二前磨牙缺失。滞留的左下第二乳磨牙牙根短小。（g~l）开始进行磨牙压低时的口内像和侧位片。上颌使用0.019英寸×0.025英寸不锈钢方丝、下颌使用0.018英寸不锈钢圆丝。下颌中切牙粘接托槽前先扩展间隙用于排齐，随后粘接第二磨牙带环。于双侧上颌第二磨牙腭侧近中植入微种植体（1.5mm×9mm），通过弹性牵引连接至四眼圈簧臂进而作用于第一磨牙。与此同时，使用弹性牵引关闭下颌第二乳磨牙间隙。（m~q）照片和侧位片显示磨牙压低10个月后的术前阶段。深覆𬌗形成，下颌第二乳磨牙间隙关闭。（r）磨牙压低前和正颌手术前的头影重叠图，表明了下颌逆时针旋转，下面高以及骨性Ⅱ类畸形减小。切牙有一定程度的内倾，尤其是上牙列，伴有上切牙有一定的伸长。（s，t）下颌前徙正颌手术后的即刻X线片。（u）正颌手术前与手术后即刻的头影重叠图可见下颌前移：6mm的下颌前移伴4mm的前下面高增加。（v~z）治疗26个月后，拆除固定矫治器后的照片和侧位片。Ⅱ类错𬌗、前牙开𬌗和牙先天缺失已完全纠正。

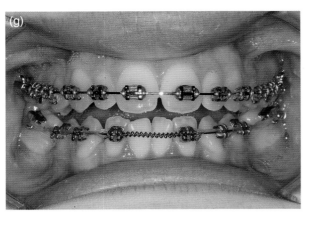

(g)

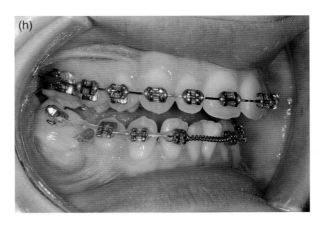

(h)

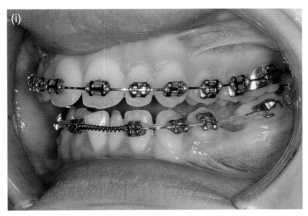

(i)

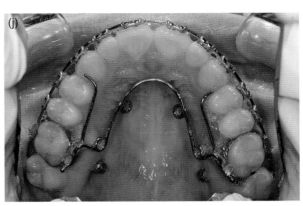

(j)

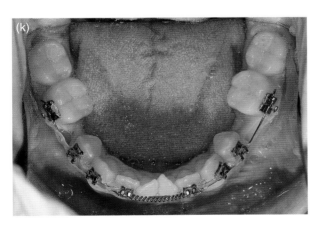

(k)

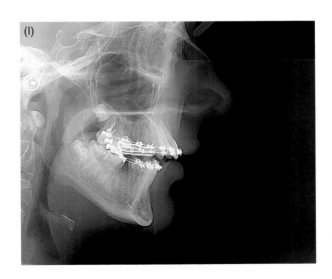

(l)

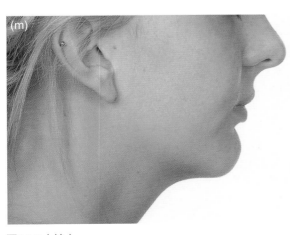

(m)

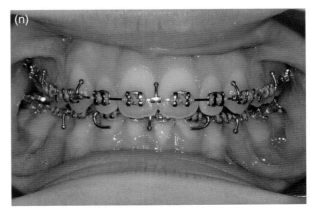

(n)

图14.9（续）

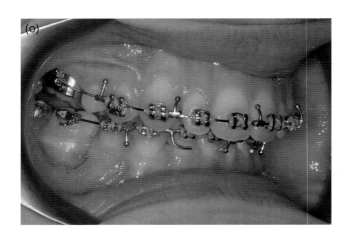

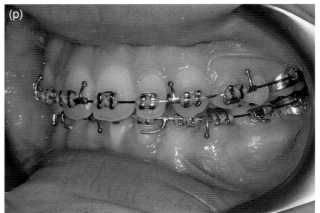

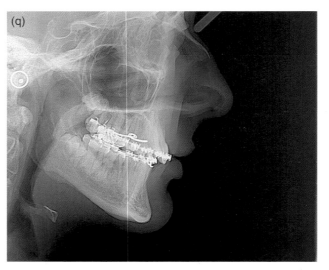

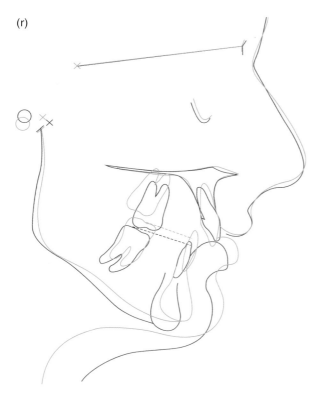

骨骼			软组织		
SNA	°	0.5	Lip Sep	mm	−1.0
SNB	°	1.0	Exp UI	mm	2.0
ANB	°	−0.0	LS-E	mm	−1.5
SN/MxP	°	−1.5	LI-E	mm	−0.0
MxP/MnP	°	−4.5	NLA	°	12.5
LAFH	mm	−4.0	LLA	°	−1.0
UAFH	mm	−0.5	Holdaway	°	−3.0
LAFH/TAFH	%	−1.5			
LPFH	mm	2.0	鼻突度		
UPFH	mm	2.0	Nose tip	mm	1.0
PFH	mm	1.5	Nose angle	°	2.0
Wits	mm	−1.5			
牙齿			颏突度		
覆盖	mm	−1.5	Chin tip	mm	5.0
覆𬌗	mm	6.5	B-NPo	mm	−2.0
UI/MxP	°	−12.5	LADH	mm	0.5
LI/MnP	°	−2.0			
IIangle	°	19.0			
LI-APo	mm	−0.5			
LI-NPo	mm	−1.5			

图14.9（续）

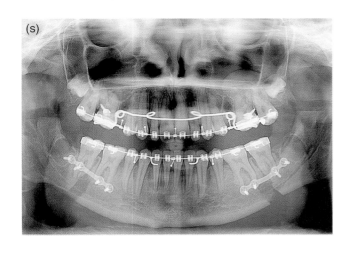

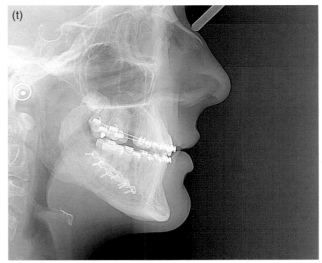

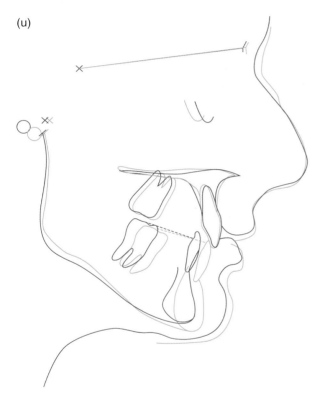

骨骼			软组织		
SNA	°	−0.0	Lip Sep	mm	0.5
SNB	°	3.0	Exp UI	mm	−1.5
ANB	°	−3.5	LS-E	mm	−0.5
SN/MxP	°	2.0	LI-E	mm	0.5
MxP/MnP	°	2.5	NLA	°	−15.5
LAFH	mm	4.0	LLA	°	14.0
UAFH	mm	0.5	Holdaway	°	−3.5
LAFH/TAFH	%	1.5			
LPFH	mm	−2.0	鼻突度		
UPFH	mm	−1.5			
PFH	mm	−4.5	Nose tip	mm	−3.0
Wits	mm	−3.0	Nose angle	°	−2.5
牙齿			颏突度		
覆盖	mm	−6.0	Chin tip	mm	−1.0
覆𬌗	mm	−1.5	B-NPo	mm	3.0
UI/MxP	°	2.5	LADH	mm	0.0
LI/MnP	°	−1.0			
IIangle	°	−4.0			
LI-APo	mm	3.0			
LI-NPo	mm	2.0			

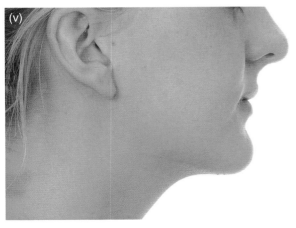

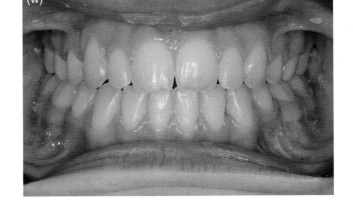

图14.9（续）

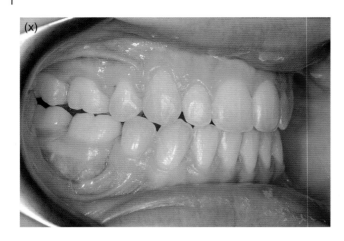

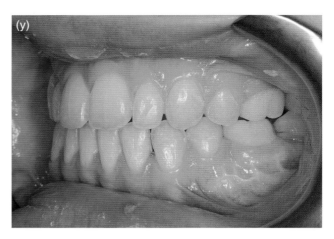

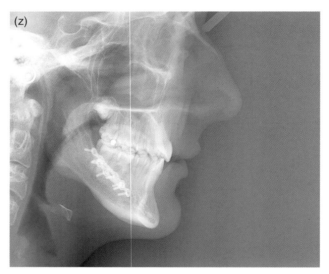

图14.9（续）

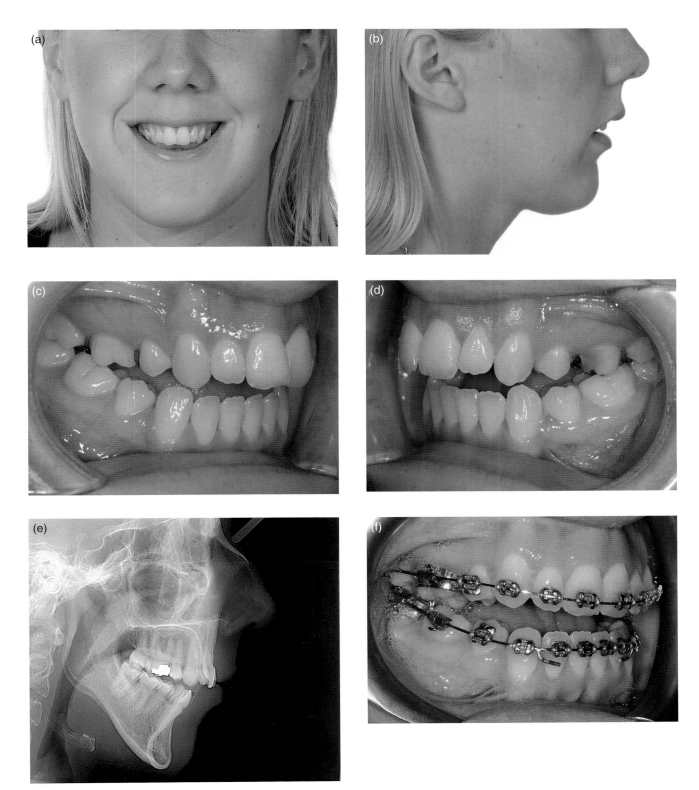

图14.10 （a~e）22岁女性患者，治疗前照片及侧位片可见其存在Ⅱ类1分类错殆以及前牙开殆。侧貌为Ⅱ类，伴有唇闭合不全，上牙弓狭窄，4颗第一前磨牙缺失。（f~i）双侧上颌第一磨牙远中腭侧牙槽区植入微种植体时拍摄的照片和侧位片。弹性牵引加载至改良的四眼圈簧上。（j~o）上颌磨牙压低7个月后，正颌手术前拍摄的照片和侧位片。该患者前牙现在已有覆殆，Ⅱ类错殆得到改善。（p）压低前后的头影重叠图可见上颌磨牙压低、上切牙有细微移动以及下颌发生逆时针旋转。（q，r）术后即刻拍摄的侧位片，并与术前侧位片进行重叠。结果表明，上颌均匀上抬6mm，并伴随着有利的下颌自动旋转。（s~u）照片拍摄于正颌手术后1个月，在去除四眼圈簧和腭侧微种植体的牵引之后。（v~y）照片拍摄于拆除固定矫治器后，此时总治疗时间为26个月。（z）治疗前和拆除固定矫治器后的头影重叠图，显示了由大量的垂直向变化（压低和手术上抬）和旋转产生的总体治疗效果。

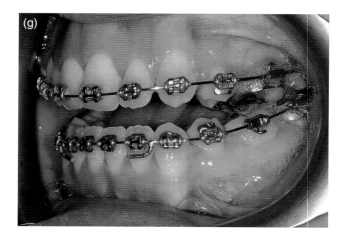

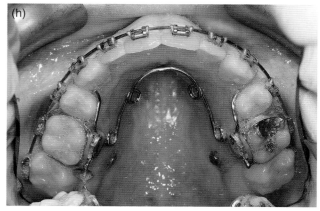

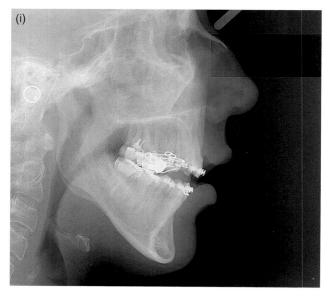

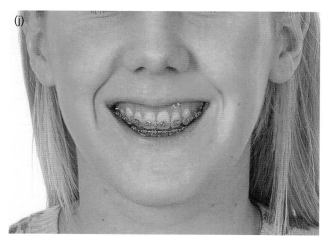

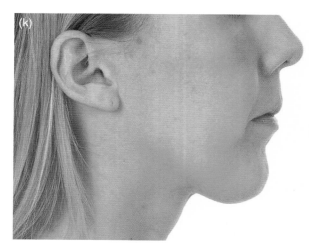

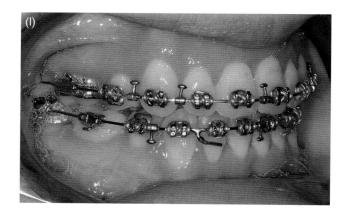

图14.10（续）

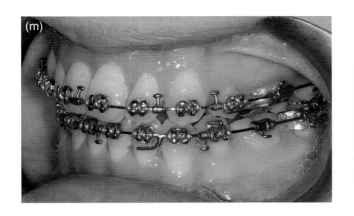

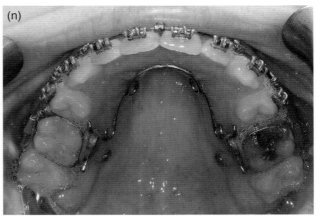

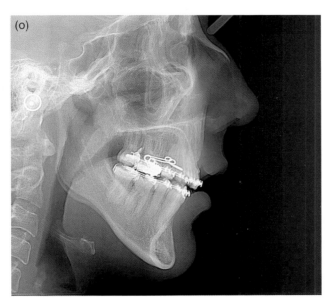

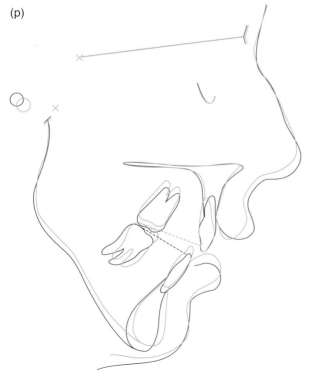

骨骼			软组织		
SNA	°	0.5	Lip Sep	mm	−4.0
SNB	°	0.0	Exp Ul	mm	0.5
ANB	°	0.5	LS-E	mm	−1.0
SN/MxP	°	−1.0	LI-E	mm	−0.5
MxP/MnP	°	−2.0	NLA	°	4.5
LAFH	mm	−2.0	LLA	°	−2.0
UAFH	mm	−0.5	Holdaway	°	−2.5
LAFH/TAFH	%	−0.5			
LPFH	mm	−1.5			
UPFH	mm	0.0	鼻突度		
PFH	mm	−1.5	Nose tip	mm	−0.5
Wits	mm	12.5	Nose angle	°	1.0
牙齿			颏突度		
覆盖	mm	2.0	Chin tip	mm	2.5
覆𬌗	mm	4.5	B-NPo	mm	−1.0
UI/MxP	°	6.5	LADH	mm	1.0
LI/MnP	°	0.5			
IIangle	°	−5.5			
LI-APo	mm	−1.5			
LI-NPo	mm	−2.5			

图14.10 （续）

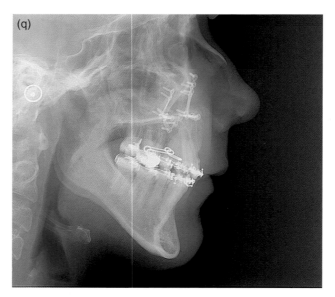
(q)

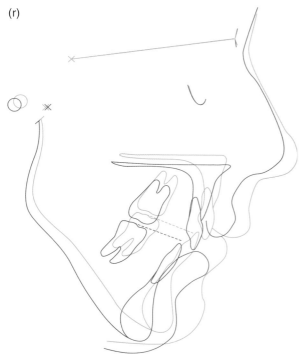
(r)

骨骼			软组织		
SNA	°	3.8	Lip Sep	mm	−7.6
SNB	°	3.0	Exp UI	mm	−5.3
ANB	°	0.8	LS-E	mm	0.2
SN/MxP	°	1.7	LI-E	mm	−3.1
MxP/MnP	°	−2.9	NLA	°	15.7
LAFH	mm	−0.3	LLA	°	6.7
UAFH	mm	−4.5	Holdaway	°	3.4
LAFH/TAFH	%	2.0			
LPFH	mm	1.5	鼻突度		
UPFH	mm	−1.5	Nose tip	mm	3.1
PFH	mm	−0.7	Nose angle	°	0.7
Wits	mm	−4.2			
牙齿			颏突度		
覆盖	mm	−1.9	Chin tip	mm	9.4
覆𬌗	mm	1.6	B-NPo	mm	-0.7
UI/MxP	°	−2.5	LADH	mm	1.6
LI/MnP	°	4.6			
IIangle	°	0.9			
LI-APo	mm	1.2			
LI-NPo	mm	0.5			

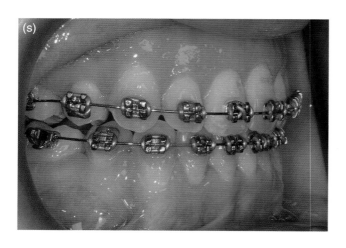
(s)

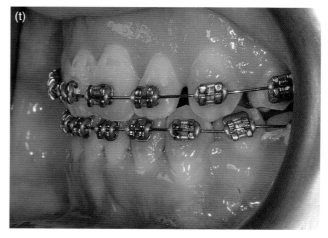
(t)

图14.10（续）

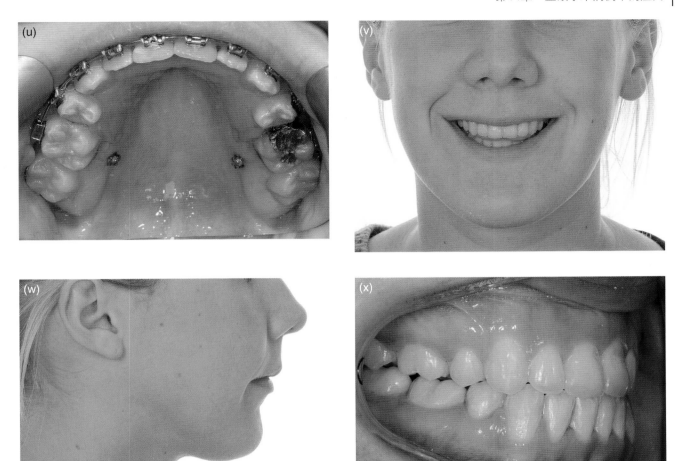

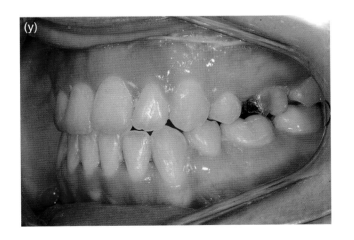

图14.10（续）

(z)

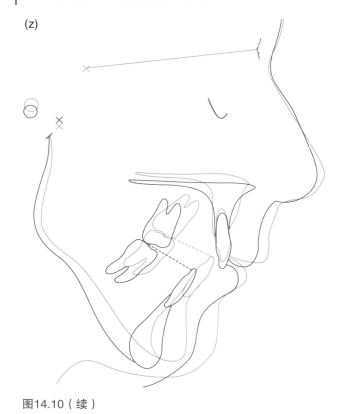

骨骼			软组织		
SNA	°	1.3	Lip Sep	mm	−1.0
SNB	°	3.3	Exp UI	mm	−0.9
ANB	°	−2.0	LS-E	mm	−0.1
SN/MxP	°	2.2	LI-E	mm	−3.1
MxP/MnP	°	−9.0	NLA	°	2.0
LAFH	mm	−1.2	LLA	°	−11.9
UAFH	mm	−1.4	Holdaway	°	0.2
LAFH/TAFH	%	0.2			
LPFH	mm	1.0	鼻突度		
UPFH	mm	−2.0			
PFH	mm	−0.8	Nose tip	mm	4.2
Wits	mm	1.2	Nose angle	°	5.9
牙齿			颏突度		
覆盖	mm	−4.9	Chin tip	mm	8.4
覆𬌗	mm	6.2	B-NPo	mm	−1.1
UI/MxP	°	3.5	LADH	mm	2.1
LI/MnP	°	6.5			
Iangle	°	−1.0			
LI-APo	mm	0.7			
LI-NPo	mm	−0.8			

图14.10（续）

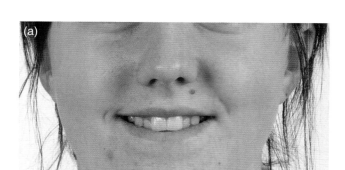
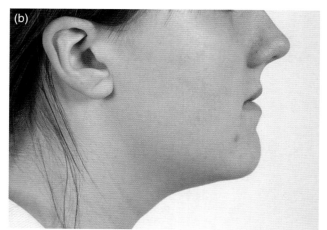

图14.11　（a~f）治疗前资料可见患者存在Ⅲ类错𬌗和上颌多数牙牙根短的问题，伴有上颌双侧第一前磨牙缺失。（g~k）正颌手术前资料显示上牙弓进行了有限的排齐和去代偿。由于上切牙牙根短，故上前牙段未放置手术牵引钩。（l，m）正颌手术中手动植入上颌3颗及下颌7颗微种植体用于颌间固定。（n，o）正颌手术后X线片显示了多颗靠近牙齿根部的微种植体和前部微种植体的投影。（p，q）位于下颌膜龈联合的几颗微种植体周围黏膜出现增生，在局部麻醉下移开组织后将微种植体取出。（r~u）固定矫治器拆除后的照片。

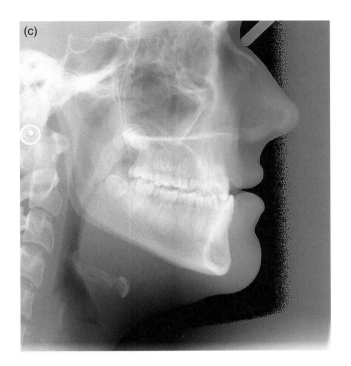

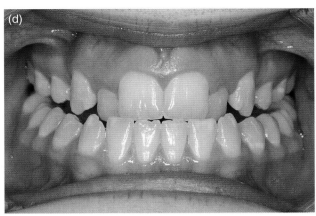

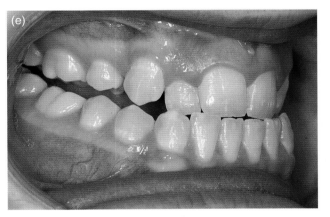

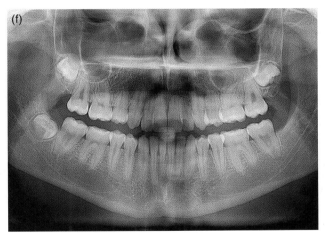

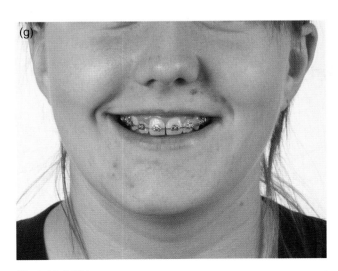

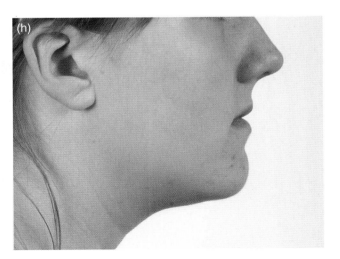

图14.11（续）

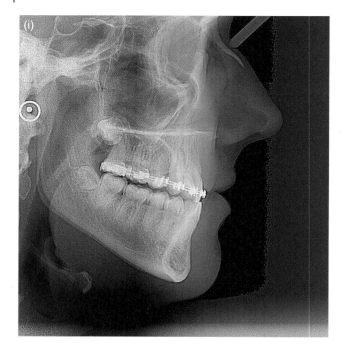

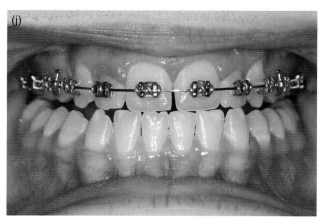

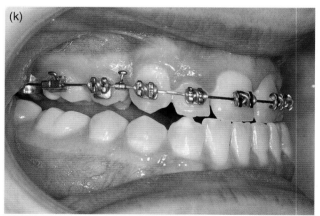

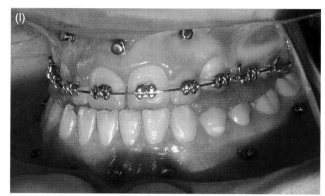

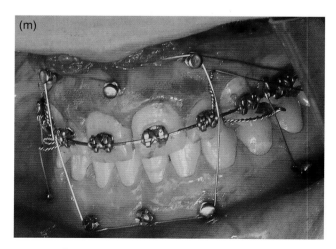

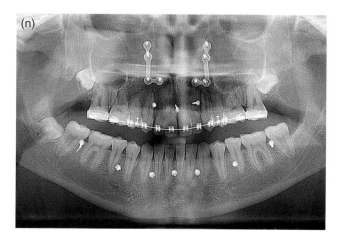

图14.11（续）

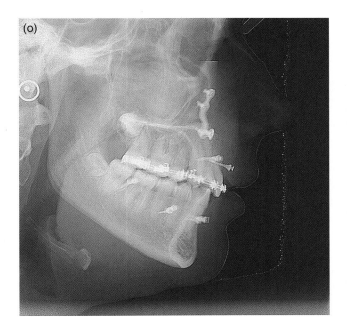

(o)

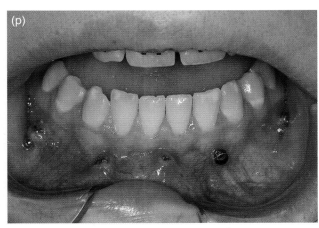

(p)

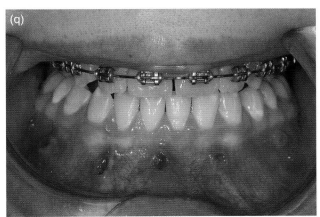

(q)

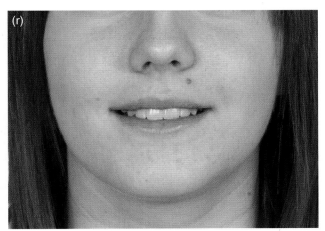

(r)

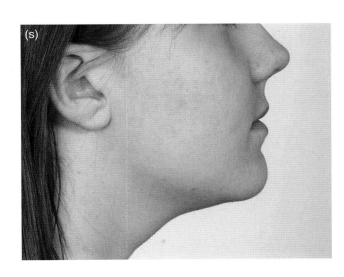

(s)

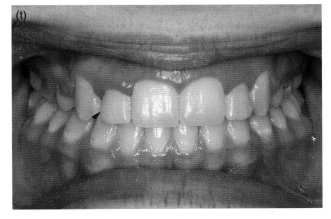

(t)

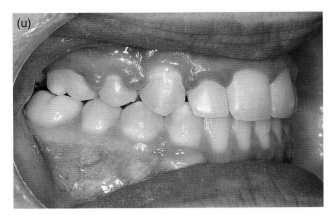

(u)

图14.11（续）

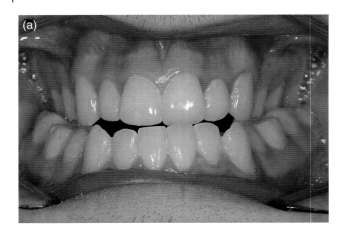

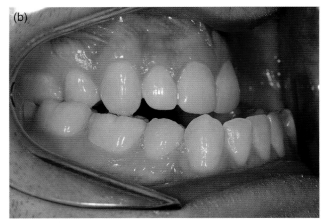

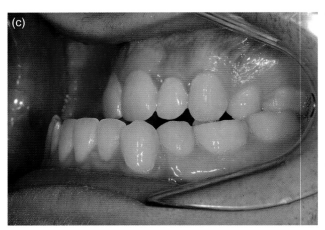

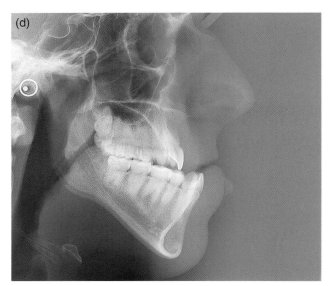

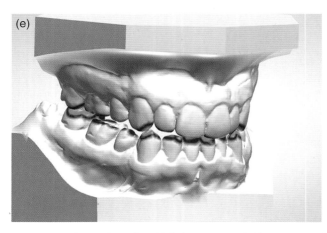

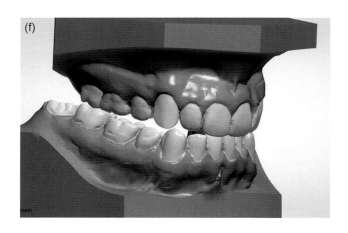

图14.12 （a~d）20岁男性患者，正颌手术前的照片和侧位片显示严重的Ⅲ类错𬌗畸形伴第一前磨牙缺失。（e）数字化模型模拟了正颌手术后预期的即刻咬合关系，可见尖牙和第二磨牙存在早接触。（f）右上尖牙压低后的数字化模型，用以评估可能的术后咬合情况。（g~i）双颌手术2周后拍摄的照片和X线片，显示了Ⅲ类牙颌面畸形已纠正和9颗用于颌间牵引的IMT型微种植体。（j）术后侧位片与术前侧位片重叠。（k~m）照片拍摄于手术后8周，已去除微种植体并粘接了上下牙列托槽。（n~p）正畸7个月后，固定矫治器去除后的照片，可见右侧第二磨牙早接触得到了过矫治。

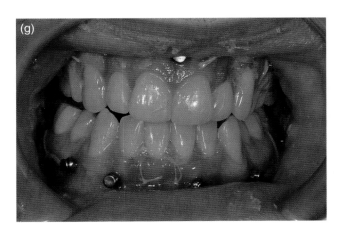

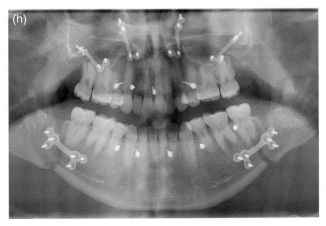

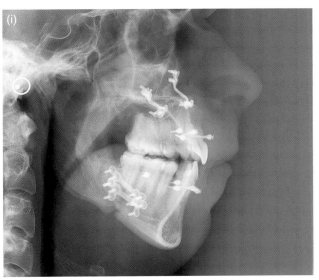

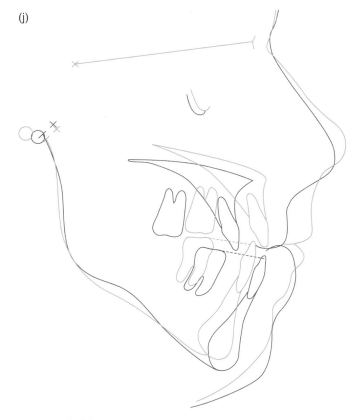

(j)

骨骼			软组织		
SNA	°	10.0	Lip Sep	mm	1.5
SNB	°	−1.5	Exp UI	mm	0.0
ANB	°	11.0	LS-E	mm	9.0
SN/MxP	°	7.5	LI-E	mm	4.5
MxP/MnP	°	−9.5	NLA	°	1.5
LAFH	mm	−2.0	LLA	°	−6.5
UAFH	mm	−4.0	Holdaway	°	19.0
LAFH/TAFH	%	1.0			
LPFH	mm	10.5	鼻突度		
UPFH	mm	0.5			
PFH	mm	0.5	Nose tip	mm	5.0
Wits	mm	16.5	Nose angle	°	6.0
牙齿			颏突度		
覆盖	mm	16.0	Chin tip	mm	7.5
覆𬌗	mm	1.5	B-NPo	mm	−1.0
UI/MxP	°	7.0	LADH	mm	1.5
LI/MnP	°	−0.0			
IIangle	°	2.5			
LI-APo	mm	−11.5			
LI-NPo	mm	−3.0			

图14.12（续）

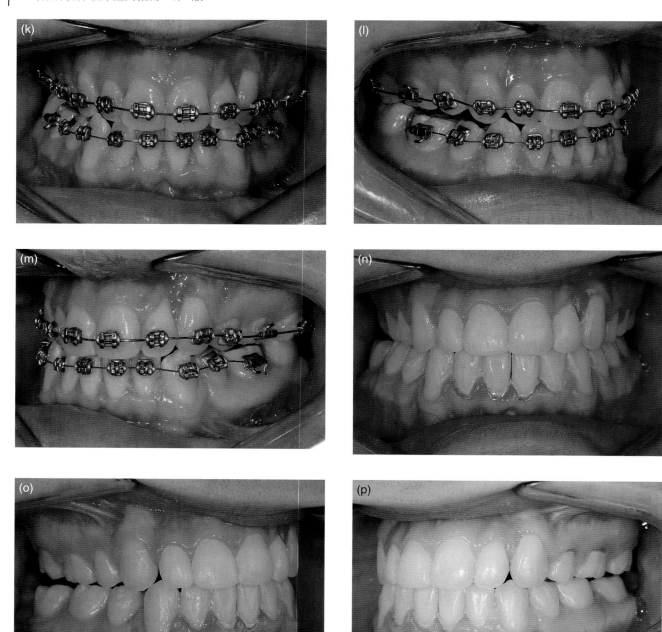

图14.12（续）

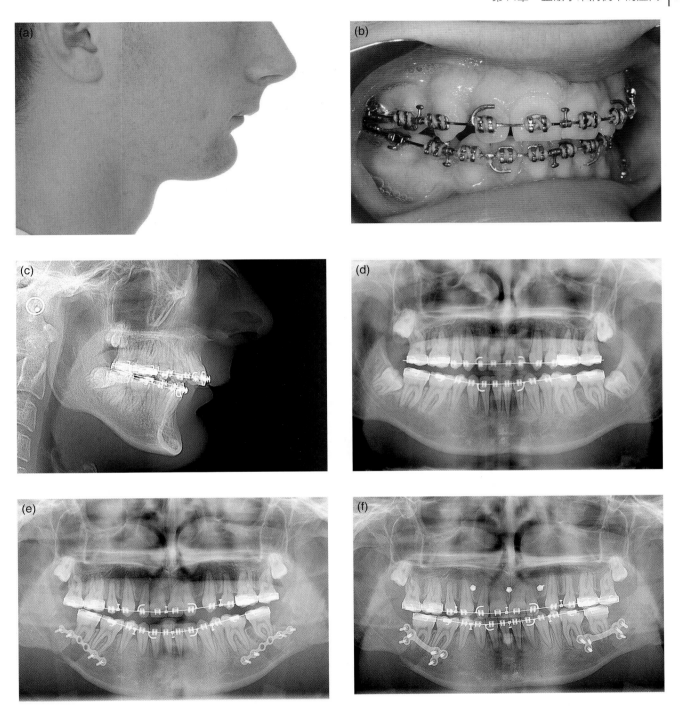

图14.13　（a~d）19岁男性患者，正颌手术前的照片和X线片。虽然该患者存在口内像中所示的习惯性下颌前伸，但还是表现出Ⅱ类牙颌面特征。（e）下颌行骨切开术前徙10mm后拍摄的全景片显示右侧下颌骨垂直高度减小以及右侧磨牙存在早接触。此外，可见上切牙牙根长度较短。（f）正颌手术4周后拍摄的全景片可见新安装的固定钛板和基本处于同一水平的双侧牙列，另可见上颌前部的3颗微种植体。（g~i）第二次手术2周后拍摄的照片和侧位片。前部进行箱状颌间牵引连接微种植体和下颌托槽。（j）第二次手术6周后拍摄的全景片，显示𬌗平面平行度较好，尽管右侧下颌角比左侧更明显。（k，l）第二次手术6个月后，拆除固定矫治器后的照片。

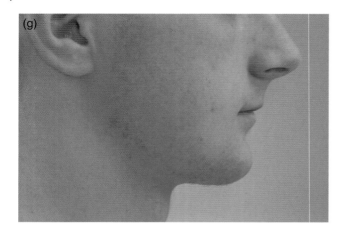

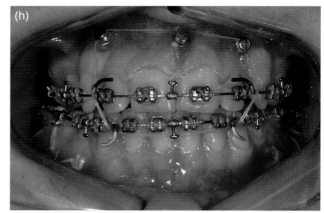

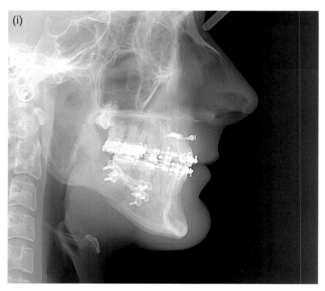

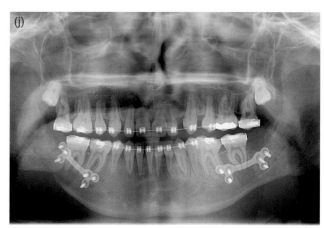

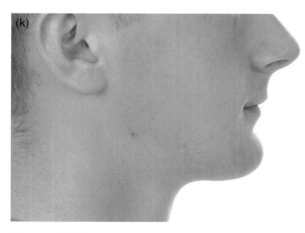

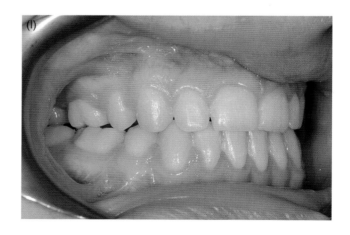

图14.13（续）

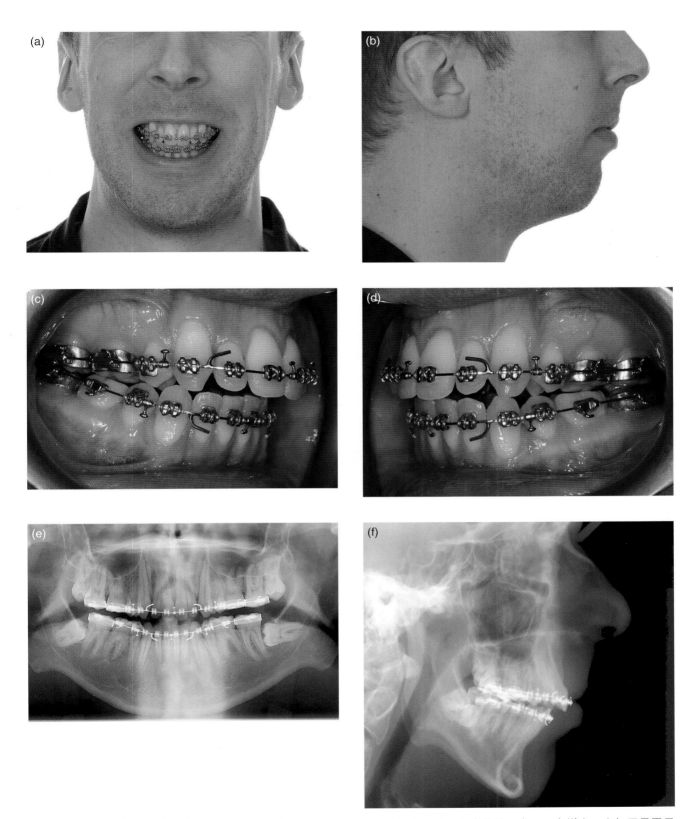

图14.14 （a~g）正颌手术前的照片、全景片和侧位片可见该患者为Ⅱ类错𬌗，中度骨性Ⅱ类，面高增大，上切牙暴露量过多。（h，i）正颌手术后早期的X线片，显示了上颌上抬以及颏成形术的联合治疗效果。（j）术前和术后头影重叠图显示了有效的上颌上抬以及前移。因此，下颌骨虽然发生逆时针旋转，但前牙覆盖仅有少量的减小。（k~m）手术4个月后的照片，此时右侧上颌腭侧微种植体已植入并开始牵引相邻的第一磨牙。此时患者前牙覆盖7mm，尖牙为Ⅱ类关系（右侧比左侧更严重）。（n~p）术后8个月的照片，此时双侧尖牙基本为Ⅰ类关系，且上颌𬌗平面已整平至左侧磨牙舌尖出现早接触。在此阶段于上颌左侧腭部植入微种植体。（q，r）在进行4个月的双侧牵引之后，Ⅱ类错𬌗已纠正，随后开始左侧颌间牵引。（s~x）固定矫治器拆除后的照片和侧位片可见Ⅰ类咬合关系及上切牙正常的垂直向暴露量。（y，z）结束30个月后的咬合照片，可见Ⅰ类关系稳定，磨牙咬合良好。

(g)

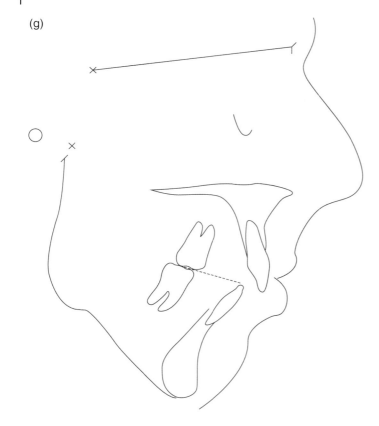

骨骼			软组织		
SNA	°	75.0	Lip Sep	mm	−0.5
SNB	°	66.5	Exp UI	mm	5.5
ANB	°	8.5	LS-E	mm	−3.0
SN/MxP	°	7.5	LI-E	mm	1.0
MxP/MnP	°	41.0	NLA	°	150.5
LAFH	mm	83.0	LLA	°	142.5
UAFH	mm	58.5	Holdaway	°	16.0
LAFH/TAFH	%	58.5			
LPFH	mm	53.5	鼻突度		
UPFH	mm	53.5			
PFH	mm	87.0	Nose tip	mm	23.0
Wits	mm	10.0	Nose angle	°	28.5

牙齿			颏突度		
覆盖	mm	8.0	Chin tip	mm	−22.0
覆𬜯	mm	0.0	B-NPo	mm	−3.0
UI/MxP	°	10.0	LADH	mm	45.5
LI/MnP	°	91.5			
IIangle	°	127.5			
LI-APo	mm	1.5			
LI-NPo	mm	6.5			

(h)

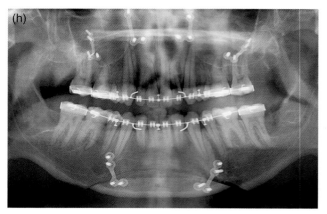

(i)

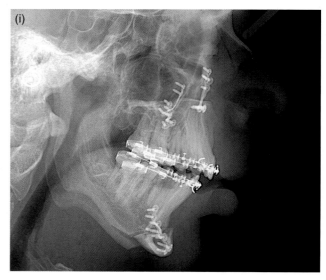

图14.14（续）

(j)

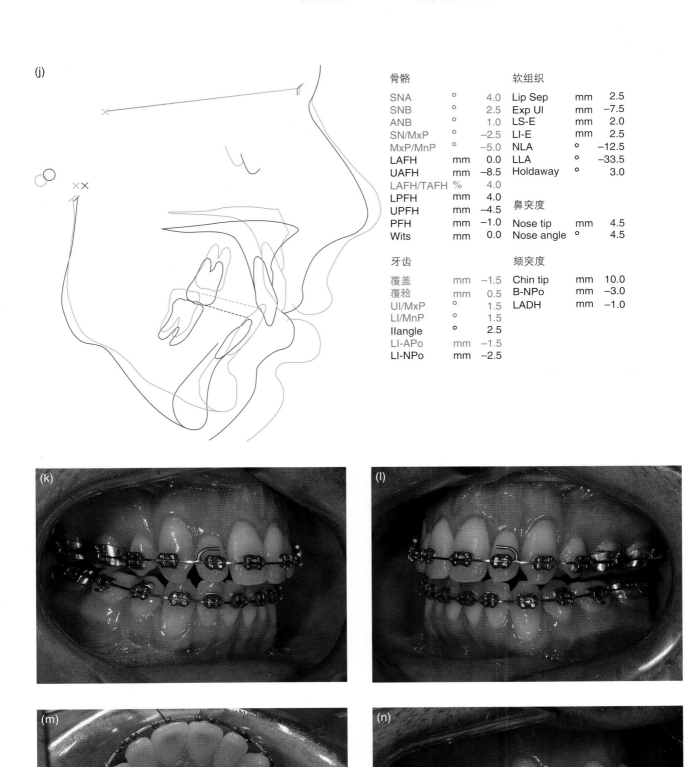

骨骼			软组织		
SNA	°	4.0	Lip Sep	mm	2.5
SNB	°	2.5	Exp UI	mm	−7.5
ANB	°	1.0	LS-E	mm	2.0
SN/MxP	°	−2.5	LI-E	mm	2.5
MxP/MnP	°	−5.0	NLA	°	−12.5
LAFH	mm	0.0	LLA	°	−33.5
UAFH	mm	−8.5	Holdaway	°	3.0
LAFH/TAFH	%	4.0			
LPFH	mm	4.0	鼻突度		
UPFH	mm	−4.5			
PFH	mm	−1.0	Nose tip	mm	4.5
Wits	mm	0.0	Nose angle	°	4.5
牙齿			颏突度		
覆盖	mm	−1.5	Chin tip	mm	10.0
覆𬹼	mm	0.5	B-NPo	mm	−3.0
UI/MxP	°	1.5	LADH	mm	−1.0
LI/MnP	°	1.5			
IIangle	°	2.5			
LI-APo	mm	−1.5			
LI-NPo	mm	−2.5			

(k)

(l)

(m)

(n)

图14.14（续）

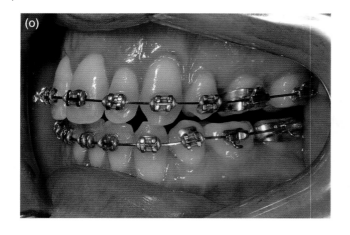

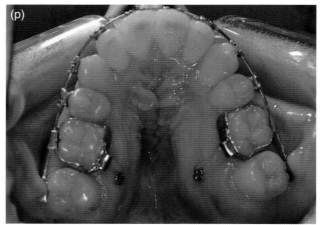

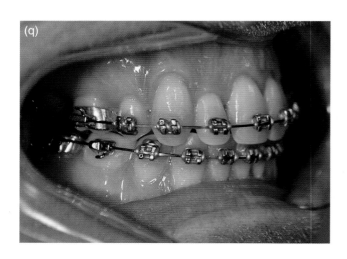

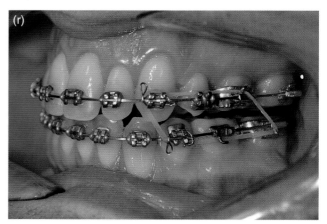

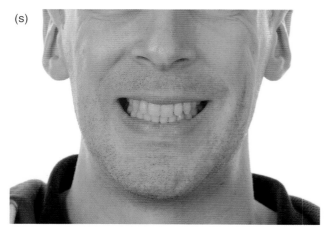

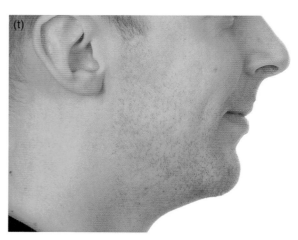

图14.14（续）

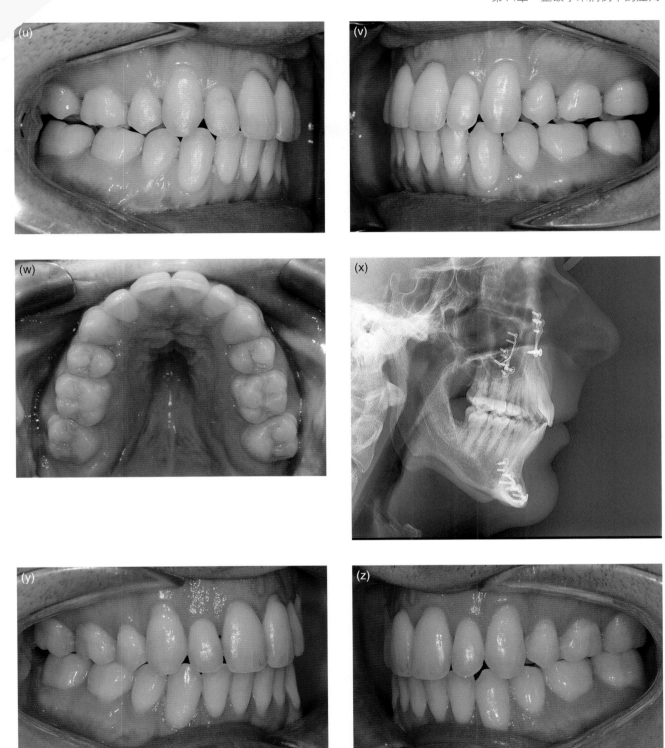

图14.14（续）

扫一扫即可浏览
参考文献

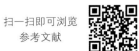